高原护理学

主　审　杨敦干　格桑罗布

主　编　吴欣娟　嘎多　郭娜

副主编　曹晶　色吉娜　霍晓鹏

编　者　（以姓氏笔画为序）

马晨曦　（北京协和医院）　　　　　余梦清　（北京协和医院）

王世英　（西藏自治区人民医院）　　张燕　（北京协和医院）

龙珍　（西藏自治区人民医院）　　　拉片　（西藏自治区人民医院）

尼玛德吉（西藏自治区人民医院）　　拉仓卓玛（西藏自治区人民医院）

边巴欧珠（西藏自治区人民医院）　　罗徐敏　（西藏自治区人民医院）

边巴琼吉（西藏自治区人民医院）　　周文华　（北京协和医院）

色吉娜　（西藏自治区人民医院）　　格桑央金（西藏自治区人民医院）

刘翔　（西藏自治区人民医院）　　　顾晴　（北京协和医院）

次仁卓玛（西藏自治区人民医院）　　郭娜　（北京协和医院）

关玉霞　（北京协和医院）　　　　　黄梅　（西藏自治区人民医院）

李玉平　（西藏自治区人民医院）　　曹晶　（北京协和医院）

李香风　（北京协和医院）　　　　　崔丽霞　（西藏自治区人民医院）

杨长捷　（北京协和医院）　　　　　蒋茜　（北京协和医院）

吴欣娟　（北京协和医院）　　　　　嘎多　（西藏自治区人民医院）

吴艳芳　（北京协和医院）　　　　　潘瑞丽　（北京协和医院）

佘晓莉　（西藏自治区人民医院）　　霍晓鹏　（北京协和医院）

人民卫生出版社

·北　京·

图书在版编目（CIP）数据

高原护理学 / 吴欣娟，嘎多，郭娜主编 . —北京：
人民卫生出版社，2023.11

ISBN 978–7–117–35678–7

Ⅰ.①高…　Ⅱ.①吴…②嘎…③郭…　Ⅲ.①高山病
– 护理学　Ⅳ.①R473.5

中国国家版本馆 CIP 数据核字（2023）第 219156 号

人卫智网	www.ipmph.com	医学教育、学术、考试、健康，购书智慧智能综合服务平台
人卫官网	www.pmph.com	人卫官方资讯发布平台

高原护理学

Gaoyuan Hulixue

主　　编： 吴欣娟　嘎　多　郭　娜

出版发行： 人民卫生出版社（中继线 010-59780011）

地　　址： 北京市朝阳区潘家园南里 19 号

邮　　编： 100021

E - mail： pmph @ pmph.com

购书热线： 010-59787592　010-59787584　010-65264830

印　　刷： 北京虎彩文化传播有限公司

经　　销： 新华书店

开　　本： 787 × 1092　1/16　　**印张：** 19　　**插页：** 2

字　　数： 449 千字

版　　次： 2023 年 11 月第 1 版

印　　次： 2023 年 12 月第 1 次印刷

标准书号： ISBN 978-7-117-35678-7

定　　价： 69.00 元

打击盗版举报电话： 010-59787491　**E-mail：WQ @ pmph.com**

质量问题联系电话： 010-59787234　**E-mail：zhiliang @ pmph.com**

数字融合服务电话： 4001118166　　**E-mail：zengzhi @ pmph.com**

健康是人民幸福生活的基础。党的十八大以来，在以习近平同志为核心的党中央亲切关怀和坚强领导下，在新时代党的治藏方略指引下，国家不断加大支援西藏力度，始终关心关怀西藏各族人民群众健康，高度重视卫生健康工作，坚持健康优先、预防为主，全面深入推进健康中国建设。

风雨兼程、薪火相传。随着 1951 年徐乐天教授作为新中国第一代医师进藏并参加西藏自治区人民医院筹建，在西藏医疗卫生事业蓬勃发展的道路上、在条件艰苦的雪域高原上，处处都留下了"协和人"行医教学的坚定身影。迈进新时代，为解决好长久以来困扰西藏百姓的"看病难"问题，党中央做出"医疗人才组团式援藏"重要部署。2015 年起，中组部、人社部同国家卫生健康委共同开展医疗人才"组团式"援藏工作，医疗援藏由之前的"单兵作战"转向"组团作战"，大大促进了西藏地区整体医疗护理服务能力和水平提升。基于党和国家信任，北京协和医院作为牵头单位，现已连续 9 年、派出九批次、近 90 名精兵强将赴藏工作，采用"菜单式定制"模式开展"造血式"帮扶，帮助培养本地人才、补齐西藏医疗短板，让西藏各族人民群众在"家门口"就能享受到优质的医疗护理服务。截至 2021 年底，西藏已实现 400 余种"大病"不出自治区、2 400 余种"中病"不出地市，全区人均预期寿命也从 2015 年的 68.2 岁提高至 72.19 岁。

在雪域高原，"协和人"坚守协和精神、坚持协和标准，同广大同仁并肩作战，为守护生命接续奋斗，通过临床实践，对高原地区人民群众的就医需求和医护人员的培训需要有了更加深刻的认识。西藏位于平均海拔 4 000m 以上的青藏高原地区，受低氧、低气压、寒冷干燥、日照时间长等环境特点影响，该地区的疾病谱与其他地区存在较大差异，为更好地总结、凝练高原地区常见病、多发病的临床护理经验，进一步推动高原地区护理工作的规范化、同质化发展，北京协和医院与西藏自治区人民医院的护理同仁共同编写了《高原护理学》一书，历时 3 年精心打磨，终将付梓。这本书既有对高原护理学理论知识的系统解读，又有对实践经验的分享介绍，科学性高、实用性强，为推动高原地区护理学科的高质量发展做出了重要贡献。希望本书能够成为护理人员在高原地区临床工作的得力助手，也希望广大护理工作者和护理学生能够学有所获。迈入新征程，让我们一起勇担使命、砥砺前行，以党的二十大精神为引领，坚持以人民为中心，全力推进健康西藏建设，续写更加卓越、辉煌的健康事业新篇章！

张抒扬

2023 年 9 月

前 言

近年来,高原医学已成为现代医学中越来越被人们关注的一门学科。我国高原医学理论体系不断完善,西藏自治区医疗卫生事业和高原医学事业取得了很大的成就。目前,我国正在实现高原病由治到防的转变,与此同时,高原病的护理理念及护理技术也在不断更新和规范。

高原环境具有缺氧、寒冷、湿度低、紫外线强等特点,若发生急危重症,机体所产生的反应和临床表现与平原地区有很大不同。同时,受文化风俗、生活习惯等多种因素影响,病人就诊和护理依从性也有不同特点。在这样的背景下,高原护理实践的经验总结与理论研究尤为重要。

为促进高原病护理水平的提高,加强不同人群的高原适应能力,做好高原各族人民群众的卫生保健,在多年护理高原病病人和积累护理经验的基础上,特组织北京协和医院和西藏自治区人民医院的临床一线护理专家和护理骨干编写本书,以促进我国护士在高原病的预防、康复等方面发挥重要的作用,使我国的高原护理迈上新的台阶。

本书全面系统地介绍了高原环境对人体各系统的影响,急、慢性高原病及与高原环境相关的循环系统、呼吸系统、消化系统、免疫系统、神经系统、血液系统、内分泌系统、运动系统、感官和皮肤系统疾病,以及围产期疾病、传染病、中毒等的护理。

在编写、审阅、出版过程中,全体编者精诚合作,严谨求精,突出了"三基"(基本理论、基本知识、基本技能),体现了"五性"(思想性、科学性、先进性、启发性、适用性),希望能够为临床护理工作者和在校护生提供学习、借鉴的参考用书。因高原医学和护理学发展迅速以及编者水平所限,本书不当之处在所难免,恳请广大读者和护理同仁在使用过程中提出宝贵意见和建议,使之日臻完善。

最后,衷心感谢全体编写人员以及北京协和医院和西藏自治区人民医院相关医疗专家及护理专家的大力支持!

吴欣娟　嘎　多　郭　娜

2023 年 6 月

目 录

第一章

总 论

　　高原地区在具有独特自然风光、丰富自然资源、巨大发展潜力的同时,也有着低大气压、低氧分压、低空气湿度、紫外线强等特殊的自然地理条件,这使得人们可罹患与高原环境相关的特发病,也导致高原地区的常见病、多发病与平原地区有所不同。

　　俗话说,"三分治疗、七分护理",护理人员在保障高原地区人民群众生命健康方面发挥着不可替代的作用。因此,深入系统认识高海拔特殊环境以及身体功能的调节与适应等对护理人员更好地为人民群众提供健康照护至关重要。

第一节　高 原 环 境

一、高原的定义

　　在地理学中,"高原"一词是指海拔高度在 1 000m 以上,相对高度 500m 以上的地区,地势相对平坦或者有一定起伏的广阔地区。然而,地理学和医学对于高原的定义有所不同。在 2004 年召开的第六届国际高原医学大会上,从医学角度上明确,高原是指对人体产生明显生物学效应的海拔 2 500m 以上的地域。国际上有些学者根据引发生物学效应的不同将高原分为:

　　1. 中度高原(moderate altitude)　是指海拔高度在 2 000~2 500m 的地区。当人处在此环境中时,一般无任何明显症状,或仅有轻微的呼吸、心率增快等表现,除了极少数对缺氧耐受性差的人,高原病很少发生。

　　2. 高原(high altitude)　是指海拔高度在 2 500~4 500m 的地区。当人处在此环境中时,多数人会出现明显的呼吸、心率增快,头痛、耳鸣等症状,动脉血氧饱和度小于 90%,生物学效应明显,容易发生高原病。

　　3. 特高高原(very high altitude)　是指海拔高度在 4 500~5 500m 的地区。当人处在此环境中时,缺氧症状会进一步加重,动脉血氧饱和度小于 60%,生物学效应显著,高原病的发病率升高。一般认为海拔 5 000m 以上的地区不适宜人类长期居住或工作。

　　4. 极高高原(extreme altitude)　是指海拔高度在 5 500m 以上的地区。人处于此环境中通常难以生存,生理功能会出现严重紊乱,动脉血氧饱和度小于 50%,生物学效应极显著,出现严重的高原反应。

二、自然环境特点与健康

(一) 自然环境

长期连续的大面积地壳抬升运动导致高原的形成。由于地势高,高原地区有着独特的自然环境。

1. 低压缺氧　纬度相近的地区,在同一个时期、气温相同的情况下,大气压力随海拔高度而变化,即海拔越高,大气压力越小;海拔越低,大气压力越大。构成大气的各种气体分压随高度的升高而递减,氧气分压也是如此。

2. 寒冷干燥　随着海拔高度的升高,气温逐渐下降。一般海拔每升高 1 000m,气温平均下降约 6.5℃。同时,由于高原大气压低,水蒸气压也低,空气中的水分随海拔高度的增加而递减。在海拔 3 000m 的地区,大气中的水分相当于平原地区的 1/3;海拔 6 000m 的地区,大气中水分仅为平原地区的 5%。此外,因喜马拉雅山脉阻隔了强大而潮湿的印度洋水汽,青藏高原地区的年降水量少,一般不足 100mm,干燥更加明显。

3. 昼夜温差大　由于空气稀薄、干燥少云,高原地区的昼夜温差大,有时白天气温可高达 20~30℃,而夜间及清晨气温有时可降至 0℃以下。

4. 强紫外线和太阳辐射　由于高原地区的大气透明度高于平原地区,大气吸收紫外线减少,辐射强度增加。在海拔 1 500m 以上的地区,海拔每升高 300m 紫外线强度就增加 4%;海拔 4 000m 以上地区的紫外线量较平原地区增加 2.5 倍。

5. 灾害性天气多　寒潮、雪灾、霜冻、雷暴、风暴、沙暴、泥石流等自然灾害在高原发生较频繁,给人们的健康和生命带来了威胁。

(二) 对健康的影响

1. 低氧和低压对健康的影响　低氧低压环境易使机体出现氧供应不足,造成组织缺氧,继而引发一系列缺氧症状和体征,如头痛、头晕、记忆力下降、心慌、气短、发绀、恶心、呕吐、食欲减退、腹胀、疲乏、失眠、血压改变等。若机体未经适应迅速进入海拔 3 000m 以上的地区,或由海拔较低的高原进入更高海拔的地区,由于机体适应能力不足或代偿反应过度,一部分人可能会发生急慢性高原性疾病。世居高原者对低氧环境具备一定的适应能力,初入高原者则可以通过适应性锻炼来提高对低氧的适应能力。

2. 低温与低湿对健康的影响　低温对机体可以产生以下影响:增加机体代谢率,增加耗氧量;体表毛细血管收缩、血流减少,尤以末梢循环部位更为突出。另外,缺氧、寒冷等因素也会导致机体水分含量减少,导致呼吸道黏膜及其全身皮肤的干燥、防御能力降低,使机体易出现咽炎、干咳、口唇干裂、鼻出血和手足皲裂等状况。

3. 紫外线强辐射对健康的影响　高原空气稀薄,大气密度低,单位面积接受的紫外线量高于平原地区。此外,冰雪反射也使紫外线的辐射强度进一步增加。紫外线的强辐射主要对暴露的皮肤和眼睛造成损伤,在皮肤主要表现为晒斑、水肿、色素沉着、皮肤增厚及皱纹增多等;眼睛如保护不当易发生白内障、雪盲症等疾病。

三、人文环境特点与健康

我国幅员辽阔,由于不同高原的高度、位置、成因、气候存在差异,高原的自然环境各异,也造就了人文环境的多样性。其中,人们的生活方式与健康息息相关,现以海拔最高的青藏高原地区的生活方式为例加以介绍。

(一)饮食习惯与健康

藏族群众的饮食具有独特的民族特色:主食中糌粑和青稞的摄入量较高,蔬菜和水果的摄入量较低;动物性食物中畜肉类的摄入量较高,以牛羊肉为主;奶类及其制品的摄入量较高,以酥油和奶酪为主。以上构成了高原居民高蛋白、高脂肪、低碳水化合物的饮食特点。此外,在酥油的提取以及奶酪、奶渣的制作过程中,大多没有加热灭菌的工序;部分高原农牧区群众有生食牛羊肉、喝生水的习惯;游牧民族有时会人畜共用同一水源,使得人畜共患病易于传播。

(二)居住习惯与健康

高原农牧区群众以前的住房多为石木结构的楼房,上层住人,底层堆放耕具或饲养牲畜。现在,在国家的大力扶持下,很多偏远地区的农牧民搬迁到了县城附近的现代楼房。当季节适合放牧时,游牧民大多会上山住到帐篷里,还有在草地上休息或睡觉的习惯,致使风湿性关节炎的发病率较高。

第二节 高原环境对人体各系统的影响

一、对呼吸系统的影响

氧气是维持生命的基本要素之一,肺是环境中氧气进入机体的重要器官。高原的低压、低氧环境致使人体的氧含量低于正常。在高原地区,机体为了满足对氧气的需要会代偿性地增加通气频率,但过度的肺通气会导致呼吸性碱中毒并引起脑缺血,导致呼吸的反馈机制不稳定而发生呼吸暂停,同时低温干燥的环境易引起支气管炎,肺在较高的膨胀状态下易发生肺动脉高压导致肺心病等。进入高原后,动脉血氧分压降低,刺激颈动脉窦和主动脉体化学感受器,导致反射性呼吸加深、加快,肺泡通气量和动脉血氧分压增加。过度换气呼出 CO_2 增多,导致呼吸性碱中毒。急性缺氧致肺小动脉痉挛,持续小动脉痉挛导致平滑肌层增厚,肺循环阻力增高,肺毛细血管压明显升高,血管壁通透性增强,血浆渗出增多,发生高原肺水肿。此外,肺泡壁和肺毛细血管损伤、表面活性物质减少和血管活性物质(花生四烯酸、PG、TXA_2)释放,加重肺毛细血管内皮损伤和渗漏,促使肺水肿发生,出现痰中带血的症状。慢性高原病者,呼吸中枢对 CO_2 的敏感性和外周化学感受器对低氧的敏感性降低,肺泡通气不足,出现肺弥散功能障碍。长期处于低氧环境还可引起肺小动脉平滑肌肥厚及内膜纤维化,导致肺动脉高压,最终发生慢性高原病。

二、对心血管系统的影响

心脏和血管组成机体的血液循环系统,心脏是血液流动的发动机,血液从左心室被泵到全身的组织和器官,不断地供给细胞代谢所需的氧气和营养物质,然后回到右心房。在高原低压、低氧的环境下,循环系统也会受到影响,以发挥代偿作用。首先,有研究表明,初到高原后机体心率明显增快,并且与海拔高度成正比,无论是急性或慢性缺氧,都可引起右心室收缩压增高等不良后果,对心脏功能产生一定影响。其次,当人进入高原后一般出现以舒张压升高为主的血压升高,升高的程度与进入高原的海拔高度和高原居留时间有关。最后,引起肺动脉高压微循环的改变、毛细血管的增生,最终导致高原性心脏病的发生。

三、对消化系统的影响

大量试验及久居高原者的体验均证明缺氧对整个消化系统的功能都有影响。慢性缺氧比急性缺氧对消化功能的影响更显著,主要表现为唾液、胃液、肠液等消化腺分泌减少、胃排空时间延长和肠内容物吸收障碍。初入高原者,即使在海拔为 3 000m 的地区生活数天,高原的低氧、低压也会使机体出现应激状态,表现为食欲减退,甚至出现恶心、呕吐、腹胀等不适。胃肠黏膜血管可发生扩张,血流淤滞,血栓形成,易发生消化系统溃疡,甚至消化道的出血、穿孔。肝脏是对缺氧敏感的器官之一,动脉血氧含量减少时可出现血清谷丙转氨酶、谷草转氨酶、乳酸脱氢酶增高,甚至发生肝细胞变性、坏死,严重缺氧时可出现黄疸。

四、对泌尿系统的影响

在维持机体酸碱平衡和水盐代谢中起着重要作用,同时在调节血压和红细胞方面有一定作用的最主要排泄器官是肾脏。在高原低氧环境中,在身体各个系统及器官的联合作用下,肾血流量、肾小球滤过功能、肾小管的重吸收和分泌功能发生一定改变,表现为肾脏排泄溶质、尿量的改变。

五、对血液系统的影响

高原低氧环境可破坏凝血与纤溶之间的一系列动态平衡。乳酸堆积、寒冷、血液黏稠度增加、毛细血管内血液停滞和淤积等因素均会影响凝血过程,导致血小板减少。另外,高原缺氧环境导致机体的红细胞和血红蛋白过度代偿性增生,组织和细胞的缺氧加重,引发高原红细胞增多症。

六、对内分泌系统的影响

高原缺氧环境可导致人体的脑垂体、甲状腺、甲状旁腺、肾上腺、胰岛和性腺等内分泌腺体功能的改变,如缺氧环境可导致垂体细胞的数目发生改变;抑制甲状腺功能,从而影响人体的代谢和生长发育;抑制性腺轴,改变睾丸组织和细胞的形态,破坏精子的产生和发育;抑制胰岛素的分泌。另一方面,高原缺氧环境也可引起肾上腺皮质功能的增强,导致糖皮质激素分泌增多。总之,人体内分泌系统在高原寒冷、缺氧等条件下会产生一系列反应。

七、对免疫系统的影响

免疫器官、免疫细胞和免疫活性物质组成了人体的免疫系统。低氧等刺激原可以激发机体产生免疫应答,引起一系列生理功能的改变。例如,短暂的中毒缺氧可引起免疫功能增强,长期慢性低氧则导致免疫功能抑制,机体对病原微生物的抵抗力下降,易发感染等。

八、对神经系统的影响

在机体器官中,中枢神经系统对缺氧最敏感,耗氧量也最高。大脑重量虽仅占全身重量的2%,但耗氧量占20%,且脑细胞对低氧尤为敏感。在完全缺氧的环境中,大脑皮质细胞的生存时间不超过8分钟,小脑浦肯野细胞不超过13分钟,延髓神经细胞为20~30分钟,脊髓神经细胞为45~60分钟,交感神经节为60分钟。在高原低氧环境中,由于脑组织的氧供下降,人体会出现头痛、头晕、精神不振、乏力、嗜睡、神志恍惚、记忆力下降等症状。

在较低海拔高原地区,神经系统的兴奋性增强,首先出现情绪紧张、易激动、欣快感等表现,而后会出现头痛、头晕、失眠及记忆力下降等表现。在较高海拔高原地区,神经系统会由兴奋转为抑制状态,表现为反应迟钝、嗜睡、神志淡漠,甚至出现意识丧失或昏迷。

第三节 高原习服与适应

一、概述

(一)高原习服

从平原或较低海拔地区进入高原或由高原进入更高海拔地区后,因低压、低氧刺激,机体产生一系列可逆的、非遗传的代偿适应性变化,使机体内环境由不平衡到平衡,最终达到内外环境的统一,这一过程称为高原习服(high altitude acclimatization)。

机体对高原环境的习服是一个时间依赖的渐进过程。机体对高原低氧的习服能力在返回平原后,随着低氧刺激的消失,机体为适应高原环境而发生的一系列功能、代谢和形态学方面的改变又要重新调整,以适应平原环境,即脱习服过程。

(二)高原适应

高原适应是世代居住在高原的人群或动物经过几代的自然选择所获得的。通过长期基因突变使其功能结构发生变化从而进行深刻改造和重建,再将这些特性通过遗传给后代而巩固下来的过程称为高原适应(high altitude adaptation)。如机体在低氧环境中能够最大限度地摄取和利用有限的氧,完成正常的生理功能。

二、高原习服的影响因素

当人体进入高原低氧环境时,如果机体从外界所获得的氧和机体内需要消耗的氧达到平衡,机体就能适应低氧环境,反之,机体出现的平衡失调会影响机体对高原的习服能力。高原习服的影响因素有以下几个方面:

(一)海拔高度

海拔越高,空气越稀薄,缺氧越严重。人类在超过海拔5 300m的地区难以长期生存,海拔高度与机体的缺氧程度密切相关,因此海拔高度是影响高原习服的首要因素。

(二)个体对低氧环境的易感性

机体对高原的习服能力存在明显的个体差异,人群中存在一些对缺氧敏感的人,在海拔高度低于 3 000m 的地区就可能出现高原反应,因此这些人一旦进入高原容易发生急性高原病。

(三)登高速度

登高速度越快,机体的高原习服过程越短,越易发生高原病,因此情况允许下宜缓慢登高。

(四)机体状况

在同一海拔高度机体的状况会直接影响高原习服能力,包括:年龄、体重、身高、体质等,一般患有心肺疾病的病人更易发生习服不良,因此不宜进入高原。

(五)高原居住时间

高原习服是逐渐发生的,通常在进入高原后 2~3 周,高原反应的症状就会基本消失,安静状态时的生命体征也会较初入高原时平稳。进入高原 2~3 个月后,高原反应症状就会基本消失,安静状态时的生命体征也会接近平原值。在高原居住时间越长,习服就越完全。海拔越高,达到习服所需的时间越长。

(六)气候

高原地区气温低,昼夜温差大,寒冷的气候会使机体的血管收缩,耗氧量增加,可诱发或加重高原病,从而降低机体的习服能力。因此在高原应注意防寒保暖,以提高机体的习服能力。

(七)精神心理因素

初到高原者因对高原的环境和气候不了解,再加上缺氧的直接影响,容易产生紧张、恐惧等情绪,这些不良情绪可促进高原病的发生。因此在进入高原前应做好健康宣教,消除不良情绪,以提高高原习服的能力。

(八)劳动强度

平原地区的人在高原的劳动能力均有不同程度的下降,劳动强度的大小直接影响高原习服能力,劳动强度过大是诱发或加重高原病的原因之一。进驻高原后,要适当控制劳动强度,延长睡眠时间。

(九)营养状况

高原的缺氧环境直接影响机体的新陈代谢,使机体的耗氧量增加、消化能力减弱,而营养状况直接影响高原习服能力,因此高原地区的饮食应以高糖、高蛋白、低脂肪为主,并适当补充多种维生素,从而提高机体的习服能力。

三、促进高原习服的措施

(一)阶梯习服

阶梯习服主要是指人以阶梯式上升的方式进入高原,先在较低海拔的高原停留一定时期,在机体具有一定的习服能力之后,再进入中等海拔的高原停留一段时间,最后到达预定高度的海拔。

(二)适应性锻炼

适应性锻炼是目前国内外公认的预防急性高原病、促进高原习服的有效措施,即在平原上坚持运动锻炼,如再结合阶梯习服在 2 000~2 500m 地区进行锻炼,则提高高原习服能力的效果会更加明显。

（三）高原习服药物

大量实践证明，凡在实验和应用中能提高机体缺氧耐力、减少或减轻急性高原病发生的药物，均有利于提高高原习服能力。

（四）高原习服食物

高原低氧条件下的有氧代谢以糖为主，这是机体在缺氧环境下节约用氧的有效代偿适应方式，因此人们在高原上应以高糖、高蛋白、低脂肪饮食为主，适当多饮水，多食新鲜蔬菜和水果。饮食注意保持七分饱，减少烟、酒的摄入，可适当饮用一些青稞酒或红葡萄酒，但切忌贪杯。

（五）高原弥散式供氧

对房间实施弥散式供氧，有助于提高机体在高原上的劳动能力和健康水平。

（六）其他

新入高原的人员避免马上洗澡，以减少氧耗的增加；注意预防上呼吸道感染；注意休息；睡眠以高枕侧卧位为佳；如有明显不适，及时到医院就诊。

四、高原适应对机体的影响

很多研究表明，长期在高原居住的人群在低氧环境中发生了遗传变异，机体的生理学变化和适应机制不同于平原地区人群，各系统从解剖到生理、生化功能都发生了改变，其中神经、呼吸、循环等系统受到的影响较大，主要表现在以下几个方面：

（一）神经系统

高原低压低氧、寒冷等综合因素加重了中枢神经系统内环境的能量负荷，引起不同程度的脑细胞、神经元和血脑屏障的损伤。低氧对机体造成一定程度的影响，特别是中枢神经系统对低氧的耐受性最差，而低氧引起的脑损伤是高原环境导致死亡或诱发高原多器官功能障碍的主要原因。有研究表明，长期低氧对机体的记忆、嗅觉、味觉、视力和听神经均产生不同程度的影响。

（二）呼吸系统

肺容量和肺弥散量的增大是人体对高原低氧环境产生适应的初始机制，机体会摄取更多的氧，以保证在高原有效地生活和工作。世居高原者的胸廓和肺发育较好，有较大的肺活量和肺总容量，提示具有较大的肺泡弥散面积和较高的通气储备，这是人体能够适应高原低氧环境的基础机制。

（三）循环系统

1. **肺循环** 机体在高原地区发生肺动脉高压和肺血管壁增厚的直接原因是肺泡缺氧而引起的血管收缩，但其具体机制目前尚不清楚。但也存在世居高原人群或生物保持较低的肺动脉压和肺血管壁不增厚的机制，科学家认为这是他们在长期的自然选择过程中已获得了对高原环境的最佳适应的表现。

2. **体循环** 慢性缺氧可抑制中枢及外周化学感受器，降低交感神经张力，改变心肌传导系统功能。因此高原久居人群的心率相对较慢，心输出量接近或略低于平原，动脉血压特别是收缩压明显降低。另外发现高原人群肺小动脉肌层增厚，而升主动脉中层厚度较平原人群薄，说明高原久居人群的体循环不仅在功能上，而且在形态学上发生了适应性改变。

3. 血液循环　移居高原或出生在高原的平原地区人群的血红蛋白浓度一般高于平原人,这对于机体更好地适应低氧环境有重要作用。然而,已经完全适应高原环境的高原世居居民和土生动物是通过增加血红蛋白氧亲和力,提高运氧能力并加速向组织释氧,使组织获得足够的氧,这被认为是机体对低氧环境最佳适应的重要机制之一。

第四节　高原卫生防护

当前,进入高原的人数逐年增长。但是,由于高原地区自然特点,平原地区人群进入高原后身心健康会受到影响,特别是高原肺水肿、高原脑水肿等急性高原病,甚至可以威胁人的生命。因此,做好急进高原时的卫生保健与防护,不仅可以增强机体在高原的生存能力、降低高原病的发生率,而且对提高生活质量和工作效率都具有重要意义。

一、进入高原前的准备和防护

(一)健康教育
普及基础高原医学知识,克服恐惧、焦虑心理。

(二)药物预防
在医生的指导下,于进入高原前 24 小时开始服用氨茶碱、地塞米松等可以提高机体缺氧耐氧力、减少急性高原病发生的药物;于进入高原前 5~7 天开始服用复方红景天胶囊,直到进入高原后急性高原病症状消失为止。

二、进入高原途中高原病的防护

(一)吸氧
阶梯习服是一种能有效预防急性高原病的措施,但是当执行紧急任务时,无法采取阶梯习服措施,在这种情况下,缓冲由高海拔带来的低氧分压对人体造成的影响是预防急性高原病的关键。在高原行进的过程中予以间歇性吸氧可以有效预防急性高原病。

(二)防疲劳及防寒保暖
避免重体力劳动,不宜过度疲劳,下车休息时不猛跳下车,以减少急性高原反应的发生。

(三)饮食营养
有条件可以准备热糖水,以提高血糖,增加缺氧耐力。适当多饮水,饮食应保证饭、菜、汤都是热的,烹调时应该尽量使用高压锅,有助于饭菜煮熟。

三、进入高原后的卫生防护

(一)保证休息与及时就医
进入高原的第 1 周是急性高原病的高发期。此时应保证充足的休息,减少体能训练等活动。大部分人员在进入高原的初期,多伴有不同程度的睡眠障碍,给予吸氧可缓解症状。需要加强症状的自查互查,注意是否出现头痛、发绀等症状,如果急性高原反应较重,且有继续加重的趋势,应及时就医。总之,在高原地区一旦发现急性高原反应的早期症状,应该及时就医,做到对疾病的早发现、早诊断、早治疗。

（二）高原营养膳食卫生学要求

高原地区特有的地理条件和自然环境会干扰机体对营养物质的代谢，并造成人的食欲减退和胃肠功能紊乱。初入高原的人员应以高糖、低脂肪和有适量优质蛋白质的膳食为主。合理的高原营养有利于人体对高原低氧的快速习服，并增强在高原的劳动能力。

（三）富氧室

造成急性高原病的最直接原因之一是高原低压缺氧的自然环境。研究发现，高原富氧下睡眠可显著改善周期性呼吸及呼吸暂停，使动脉血氧显著增高，对促进高原习服具有很大帮助。

综上所述，近年来由于我国经济、国防建设的需要，进驻高原的人数越来越多。在大多数情况下，通过做好进入高原前的充分准备、科学合理的卫生防护和采取有效措施，急性高原病可以得到有效控制，机体能够做到对高原环境较好的习服。

（嘎　多　李玉平　拉仓卓玛　周文华）

第二章

高原病的护理

第一节　急性高原病

急性高原病，又称急性高山病（acute mountain sickness，AMS），是人群从平原地区快速进入海拔 2 500m 以上地区所出现的一系列非特异性临床综合征，轻者出现头晕、头痛、恶心、呕吐、疲乏、失眠等各种不适症状，重者发生威胁生命的高原肺水肿（high altitude pulmonary edema，HAPE）乃至高原脑水肿（high altitude cerebral edema，HACE）。急性高原病分为轻型和重型。其中，轻型是急性轻症高原病，传统上称为急性高原反应；重型有高原肺水肿和高原脑水肿。

一、急性高原反应

（一）概述

急性高原反应（acute high altitude reaction），是指短时间内人体由平原进入高原或由一个高度进入更高高度时，机体在短时间内因低氧而发生的一系列临床综合征。急性高原反应是高山病最常见的类型，以头痛合并其他非特异性症状（如不适和厌食）为特征。通常在高原停留24~48 小时后症状缓解，数天后症状消失，少数可发展为高原肺水肿或高原脑水肿。

急性高原反应是迄今最常见的高原病，在海拔 2 000m 以下不常见，但是在海拔 2 000~3 000m时，发病率约为 25%，一项研究发现海拔每增加 1 000m，其患病率就增加 13%。所有年龄段均可发生急性高原反应，但在 50~60 岁或更大年龄人群中，急性高原反应的发病率降低，女性的发病风险可能略高于男性，儿童和成人都存在易感性。肥胖、到达高原时过度劳累以及在登山前居住于低海拔地区（<1 500m）均可增加发病风险。

（二）病因与病理生理

低压性低氧是本病的始动因素，低氧引起神经激素释放和血流动力学变化，继而微血管床灌注过度，毛细血管流体静脉压增加、毛细血管渗出，水肿随即发生。低氧诱导脑血管舒张或血管舒张效应物如一氧化氮通过激活微血管系统产生头痛，头痛又引起其他症状，如恶心。另一种解释是急性高原反应可能与个体对脑血管扩张的代偿或调节能力失代偿有关，轻度脑水肿引起急性高原反应的早期症状。引起急性高原反应的原因较多，主要以个体、环境、疾病因素为主。

1. 病因

（1）个体因素

1）高原习服：初登高原者由于低氧而通过外周化学感受器（主要为颈动脉窦）间接刺激呼吸中枢引起早期通气增加，机体可吸入更多的氧气以进行代偿。此过程为人体对高原低氧的适应过程，需要 1~3 个月可逐渐过渡到稳定适应。习服时间的长短直接关系着高原反应程度的轻重，习服时间越长，高原反应就越轻。

2）性别：男性发生高原反应的概率小于女性，机制尚不清楚。

3）体重：肥胖者更容易因缺氧而引发急性高原反应。

4）心理：病人对高原有恐惧心理、过度紧张、承受力差出现高原反应的概率较大。良好的心态，可减少高原反应的发生。

（2）环境因素

1）海拔：动脉血氧饱和度（SaO_2）与海拔显示出强相关性或中相关性，对西藏自治区 3 000m、3 700m、3 900m 和 4 500m 以上四个不同地区的人群进行研究，发现其高原反应的发病率分别为 57%、64%、89% 及 100%。通常根据高海拔产生的生理性应激对高海拔进行分类，尽管该分类尚未达成共识，但其主要理念是：持续攀升会增加缺氧应激，需要更大程度的生理和行为调整以保留功能。海拔 1 500m 以下通常不会出现症状。1 500~2 500m 时，若出现症状，也通常较轻微。在海拔 2 500m 高度，快速攀升后尚未适应环境者很常见轻至中度 AMS 的症状。海拔超过 2 500m 以后，随着海拔的升高，急性高原反应乃至高原肺水肿或高原脑水肿的发生风险相应增加。

2）温度：高原地区气候寒冷，昼夜温差显著，据研究海拔每升高 1 000m，气温平均降低 6℃。低温使机体代谢率增强，耗氧量增加，这是诱发或加剧高原性疾病的重要因素。

3）湿度：由于高原地区气候变化剧烈，大气中水分随海拔高度的增加而减少，海拔 3 000m 高度大气中水分相当于平原的 1/3，海拔 6 000m 高度大气中水分为平原的 5%。机体进入高原低氧环境后，高原适应良好者由于呼吸通气增加，高原干燥的气候使体内水分大量丢失，则容易发生脱水现象，而高原适应不良者有体液潴留及液体转移的变化。研究发现，急性高原病病人发病时，机体肾素-血管紧张素-醛固酮系统（RAAS）活性增加，导致体液潴留。

4）运输：空运方式进入高原的人员，急性高原反应的发生率为 48.45%，进入高原的速度越快，急性高原反应的发生率越高。

（3）疾病因素

1）失眠：高原缺氧环境对睡眠产生显著影响，表现为夜间反复发作的周期性呼吸暂停，使睡眠表浅，频发觉醒，严重影响高原居住人群的睡眠质量。睡眠质量下降，导致生理节律失调，加重进入高原者原有的低氧血症，进而使其成为急性高原病的一个促发因素或先兆表现。

2）精神疾病：发生机制可能为高原反应导致脑神经细胞急性缺氧，使中枢神经递质的代谢及传递发生紊乱。

2. 病理生理

（1）呼吸系统：缺氧刺激外周化学感受器（在颈动脉体和主动脉体）使每分钟通气量增加，每分钟通气量随血氧饱和度（SO_2）下降呈近乎线性的增加。通气量增加也会升高肺泡 PO_2 和降低

肺泡 PCO_2，引起呼吸性碱中毒。呼吸性碱中毒的部分性肾脏代偿反应在攀升的 24~48 小时内发生，肾脏排泄碳酸氢盐，使血 pH 向着正常水平下降，因此碱中毒减轻后通气可再度增加。随着海拔进一步升高，血浆碳酸氢盐浓度继续下降，通气继续增加。缺氧时的缺氧性肺血管收缩（hypoxic pulmonary vasoconstriction，HPV）使肺血管阻力（pulmonary vascular resistance，PVR）和肺动脉压（pulmonary artery pressure，PAP）迅速增加。通常，低灌注区的流量增加可通过增加通气血流比例而增加气体交换。肺动脉压和肺血管阻力的剧增也会使机体易发生高原肺水肿。

（2）神经系统：高原低氧环境下脑作为人体最大的神经调节中枢，质量占全身 2%，耗氧量却占 20%，低压、缺氧环境会造成颅内压升高。

（3）循环系统：在高原地区，心率随海拔高度增高而增加，机体习服高原环境后心率会有所减缓。心输出量会发生改变。随着海拔迅速而持续升高，交感神经活性增加可一过性升高心输出量、血压、心率和静脉张力。每搏输出量会因血容量减少而下降，但心率仍升高。由于碳酸氢盐利尿、血管内液体转移及醛固酮抑制作用，在第一个 24 小时内血容量可减少 12%。血容量减少无法通过增加液体摄入所抵消。

（4）消化系统：高原低氧环境下，肠黏膜通透性增高，纤维蛋白及血细胞大量漏出，黏膜屏障功能遭到破坏，肠道免疫功能降低，引起胃肠功能紊乱，肠内细菌和毒素经损伤黏膜大量入血引起肠源性感染。

（5）内分泌系统：寒冷、缺氧、低压环境作为一种应激刺激，使下丘脑生成释放促甲状腺激素释放激素增加，进一步刺激下游靶腺生成较多的促甲状腺激素，导致循环血中的 T_3、T_4 水平升高，使机体代谢过度消耗。肾素-血管紧张素-醛固酮系统（RAAS）分泌增多，造成少尿甚至肾衰竭。

（三）临床表现

急性高原反应的临床症状有 20 多种，各系统都有体现，主要集中在呼吸系统、神经系统、循环系统、消化系统。西藏自治区人民医院急诊科收治的急性高原反应病人中，首诊最常见的症状为头痛、咳嗽、呼吸困难、全身乏力。

1. 呼吸系统　表现为呼吸深快，病人出现不同程度的呼吸困难，头昏，乏力，过度换气后发生手足麻木，甚至抽搐等呼吸性碱中毒表现，如不能及时控制可能发展成为高原肺水肿。

2. 神经系统　临床表现为头晕头痛、表情淡漠、烦躁不安、共济失调等，如不及时救治将出现意识模糊、嗜睡、昏睡，甚至发展为高原脑水肿。

3. 循环系统　首先表现为心率增加、心慌、自感虚弱疲劳等，长期将造成心脏的代偿性肥大。

4. 消化系统　大多数病人表现为腹胀、腹泻、食欲减退，并伴有恶心呕吐等，若肠道反应得不到及时治疗将造成肠黏膜的淤血、充血、出血、糜烂、溃疡。

（四）辅助检查

1. 实验室检查　急性高原反应病人可有轻度白细胞计数增多，血氧饱和度往往处于正常值的中下范围。

2. 其他检查　实验室指标、影像学检查及生命体征结果往往处于正常范围。

（五）临床治疗

一般不需要特殊治疗，休息数日后可自愈。病人需要保持良好的心态，避免精神过度紧张和恐惧,充分了解高原地理与环境以及有关高原病的知识。同时,注意防寒保暖,并在初入高原低氧环境的 2 天内避免剧烈活动以及重体力劳动,大多数病人可在 24~48 小时成功适应环境。对病情较重者,可进行以下治疗:

1. 吸氧　若条件允许宜采用持续性、低流量给氧,氧流量 1~3L/min,在野外氧气供应受限时,以 0.5~1L/min 的流速给予氧疗既可缓解症状,又节约氧气。若症状轻微,一般给予 12~24 小时的氧疗或仅在睡眠期间吸氧,部分病人接受约 1 小时的短程治疗即可有效改善症状。吸氧治疗不但可以缓解病人对高原的恐惧,还可以减轻头痛症状,特别是夜间头痛,改善病人的睡眠,同时预防病情进一步发展。

2. 药物治疗

（1）乙酰唑胺:可使病人更快适应高海拔环境,作用机制为增加机体尿量,减轻水钠潴留,同时可促进肾脏排出碳酸氢盐,以对抗高原呼吸性碱中毒,还有增加肺通气功能改善低氧作用。

（2）地塞米松:可有效缓解症状,但不会改善病人对环境的适应,大多数专家推荐仅对中至重度 AMS 使用地塞米松,虽然应用地塞米松 1~2 天的副作用通常极小,但可能发生高血糖。使用地塞米松的治疗时间通常限定在 48~72 小时,所以无须逐步减少剂量至停药。

（3）其他对症治疗:头痛可使用阿司匹林、对乙酰氨基酚、布洛芬或其他非甾体抗炎药;恶心呕吐可使用异丙嗪。

3. 降低海拔　降低海拔高度可有效治疗急性高原反应,通常下降 500~1 000m 即可,一般若非病人出现难治性症状或疑似病情进展,不采取此种方式。立即降低海拔的绝对适应证包括:出现神经系统表现(共济失调或意识改变)和肺水肿表现,若病人出现易激惹、嗜睡、运动能力下降及休息时呼吸困难,也应警惕病人病情可能进展。

（六）护理评估

1. 健康史

（1）询问与本病有关的病因及诱因,如进入高原的方式、季节、当前所处的海拔高度、进入高原后有无呼吸道感染、剧烈活动、既往有无急性高原反应或其他基础疾病。

（2）了解起病时间、主要症状、体征、有无其他伴随症状及病情变化:急性高原反应一般发生于初入高原 24 小时内,症状常在第一晚最严重,如不进一步登高,通常在 1~2 天内可缓解,并在同一海拔高度不会复发。成人症状主要为头痛,常伴乏力、厌食、恶心以及睡眠紊乱伴随频繁觉醒。婴幼儿症状表现为易激怒、哭闹、喂养困难、睡眠紊乱及呕吐。

（3）了解病人的文化程度、心理状态、疾病对病人日常生活和工作的影响,病人及其家属对疾病的认知程度、态度,以及家庭经济状况、医疗保险情况等。

2. 身体评估　轻度急性高原反应病人无特殊体征,多处于正常状态,体格检查时病人可出现心动过速、呼吸频率增快,部分病人出现口唇和甲床发绀。

（七）常用护理诊断/问题

1. 气体交换受损　与高原低氧环境及病人适应不良有关。

2. 疼痛　与高原低氧环境造成脑血管扩张,轻度脑水肿造成头痛有关。

3. 活动无耐力　与高原低氧环境造成呼吸困难,供氧与需氧失衡有关。

（八）护理目标

1. 病人呼吸困难缓解,血氧饱和度维持在正常水平。

2. 病人主诉头痛程度减轻或消失。

3. 病人逐步适应高原环境,缺氧症状缓解。

（九）护理措施

1. 一般护理

（1）活动与休息:休息是重要的治疗措施,过度活动可增加氧耗,降低血氧饱和度,加重症状,轻症病人要减少活动量,充分休息,中、重型病人应卧床休息。

（2）心理护理:人们对高原环境对人体的危害略有所知但不全面,初入高原后易产生恐惧心理,出现焦虑、抑郁、不安,加之呼吸困难等症状出现,进一步加重原有心理负担,因此护士应主动关心安慰病人,讲解急性高原反应的相关知识,说明呼吸困难、乏力等症状是可以缓解的,急性高原反应也是可以治愈的,消除病人恐惧心理,使其以最佳的心理状态积极配合治疗及护理。

（3）饮食护理:告知病人初入高原应进食清淡、易吸收的高营养食物,以碳水化合物为主,禁止饮酒,同时,高原地区气候干燥,应适当补充水分及维生素,禁止一次性进食过饱,适应高原环境后,可再进行调整。

2. 专科护理

（1）吸氧:依据病人病情正确选择供氧装置,调节氧流量,观察病人呼吸困难改善情况,有无出现氧中毒现象,定期监测病人血氧饱和度。

（2）疼痛护理:定期评估并记录病人疼痛的部位、疼痛程度及其他感受,遵医嘱给予病人适当药物治疗,观察药物疗效并及时反馈,评价药物的作用与副作用。必要时可通过分散注意力、听音乐等放松疗法缓解病人疼痛。

（3）高原环境及疾病知识宣教:高原地区海拔高、低压、低氧、气温低、昼夜温差大、紫外线强度高,同时水分蒸发大,造成较为干燥的气候,进入高原后机体在神经体液调节下会发生一系列代偿适应性变化,以适应高原环境,初入高原第3~7天是高原病发生的高峰期,第8天开始下降,第14天趋于平稳。此期间应保证充分的休息,减少活动,等机体逐步适应后可适当增加活动量。必要时可根据医嘱口服药物以促进机体更快适应。

（十）护理评价

1. 病人呼吸困难是否逐步缓解,血氧饱和度是否维持在正常水平。

2. 病人主诉头痛等症状是否缓解或消失。

3. 病人是否逐步适应高原环境,缺氧症状是否缓解。

（十一）健康教育

1. 疾病知识指导　帮助病人正确认识急性高原反应,使其保持良好心态及乐观情绪,缓解因知识缺乏造成的焦虑,避免过度活动、受凉等一切可能诱发并加重病情的原因,寒冷、疲劳、呼吸道感染是常见的发病诱因,应仔细、认真地观察病情,为医生提供早期诊断和治疗的依据。

2. 用药指导　严格遵医嘱治疗,按时按量服药,当症状有所改善并经医生评估后,遵医嘱停药。

3. 活动指导 嘱病人多卧床休息少活动少说话、慢走路忌跑动、避免劳累熬夜,尽量减少氧的消耗,待机体适应环境后可适当增加活动量。平时加强身体锻炼使自身能很好地适应高原环境。

二、高原肺水肿

(一)概述

高原肺水肿(high altitude pulmonary edema,HAPE)是由高原地区(海拔 3 000m 以上)急剧缺氧导致的高原特发病和常见病。主要表现为呼吸困难,发绀、咳嗽、咳大量白色、粉红色泡沫样痰等,双肺布满湿啰音,X 线检查呈两肺蝶形片状模糊影。

高原肺水肿的特点是发病急、病情进展迅速,其预后取决于能否早期诊断并得到及时治疗。只要诊治及时,绝大多数人 3~6 天可痊愈,如不能及时诊断治疗,病死率很高。任何季节均有发病,但一般以 11 月份到次年的 3 月份较多见。多发生于初次迅速进入高原者。与高海拔缺氧、感冒、过度疲劳及个体差异等因素相关。海拔 3 000m 以下也可出现高原肺水肿。任何高海拔旅行的人,无论是休闲远足者、滑雪者、登山者、士兵还是救援人员都有罹患高海拔疾病的危险。高原肺水肿是登山者常见的疾病,也是高海拔疾病病人最常见的死亡原因。

根据发病情况,可将高原肺水肿分为以下两型:①初入型高原肺水肿:未经习服的平原地区人群,在急速进入高原后 1~3 天,或晚至 7~14 天发病;②再入型高原肺水肿:指久居或世居高原者,已获得对高原低氧环境的习服-适应,到海平面或海拔低处短期居住一段时间(1~15 天)后,重返高原后很快发病。

在成人中,高原肺水肿主要是从劳累性呼吸困难进展到静息时呼吸困难,初期表现为轻微咳嗽,呼吸急促以及上坡行走困难,后期即使在平地行走也很费力,咳粉红色泡沫样痰,严重的低氧血症可能会导致嗜睡或高原脑水肿。幼儿可表现为烦躁、哭闹、食欲减退、嬉戏减少、睡眠中断以及呕吐。在高海拔地区出现咳嗽、咳痰、呼吸困难应引起警惕,建议及时到呼吸内科就医查明原因;一旦发生严重呼吸困难、嗜睡、昏迷,应立即前往急诊或拨打急救电话。

本病易发生于初入高原者,青年人的发病率高于老年人,男性高于女性,海拔高度、上山速度与本病的发生风险成正比,发病最低海拔高度国外为 2 600m,国内为 2 260m,国内报告成人最高发生率为 9.9%,最低为 0.15%。高原肺水肿的发病率取决于上山的速度、海拔高度以及到达高山后所从事体力活动的强度等因素。如果患有导致肺血流量增加、肺动脉高压或肺血管反应性增加的疾病,如原发性肺动脉高压、房间隔缺损、室间隔缺损等,即使在海拔低于 2 500m 的情况下也可能发生肺水肿。对于无高原疾病史或无肺动脉高压病史的病人,发生高原肺水肿的风险较低,无须常规预防。在高危人群中,尤其是有高原肺水肿病史的人群,应谨慎进行药物预防,尤其是在时间紧迫的情况下。硝苯地平是预防高原肺水肿的首选药物。

(二)病因与病理生理

1. 病因

(1)海拔高度:在海拔 3 000m 以上的地区均可能发病,发病率与海拔高度成正比。

(2)进入高原的方式:急进高原均易发生高原肺水肿。急进高原是指由低海拔地区快速进入到海拔 2 500m 以上的高原地区。

（3）劳动强度：一般而言，劳动强度越高，HAPE 的发病率越高。

（4）季节和气候变化：任何季节均可能发病，但冬季和春季进入高原，HAPE 的发病率较高。

（5）个体和家族易感性：研究表明 HAPE 具有个体和家族易感性，也有研究认为 HAPE 具有先天性易感性。

（6）呼吸道感染：是 HAPE 发病的重要诱因，特别是上呼吸道感染，研究表明在 HAPE 病人中有上呼吸道感染的病人数量占所有发病者的 45.34%，有下呼吸道感染的病人数量占所有发病者的 22%。

2. 病理生理　缺氧引起急性高原肺水肿的机制目前尚未完全阐明，现有以下几种公认的学说：

（1）肺动脉高压：是发生本病的基本因素。肺动脉高压由低氧性肺小动脉收缩所致，缺氧导致肺小动脉，特别是终末支气管强烈收缩。肺内有环状肌纤维的肌性小动脉和非肌性小动脉，后者是从前者在环状肌纤维缺乏处呈直角分支出来的，当缺氧使前者呈阶段性（香肠样）收缩时，血流减少，而后者扩张血流增多，引起不均匀的局部灌注，造成其供血的毛细血管流体静脉压增加，使液体渗入肺泡。高原肺水肿的一个显著特征是下到低海拔地区或有时仅给氧，该过程可迅速逆转，在下到低海拔地区后，肺血管阻力在数日内可恢复正常。

（2）肺血容量增加：缺氧引起交感神经兴奋性增强，外周血管收缩，回心血量增加，使大量血液转移到肺循环，形成肺淤血，导致肺动脉压及毛细血管压增高，形成肺水肿。缺氧引起过度换气，使二氧化碳排出过多，形成呼吸性碱中毒，通过对下视丘的刺激反应，引起外周静脉收缩，使大量血液移至肺循环。缺氧使肺肌性小动脉不均匀收缩，而非肌性血管如毛细血管前细小动脉，因受肺动脉高压的冲击而扩张，因而使该区血流增多，出现肺高灌流。缺氧情况下，抗利尿激素、肾素-血管紧张素-醛固酮系统（RAAS）等的激活使体液潴留，导致肺、脑等重要器官的血流增加。

（3）肺血管内凝血：缺氧引起肺内纤维蛋白溶解系统障碍，引起纤维蛋白的聚集和毛细血管纤维素性血栓形成，从而血流被阻断，导致肺的全部血液转移至未被阻塞的区域，造成局部毛细血管的血流量及压力突然增加，水分向间质及肺泡渗出。

（4）肺泡毛细血管通透性增高：缺氧引起肺泡和毛细血管壁内膜细胞损伤，通透性增强，导致水分、胶体粒子甚至血细胞通过细胞间隙进入肺泡，形成水肿。从前认为高原肺水肿是肺动脉高压引起的一种低蛋白性流体静力型水肿，随着研究深入发现，它是一种高流量、高流速和高压引起的高渗透性水肿，但导致血管渗透性增高的机制尚未完全清楚。

（5）心功能不全：高原肺水肿发病时，可存在左右心功能不全。

（6）通气血流比例失调：通气血流比例（ventilation perfusion ratio，V/Q）失调是由于肺内血管扩张和高动力循环状态，肺血流量明显增加和缺氧性肺血管收缩受损，导致 V/Q 失调，发生低氧血症。

（7）基因与 HAPE：在相同低压缺氧条件下有些人更易患 HAPE，可能是由未知潜在的遗传机制所引起。HAPE 易感的早期筛查对该疾病的预防和治疗有着重要的作用。

（8）细胞因子和炎症介质的作用：有学者提出了"高原病炎控理论"，其要点如下：

1）高原低氧激活炎症反应。

2）血管通透性增加、血管收缩舒张失衡等炎性血管反应是急性高原病的重要发生机制。

3）炎症是影响高原病发生发展的关键环节,调控炎症反应是防治高原病的重要途径。有学者经过观察发现炎症反应只是继发现象,在高原低氧作用下,肺小动脉及小静脉发生显著的低氧性肺血管收缩,导致某些血管壁过度扩张,此时细胞连接开裂极可能引起肺泡毛细血管膜应急衰竭。

（三）临床表现

1. 症状　临床工作中通常将高原肺水肿分为亚临床型高原肺水肿（SCHAPE）和临床型高原肺水肿（CHAPE）,也被称为间质性肺水肿和肺泡性肺水肿。

（1）亚临床型高原肺水肿（SCHAPE）:临床症状不典型或可能出现轻微或不出现症状,往往被忽视或归为其他疾病。亚临床型高原肺水肿其临床特征如下:

1）心动过速及呼吸急促,在休息状态下,其呼吸频率超过 20 次/min,并有明显发绀现象。

2）该类病人中 SaO_2 平均为 68%。

3）早期 SCHAPE 病人胸部体征不明显。早期胸片提示肺门旁一肺或两肺呈结节状浸润性阴影。但也有研究表明前往高原地区旅游的人中大部分的人群出现亚临床肺部变化,经过一段时间的适应,水肿可自行消除。

（2）临床型高原肺水肿（CHAPE）:早期表现为急性高原反应症状,一般为劳累性呼吸困难、咳嗽、体力下降,随病情进展,咳嗽加剧,静卧休息时出现呼吸困难,有时伴有端坐呼吸。发绀、呼吸急促、脉搏过快、发热是典型体征。咳粉红色泡沫样痰和胸部可闻及痰鸣音提示病情严重。肺部听诊在肺中下部可闻及湿啰音,这是水肿渗出的表现。部分病人如果出现共济失调、意识模糊,可能伴有高原脑水肿发生。

2. 体征　最重要的体征为肺部听到捻发音和湿啰音,严重者仅用耳朵贴于胸壁即可听到气过声。啰音以双肺底部最多见,但也可只出现在单侧。右心衰竭时,颈静脉怒张,水肿,肝大并有压痛。

3. 伴随症状　通常可伴有一些其他症状,不同的伴随症状可提示不同的疾病。

（1）高原肺水肿伴低氧血症:多见于慢性阻塞性肺疾病。

（2）高原肺水肿伴嗜睡:多见于高原脑水肿。

（四）辅助检查

1. 一般检查　实验室检查诊断 HAPE 的特异性不足,HAPE 病人的白细胞计数通常升高。在高海拔地区,脑钠肽（brain natriuretic peptide,BNP）和相关检测指标（如 pro-BNP）可能略升高,HAPE 伴右心劳损时肌钙蛋白也可能升高。但是,根据这些结果并不能鉴别各种可能诊断,如急性冠脉综合征,并且 HAPE 病人的这些指标不一定会升高。其他易于进行的检查的结果对诊断 HAPE 不具特异性。

2. X 线检查

（1）以肺门为中心,在肺单侧或双侧呈散在性点片状或云絮状阴影,形状如"蝙蝠翼"或"蝶形"。

（2）由于肺动脉高压的存在,肺动脉圆锥可见凸起,心影可向两侧轻度扩大。

（3）高原肺水肿轻症者早期可只有肺纹理增粗的表现,重症者可伴有胸腔积液,随着临床症状的改善,X线检查的阳性结果消失较快。

3. 心电图检查　高原肺水肿病人的心电图改变可能多种多样,可有:

（1）窦性心动过速。

（2）右心负荷过重特征:电轴右偏、右束支传导阻滞及肺性P波等。

（3）心肌缺血特征:如T波及ST段改变等,病人心电图改变可随临床好转或痊愈随之恢复正常。

4. 右心导管检查　肺动脉压力明显增高,可达144/104mmHg(19/14kPa),但肺毛细血管楔压、心脏循环指数正常或稍低,提示非心源性肺水肿。

（五）临床治疗

早期识别、及时干预是确保病人良好结局的关键,值得注意的是,并非在所有情况下均需要立刻降低海拔,成功治疗HAPE的关键原则是迅速降低肺动脉压,可采用限制体力活动和限制寒冷暴露、经氧气管或氧气浓缩器提供氧气、撤离至较低海拔、用高压氧疗模拟降低海拔以及给予适当的药物等治疗措施。降低海拔和补氧常常能单独起效,且优于任何药物治疗。

1. 非药物治疗

（1）吸氧:辅助供氧是HAPE的一线治疗方法,予以高浓度、高流量氧气是挽救病人的关键。氧气以4~8L/min吸入,有条件者也可用高压氧舱治疗。吸氧后增加血氧饱和度,降低肺动脉压并改善症状。

（2）休息与保暖:过度的体力消耗和寒冷应激均会使肺动脉压升高并加重HAPE,限制体力活动和避免寒冷暴露是治疗的基本措施。

（3）降低海拔:在无法提供氧气的偏远高海拔地区,一旦怀疑HAPE就应开始转移至低海拔地区,当所处地点海拔超过4 000m时,必须转移至低海拔地区,理想情况应立即转移至海拔低于3 000m且能提供高流量吸氧的医院。

（4）高压氧疗:在偏远地区,无法提供氧气或氧气供应不足时,便携式高压氧舱可挽救生命,条件允许的情况下,高压氧疗常常与药物治疗和辅助供氧联用。

（5）气道正压及其他治疗:应用呼吸面罩提供呼气相气道正压(expiratory positive airway pressure,EPAP),可改善HAPE病人的气体交换,若条件有限嘱病人缩唇呼吸。

2. 药物治疗

（1）降低肺动脉压

1）扩血管药物:硝苯地平、酚妥拉明等。在野外地区,吸氧和降低海拔仍是HAPE最重要的治疗手段,当无法吸氧或不能降低海拔时,可考虑硝苯地平作为辅助治疗,但尚缺乏临床证据。硝苯地平是一种非特异性钙通道阻滞剂,能阻滞血管平滑肌钙内流,降低血管阻力,改善微循环。推荐剂量有所不同,但常见方案是每12小时给予30mg缓释剂型。酚妥拉明是α受体阻滞剂,可扩张体循环小动脉和大静脉,有正性肌力作用,用法为5~10mg稀释于50%葡萄糖溶液20~40ml,缓慢静脉注射。

2）氨茶碱:是茶碱与乙二胺的复盐,与抑制磷酸二酯酶提高细胞内 cAMP 含量有关,是治疗高原肺水肿的有效药物,可降低腔静脉及右心房压力,并降低肺动脉压,强心利尿,降低周围血管阻力。首次剂量为 5~6mg/kg 稀释于 25%~50% 葡萄糖溶液 40ml,缓慢静脉注射。根据病情,4~6 小时可重复用药,但使用过程中可出现心血管系统、呼吸系统、神经系统以及消化系统等多系统不良反应,故要严格其适应证。

3）他拉达非和西地那非:是一种肺血管高选择性的磷酸二酯酶-5(PDE-5)抑制剂,其通过阻断环磷酸鸟苷(cGMP)降解增强内皮细胞 NO 释放及抗增殖、抗氧化等作用舒张肺血管、降低肺动脉压、减低肺循环阻力;同时可逆转血管重构,改善心肺功能。在无法吸氧也无法降低海拔时,可作为确诊 HAPE 病人的有效辅助治疗措施,由于其在降低肺动脉压的同时降低全身血压的可能性较小,因此可能比硝苯地平更具优势。

（2）利尿剂:呋塞米或乙酰唑胺等,具有脱水,减少血容量,减轻右心负荷,降低肺血管阻力的作用。常用呋塞米 20mg 稀释后缓慢静脉注射,或依他尼酸 25~50mg 静脉注射。使用利尿剂时要注意补充氯化钾,以防低钾低氯血症,同时也要注意血液浓缩。乙酰唑胺对高原肺水肿的预防作用更大。但目前指南认为许多 HAPE 病人的血容量是减少的,不应将利尿剂用于治疗 HAPE。

（3）糖皮质激素:用于高原肺水肿的机制主要是抗炎作用,可稳定血管内皮细胞及肺泡上皮细胞功能,降低毛细血管通透性,解除支气管痉挛,促进肺内渗出液的吸收。常用氢化可的松 200~300mg 静脉滴注,或地塞米松 10~20mg 静脉滴注。

（4）传统中药:红景天可提高机体组织器官对低氧的耐受性。其他中药及中药制剂,如七叶皂苷钠、银杏叶、丹参等活血通脉,黄芩补气升阳、补肺益卫,均对 HAPE 有一定治疗作用。

（5）其他:如病人发生心功能不全、呼吸衰竭、呼吸道感染,可根据症状和病情予以强心、兴奋呼吸、抗感染等治疗措施。

(六) 护理评估

1. 健康史

（1）询问与本病有关的病因及诱因:了解病人进入高原的方式、进入高原后有无呼吸道感染、剧烈活动、进入高原的次数、既往有无高原肺水肿病史或肺动脉高压病史等。

（2）了解起病时间、主要症状、体征、有无其他伴随症状及病情变化:询问病人进入高原的时间,出现症状的时间,高原肺水肿常表现为极度疲乏、严重头痛、胸闷、心悸、恶心、呕吐、呼吸困难和频繁干咳,询问病人睡眠状况,有无出现夜间难以入睡、端坐无法平卧现象。询问病人痰液的颜色、性状,以及是否出现感觉迟钝、神志淡漠等神经系统表现。

（3）了解病人的文化程度、心理状态、疾病对病人日常生活和工作的影响,病人及其家属对疾病的认知程度、态度,以及家庭经济状况、医疗保险情况等。

2. 身体评估

（1）全身症状:如发热(一般不超过 38.3℃)、心动过速、呼吸过速、咳嗽、呼吸困难,HAPE 的一个主要临床特征是从劳力性呼吸困难早期进展为休息时呼吸困难。

（2）肺部听诊:吸气相湿啰音最初可能在右肺中叶更显著,但随着病情进展可能会变为双侧和弥漫性。

（3）血氧饱和度：血氧饱和度测定是鉴别 HAPE 与其他疾病的有效手段，血氧饱和度至少应该比海拔对应的预计值低 10%。通常，病人的情况要比根据其缺氧的严重程度预期的情况要好，并且在补氧后血氧饱和度可迅速（通常 10~15 分钟内）改善。SpO₂ 在病人到达高海拔第 1 天最低，在 4 天内逐渐上升至接近最大值，该值通常比第 1 天高 3%~5%。尽管在任何给定海拔高度时，正常个体间的预计值差异可以很大，但与一起到达同一海拔的同一旅行团中的其他人比较 SpO₂ 测量值可以帮助确定相对的"正常值"。

（七）常用护理诊断/问题

1. 气体交换受损　与肺部炎症改变，大量泡沫样痰、咳嗽有关。

2. 清理呼吸道无效　与呼吸道大量泡沫样痰有关。

3. 体液过多　与高原缺氧环境导致体液潴留、肺动脉高压造成心脏前后负荷加重有关。

4. 组织灌注不足　与感染性休克、有效循环血量减少有关。

5. 恐惧　与担心预后及环境因素有关。

6. 潜在并发症：昏迷、电解质紊乱。

（八）护理目标

1. 病人的缺氧症状改善。

2. 病人呼吸道通畅，有效吸痰，病人咳嗽、咳痰有效。

3. 病人循环稳定，肺水肿症状缓解。

4. 病人生命体征稳定，血流动力学各参数稳定，尿量正常。

5. 病人的恐惧心理减轻或消除。

6. 病人无并发症出现或能及时发现并积极处理并发症。

（九）护理措施

1. 一般护理

（1）卧床休息：病人予以坐位或半坐卧位，双腿下垂，减少回心血量，减轻肺水肿。

（2）心理护理：许多病人初次进入高原地区，对高原病了解较少，常会产生紧张、恐惧等心理，因此医护人员应热情接待病人，给病人讲解有关高原病的知识，消除病人紧张、焦虑和恐惧心理，增强其治疗和康复信心。

2. 专科护理

（1）氧气吸入：依据病人病情遵医嘱正确选用氧气治疗装置，重症病人应采用面罩加压吸氧法和高压氧舱疗法，轻症病人可采用鼻导管，氧流量 4~8L/min，持续吸入 30 分钟后，缺氧症状减轻，将氧流量调至 2~4L/min 间断吸氧。若出现粉红色泡沫样痰，加入 20%~30% 乙醇湿化后吸入，以降低泡沫表面张力，还能缓解支气管痉挛，扩张末梢血管，有利于肺顺应性和肺泡通气的改善。在给氧的过程中，要随时观察生命体征及血氧饱和度，若症状改善，血氧饱和度≥90%，应调为间断吸氧。

（2）保持呼吸道通畅：协助病人咳嗽、排痰，对痰液黏稠者，可采用超声雾化吸入疗法，以稀化痰液，利于痰液咳出。

（3）迅速建立静脉通路：遵医嘱给予镇静、降低肺动脉压及抗感染药物。在输液过程中,滴速不宜过快,以每分钟20~30滴为宜,短时间内不可输入过多液体,尤其是老年人、儿童及心脏病病人,更应控制输液量,必要时进行血压、心电及呼吸监测,以判断药物疗效和病情进展情况。

（4）记录24小时出入量：在血压稳定的前提下,出入量宜轻度负平衡,监测尿量的变化同时密切监测尿常规、肾小球滤过率、血尿素氮、血肌酐、血浆蛋白、血清电解质等的变化。

（5）密切观察神志、生命体征、面色、肢端皮肤颜色、体温及尿量变化,合理调整补液速度,准确记录每小时尿量,评估组织灌注及肾功能情况,动态监测尿量及尿比重,病人末梢循环差,血压低,注意保暖,注意使用血管活性药的注意事项。

（6）密切监测药物疗效及药物不良反应的发生：目前,国外指南认为,当无法马上降低海拔高度、无法吸氧或使用便携式高压氧舱疗法时,推荐采用硝苯地平用于治疗HAPE,但应注意用于血容量减少的病人时,需要严密监测血压,警惕低血压的发生,以免导致脑灌注压降低,增加脑缺血发生的风险；氨茶碱静脉推注时,一定要稀释后均匀缓慢注入,每次不能少于10分钟,若出现不良反应,应改为静脉滴注,用量过大、速度过快可导致气急、心动过速、惊厥、血压下降甚至休克。

（十）护理评价

1. 病人的缺氧症状是否改善。

2. 病人呼吸道是否通畅,吸痰是否有效,病人咳嗽、咳痰是否有效。

3. 病人循环是否稳定,肺水肿症状是否缓解。

4. 病人生命体征是否稳定,血流动力学各参数是否稳定,尿量是否正常。

5. 病人的恐惧心理是否减轻或消除。

6. 病人是否出现昏迷、电解质紊乱等并发症,或是否及时发现并积极处理并发症。

（十一）健康教育

1. 进入高原前必须做严格的健康检查,患有严重的器质性心血管疾病或肺部疾病的人群不宜进入高原,若必须进入高原可听取医生专业意见,服用药物进行预防。

2. 在途中注意保暖,慎防感冒。如有轻微的高原反应,不必紧张,可适当吸入氧气。

3. 避免海拔高度上升过快,当海拔高度超过3 000m后,应当控制每日上升高度不超过300~500m,缓慢上升可以给机体提供更多的时间产生保护性生理反应从而延迟病理生理反应的发生。

4. 进入高原1周内要注意休息,减少活动量,避免过度疲劳及剧烈活动。因为过度疲劳、睡眠不足及剧烈活动等因素,可降低人体抵抗力,降低对缺氧的耐受性,增加组织耗氧使肺血容量增加,促使肺水肿发生,病人应保持适当的休息,待完全适应高原环境后方可从事其他活动。

5. 进入高原地区后,宜摄入清淡、易消化、富营养的饮食。避免饮酒、避免使用安眠药。

6. 进入高原后,机体有症状出现时应尽早治疗,采取治中有防、治轻防重、防治结合的原则,以最大程度地降低发病率。

三、高原脑水肿

（一）概述

高原脑水肿（high altitude cerebral edema,HACE）是由急性缺氧引起的中枢神经系统功能严重障碍。发病的常见诱因是人体急速进入高原或从高原迅速进入更高海拔地区或久居高原者在某些因素（如过劳、上呼吸道感染、剧烈运动、精神剧变等）的诱发下，导致机体对高原低压性缺氧的不适应，由于脑缺氧而引起的严重脑功能障碍，出现严重的神经精神症状，甚至昏迷和/或共济失调。

高原脑水肿是急性高原病中最严重的类型之一，临床基本特征包括：①显著的低氧血症；②严重的神经系统异常表现，如剧烈头痛、恶心、频繁呕吐，以及脑皮层功能紊乱或意识障碍，可出现生理反射异常及病理反射；③脑脊液检查可出现压力升高>1.76kPa（180mmH$_2$O），蛋白可有轻度增高；④眼底检查可见视网膜和/或视神经乳头水肿，可有渗出、点片状或火焰状出血，中心静脉淤滞；⑤脑电图异常；⑥头颅 CT 及 MRI 可见脑水肿征象；⑦病理检查均见脑水肿存在，大脑表面及脑膜血管明显扩张充血，脑实质高度水肿，散在灶性出血以及脑软化等。

高原脑水肿的发生与年龄、性别无明显关系，一年四季均可发病，但以冬春季发病较多，可能与该季节进入高原的人员较多，且此季高原气候较恶劣有关。高原脑水肿的发病率虽不及高原肺水肿高，但起病急骤，病情危重，常合并高原肺水肿、严重感染、心力衰竭、多器官功能衰竭，以及并发脑出血等，病死率高。病人经积极救治，绝大多数能痊愈，不留后遗症，个别病例因延误治疗或脑组织损害严重或昏迷时间过长，可遗留有不同程度的视物模糊、记忆力减退、瘫痪、声音嘶哑、失语等。高原脑水肿病人昏迷时间愈长，并发症越多，预后越差。因此，早期诊断、早期治疗是其救治成功的关键。

（二）病因与病理生理

1. 病因　高原缺氧是高原脑水肿发生的根本原因，常因下列因素诱发：

（1）急性高原反应：高原脑水肿前常有急性高原反应症状。

（2）感染：特别是上呼吸道及肺部感染，可增加机体耗氧量，导致机体抵抗力下降，呼吸道充血水肿，分泌物增多，影响肺通气而发病。

（3）在进驻高原途中或初到高原后，因过度疲劳、剧烈运动导致机体耗氧量增加而诱发高原脑水肿。

（4）能量供给不足、寒冷、情绪异常、大量饮酒等因素均可加重缺氧而诱发此病。

（5）各种降低肺功能的心肺疾病及影响造血系统的疾病，都可以削弱机体对缺氧的适应能力而易发本病。

（6）登高的速度：急速登高时，机体的适应性尚未充分发挥，易导致缺氧。

（7）海拔高度：海拔越高，大气压和氧分压越低，易导致发病。随着海拔的增高，高原脑水肿的发病率逐渐增高。

2. 病理生理　大脑的需氧量、葡萄糖的消耗量及血流量均比其他器官大，对缺氧最为敏感，耐受缺氧能力最差，故缺氧对大脑的影响最为明显。高原低压性缺氧引起脑水肿的机制并不完全清楚，可能与以下几个方面有关：

（1）高原缺氧直接使脑细胞代谢发生障碍，能量不足，细胞膜钠泵功能障碍，导致细胞内钠离子堆积，继而水分聚集形成细胞内水肿。

（2）缺氧使脑微血管内皮细胞受损，导致微血管通透性增高，液体渗出形成间质性脑水肿。

（3）缺氧导致脑血管扩张和脑血流量增加，脑循环内液体静水压升高，易引起液体外渗。

（4）脑水肿形成后，颅内压可压迫血管，脑血管受压以及脑血管内皮细胞肿胀均可影响脑血液循环，从而加重脑的缺氧，如此形成恶性循环。

（三）临床表现

高原脑水肿起病急骤，绝大多数病人在快速进入高原后数小时至 3 天内发病，也有部分病人是从高原进入更高海拔地区时发病。临床表现以神经系统症状为主。

1. 前驱期症状和体征　高原脑水肿的临床突出表现是意识障碍，症状呈进行性进展，严重时可以出现昏迷，病人在发生昏迷前，常常有一些先兆症状和体征。在昏迷前数小时至 1~2 天内常出现剧烈头痛且呈进行性加重、恶心呕吐（多为喷射性频繁呕吐）、发绀、气促、不思饮食、嗜睡、意识模糊、精神萎靡、神志恍惚、注意力不集中、语无伦次、定向障碍等。一旦病人出现以下表现，即为昏迷先兆：①头痛加剧、频繁呕吐；②神经系统症状由兴奋转为抑制或强烈兴奋；③突发谵语，大小便失禁；④腱反射减弱，有病理反射出现。

2. 昏迷期的症状和体征　突然出现意识丧失，对周围一切事物无反应，呼之不应，问之不答。神经反射、病理反射、生命体征、肌力和肌张力异常改变。绝大多数为轻度昏迷，昏迷时间较短，意识丧失多在数小时至 48 小时内恢复，昏迷 7 天以上者较少见。昏迷的深度和时间与海拔高度成正相关，在海拔 4 000m 以上地区昏迷时间越长、程度越深，则病情越重，预后也越差。

（四）辅助检查

1. 实验室检查

（1）血常规检查：大多数病人白细胞及中性粒细胞计数增高，随着脑水肿的好转而很快恢复正常；血红蛋白、红细胞计数及血细胞比容绝大多数正常，如有明显的脱水表现或合并高原红细胞增多症时则增高。

（2）尿常规检查：尿液检查一般均正常，少部分病人可见少量蛋白；若肾脏发生点状出血或肾小球血管发生缺氧性损害，则可出现尿蛋白，镜下可见血尿和少许管型。

（3）肾功能、电解质检查：早期可正常，随着昏迷时间延长，缺氧加重，不能进食水，或因治疗不当，可出现肾功能减退、低钠血症、低钾血症。

（4）血气分析：氧分压、血氧饱和度均明显降低，二氧化碳分压常降低，多表现为代谢性酸中毒合并呼吸性碱中毒。

2. 脑脊液检查　高原脑水肿病人脑脊液压力常轻度到中度增高，脑脊液蛋白可轻度增高，而糖、氯化物及细胞数均正常。

3. 眼底检查　高原脑水肿病人眼底检查常见视网膜及视神经乳头水肿，中心静脉淤滞，部分病人可见视网膜出血，多为点片状或火焰状出血。

4. 头颅 CT 检查　高原脑水肿病人头颅 CT 扫描可发现大脑呈弥漫性密度减低，脑室脑池变小，脑沟消失提示有脑水肿存在。

5. 脑电图检查　高原脑水肿病人脑电图检查均呈异常表现，主要表现为枕区 α 波的急剧减少或消失，以 Q 波为主的慢波占优势，甚至有的病人出现 δ 波，并呈弥漫性异常分布。

（五）临床治疗

1. 昏迷前期治疗

（1）安静卧床休息，保持室内空气新鲜，通风良好。

（2）严密观察病人生命体征及意识状态的变化。

（3）给予氧气吸入，以低流量吸入为主。

（4）给予脱水剂治疗。

（5）兴奋、烦躁的病人可给予氯丙嗪 50mg，口服或肌内注射 1 次。

2. 昏迷期治疗

（1）保持呼吸道通畅：保证足够的氧气吸入，治疗前应检查口腔、喉部和气管有无梗阻，并用吸引器吸出分泌物，防止窒息。

1）鼻导管或面罩给氧：以 2~4L/min 为宜。可以间断地将氧流量增加至 4~6L/min。

2）正压给氧：对伴有呼吸衰竭和呼吸道分泌物过多的病人应尽早行气管插管或气管切开和呼吸机或呼吸气囊正压给氧。

3）高压氧疗法：高压氧压力一般保持在 1~3 个绝对大气压之间，每天 1~2 次，每次 1~2 小时，5~15 次为一个疗程。出舱时减压速度不宜过快，以防反跳而加重。

（2）脱水利尿，降低颅内压

1）地塞米松：使用地塞米松治疗高原脑水肿越早越好。

2）高渗脱水剂：成人一般用 20% 甘露醇注射液 250ml，15~30 分钟内快速加压静脉滴注完毕，每天 2~4 次，必要时每 4 小时重复使用。

3）利尿剂：呋塞米 20~40mg/次，静脉推注，每天 2~3 次。

（3）补液：高原脑水肿病人，应慎重补液，尤其对于高原脑水肿合并肺水肿、心力衰竭的病人，应严格控制液体的入量以及补液的速度。

1）补液量及补液种类：病人液体入量是按照出量计算出来的，在治疗高原脑水肿时，要求在开始脱水的 1~2 天内，出入量处于适当的负平衡状态，维持在 500~1 000ml，3~4 天后应尽可能维持在平衡状态。补液入量粗略计算公式为每日的总入量 = 前一天尿量 +500ml，总量不超过每天 3 000ml。液体输注速度控制在每小时 100~150ml。

2）补液种类：一般选择 10% 或 15% 葡萄糖注射液，必要时可用 5% 葡萄糖氯化钠注射液，谨慎使用生理盐水，避免加重脑水肿。

（4）应用促进脑细胞代谢及改善脑循环的药物：能量合剂可补充因脑缺氧造成的脑细胞能量生成不足，有利于脑细胞功能的恢复，可保护脑细胞，减轻缺氧引起的损害。常用三磷酸腺苷（ATP）、细胞色素 C 和辅酶 A 静脉输注。

（5）纠正水、电解质紊乱及酸碱失衡：因高原脑水肿而昏迷的病人，由于无法进食及应用脱水利尿的药物，一般均存在低钾血症及酸中毒，应监测电解质、血气分析，及时发现并纠正水、电解质紊乱及酸碱失衡。

（6）预防和控制感染：昏迷时间较长的病人，极易发生肺部感染，应定时给病人翻身、拍背，促进病人痰液排出，预防感染的发生。

（7）低温疗法：是降低机体耗氧量的有效措施，可减少脑血流量、降低脑组织耗氧量、促进受损细胞功能恢复、消除脑水肿。降温方法包括体表冰袋降温和冬眠药物降温。

（8）胃肠外营养：是指从静脉供应病人所需要的"全部"营养要素，包括静脉输注氨基酸、脂肪乳、维生素等。

（六）护理评估

1. 健康史

（1）了解进入高原的方式是乘飞机、火车还是汽车，以及进入高原的时间等。

（2）一般评估：了解病人饮食、睡眠、大小便情况。

（3）过敏史：有无药物、食物过敏史等。

（4）既往史：了解病人既往有无高血压、糖尿病、心脏病、高原病等。

2. 身体评估

（1）症状及体征：评估病人的生命体征、意识、瞳孔变化及精神状态。了解本次发病的诱因，倾听病人的不适与主诉。

（2）心理状况：了解病人的心理状况、文化程度及对高原病的了解程度。

（七）常用护理诊断/问题

1. 气体交换受损 与低氧血症有关。

2. 自理能力缺陷 与缺氧和病情需要卧床休息有关。

3. 意识障碍 与病人脑组织受损、功能障碍有关。

4. 营养失调：低于机体需要量 与病人不能进食有关。

5. 有皮肤完整性受损的危险 与病人长期卧床，局部组织受压缺血有关。

6. 清理呼吸道无效 与病人不能自行排痰有关。

7. 潜在并发症：感染、深静脉血栓形成、脑疝。

（八）护理目标

1. 病人主诉呼吸困难好转，血氧饱和度正常。

2. 病人自理能力逐渐恢复。

3. 病人意识障碍无加重、意识障碍程度减轻或意识清楚。

4. 病人能够摄取足够的营养。

5. 病人保持皮肤黏膜完整性。

6. 病人保持呼吸道通畅，呼吸道分泌物能够及时清除。

7. 病人无并发症出现或能及时发现并积极处理并发症。

（九）护理措施

1. 昏迷前期的护理

（1）密切观察病人生命体征、意识状态的变化。

（2）严格卧床休息。

（3）保持呼吸道通畅，遵医嘱给予氧气吸入，以持续低流量吸氧为主。

（4）根据病人病情，遵医嘱给予相应治疗。

2. 昏迷期的护理

（1）病情观察：密切监测并记录病人生命体征、意识、瞳孔的变化；观察病人有无恶心、呕吐及呕吐物的颜色、性质及量；观察病人的皮肤弹性及有无脱水现象；观察病人有无消化道出血和脑疝的早期表现。发现异常及时通知医生。

（2）加强基础护理：为病人提供安静、舒适的病室环境，保持病室温度在 18~22℃，湿度以 50%~60% 为宜；保持床单位整洁、干燥，减少对皮肤的机械性刺激，保持肢体功能位，定时给予病人翻身、拍背，骨突处可给予贴膜保护；做好大小便护理，保持外阴部皮肤清洁干燥；注意口腔卫生，鼻饲病人每天给予口腔护理 1~2 次；保证病人安全，合理使用保护具，防止意外发生。

（3）保持病人呼吸道通畅：平卧头偏向一侧或侧卧位，取下义齿，及时清理口鼻腔分泌物，防止舌根后坠、窒息、误吸和肺部感染。必要时给予氧气吸入，辅助通气护理。

（4）饮食护理：遵医嘱定时给予鼻饲流质饮食，保证足够的营养供给；进食时至进食后 30 分钟抬高床头，防止食物反流；每次鼻饲量以 200~300ml 为宜，鼻饲液温度保持在 38~40℃，避免过冷或过热，鼻饲灌注前先回抽胃液，检查胃管是否在胃内，灌注速度不宜过快，以免引起呃逆或呕吐，必要时可用肠内营养输注泵匀速泵入；准确记录出入量，预防营养失调和水、电解质平衡紊乱；定期更换胃管。

（5）皮肤护理

1）评估病人发生压力性损伤的危险因素：如病人的意识状态、营养状况、肢体活动能力、自理能力、排泄情况及合作程度等和易患部位。

2）避免局部组织长期受压：每 2 小时翻身 1 次、保护骨隆突处和支持身体空隙处、应用减压敷料及减压床垫。

3）避免或减少摩擦力和剪切力的作用。

4）保护病人皮肤，避免局部不良刺激：保持病人皮肤和床单位清洁干燥。

5）促进皮肤血液循环：长期卧床的病人，每日进行主动或被动的关节活动范围运动练习，以维持关节活动性和肌肉张力，促进肢体血液循环，减少压力性损伤发生。

6）改善机体营养状况。

7）在病情允许的情况下，鼓励病人尽早离床活动。

8）实施健康教育。

（6）补液治疗：补液应慎重，尤其是高原脑水肿合并有肺水肿、心力衰竭的病人，应严格控制液体的入量及补液的速度，避免急性肺水肿和心力衰竭的发生。

（7）预防并发症：预防压力性损伤、尿路感染、肺部感染、深静脉血栓形成等并发症的发生；每 2 小时翻身、拍背、吸痰，观察皮肤情况和痰液的颜色、性质及量；长期卧床病人注意被动活动和抬高肢体，预防下肢深静脉血栓形成；留置尿管的病人每日给予会阴部冲洗，定时更换留置尿管，观察尿液的颜色、性质、量，如病人病情好转，及时拔除留置尿管。

3. 心理护理　注重病人的心理护理，对于昏迷前期的病人，护士应主动、耐心地向病人介绍环境，消除其陌生和紧张感，进行各项操作及治疗前，充分向病人进行解释，解答病人提出的问题，建立良好的护患关系，使病人感到安全，提高其依从性，积极配合治疗。

（十）护理评价

1. 病人呼吸困难是否好转,血氧饱和度是否正常。

2. 病人自理能力是否恢复。

3. 病人意识障碍程度是否减轻或意识是否清楚。

4. 病人是否可以摄取足够的营养。

5. 病人皮肤黏膜是否保持完整。

6. 病人痰液是否得到及时清除。

7. 病人是否出现感染、深静脉血栓、脑疝等并发症,或是否及时发现并积极处理并发症。

（十一）健康教育

高原脑水肿若能早期诊断和及时治疗,大多数病人能痊愈,不留后遗症。个别病例因延误治疗或脑组织损害严重或昏迷时间过长,可遗留不同程度的视物模糊、记忆力减退、瘫痪、声音嘶哑、失语等。高原脑水肿病人昏迷时间愈长,并发症愈多,则预后愈差。为了防止高原脑水肿的发生,应做到以下几方面:

1. 进入高原前

（1）做全面的健康检查:心肺功能异常和既往有脑部疾患和精神障碍者,禁忌到高原地区或更高海拔地区。曾在高原地区发生过肺水肿和脑水肿者也不宜再到高原地区。如已患有呼吸道感染或肺部感染,以及其他原因引起的急性发热,待治愈后再进入高原为宜。

（2）加强健康教育,增加对该病的防治知识。

（3）加强耐氧训练,如长跑、爬山、打球等运动。

2. 进入高原途中　注意防寒保暖,预防感冒。高原环境昼夜温差大,避免受凉、感冒。如出现急性高原反应或上呼吸道感染等,应积极治疗,待症状消失后经过一段时间再继续登高。

3. 进入高原后

（1）避免剧烈运动和过度疲劳。注意休息,禁烟酒。

（2）注意合理膳食、保持良好的饮食习惯,饮食应多样化,尽量做到荤素结合、营养素均衡和全面。保证每日有足够的蛋白质摄入,少吃动物脂肪,多摄入富含纤维素的食物。

（3）当出现剧烈头痛、呕吐(喷射性呕吐)、情绪性格明显改变等症状时应多注意。若症状不见缓解甚至恶化,要及时治疗或下撤至低海拔地区。

第二节　慢性高原病

一、高原性心脏病

（一）概述

我国是最早报道高原性心脏病（high altitude heart disease,HAHD）的国家。1955 年,吴德诚和刘永儒报道了一例婴儿高原性心脏病临床和尸检材料,首次提出了小儿高原性心脏病的命名及诊断。1965 年,吴天一等人首次报道了成人高原性心脏病后,全世界开始对高原性心脏病加以关注,并开始进行广泛、深入的研究。HAHD 是慢性高原病（chronic high altitude disease）的一种,指居住在高原低压、缺氧环境后,肺动脉持续高压、心肌细胞缺氧导致右心室肥大,最终发展为心力衰竭的一种疾病。

高原性心脏病通常是指发生在海拔 3 000m 以上由低氧低压引起肺动脉高压,导致右心肥厚和/或右心功能不全,甚至累及左心室结构及功能的一种慢性高原病。关于对本病的命名,在国内通常使用高原性心脏病,国际上通常称为高原肺高血压(high altitude pulmonary hypertension,HAPH)。

全世界有超过一亿四千万人长期居住在高海拔地区,另外每年还有超过四千万人因各种原因来到高原地区,高原性心脏病已成为一种不容忽视的心血管疾病。吴天一等人对青藏高原地区高原病流行病学普查结果表明:无论年龄,男性 HAHD 的患病率均高于女性。

高原性心脏病的患病率随海拔升高而升高,小儿 HAHD 的总患病率明显高于成人。成人一般在海拔 3 050m 以上发病,小儿一般在海拔 3 000m 以上发病,部分易感儿可在海拔低到 2 261~2 801m 发病。有人指出,儿童肺小动脉对低氧的收缩反应更为显著,部分高原地区的小儿可能保持其肺动脉的胎儿型结构,而使其肺血管阻抗保持较高水平。平原地区人群移居高原后生育并留居高原,小儿 HAHD 发病率最高,其次是出生于平原地区移居高原地区的小儿,而世居高原地区的小儿 HAHD 发病率最低,前两组与后一组差异有统计学意义($P<0.01$)。

1962—1963 年期间,小儿高原性心脏病在西藏自治区人民医院占儿科住院病人的 20.7%。近年来,有研究对四川省藏族聚居区世居藏族少年儿童进行调查,其中高原性心脏病患病率为 6.6%。根据 2014 年第三军医大学(现陆军军医大学)研究人员在四川省甘孜藏族自治州的调查结果,高原性心脏病患病率可达 10% 以上。在吉尔吉斯斯坦有研究通过心电图、心导管等检查联合诊断估计当地 HAHD 的患病率为 18%。然而,心电图对于诊断右心室肥厚的灵敏度很低,估计在 20% 左右。南美洲的研究也显示 HAHD 的发病率在 5%~18%,男性中更为常见。

(二)病因与病理生理

1. 病因　高原性心脏病的发病机制较为复杂,可能是在高原低氧的基础上,个体对缺氧的敏感性存在差异,但是低压性缺氧是高原性心脏病的基本病因。

2. 病理生理　通过上述的流行病学研究可见,HAHD 产生的根本原因是机体长期处于缺氧状态,缺氧状态的产生可源于环境中氧气含量的缺乏及各种原因导致的机体供氧量不足。高原缺氧的环境导致缺氧性肺动脉高压形成是 HAHD 产生的最关键因素。此外,缺氧环境还可以导致人体红细胞及血红蛋白数量增加,引起血液黏滞度增加,进一步促进肺动脉高压形成。同理,缺氧环境导致的心肌损伤也是 HAHD 形成的重要原因。自身机体供氧量不足的原因有以下几方面:

(1)高原环境下,机体产热导致基础代谢率升高,耗氧量升高。

(2)吸烟者因香烟烟雾影响肺动脉平滑肌细胞的正常功能,长期吸烟可导致肺动脉压升高、右心室肥大。

(3)男性多从事重体力劳动,耗氧量增加。

(4)高寒地区可出现情绪抑郁症状,可出现内分泌系统紊乱。

(5)儿童对于低氧环境更为敏感,肺小动脉收缩更为明显。

（6）心、肺解剖学畸形等也可引起肺动脉高压等。

（三）临床表现

高原性心脏病症状表现极不一致，这与病情轻重、病程长短、其他系统器官受损情况，以及个体耐受性有关。一般起病缓慢，多呈慢性经过，个别急速进入高原地区也可突然发病。具有重要意义的初发症状有头昏、头痛、心慌、心悸、气促、失眠、乏力、水肿等。从各系统来看，以胸闷、心慌、食欲减退、尿少和手足发麻等症状为多见。活动后多有呼吸困难及心前区疼痛，疼痛如针刺样或为隐痛，偶有类似心绞痛发作，但程度较轻，而持续时间较长。有些病人表现为夜间突发性心前区压迫感而被迫坐起。部分病人平时无明显症状，在劳累、感染、精神紧张、重返高原或进入更高海拔地区时才出现症状。心力衰竭时上述症状加重，常伴有咳嗽、咳血性痰、腹胀、全身水肿、发绀、结膜充血、心尖搏动弥散、心界扩大、心率增快、肺动脉瓣区第二心音亢进或分裂和心前区1~4级收缩期杂音。出现右心衰竭时，以体静脉淤血表现为主，表现为消化道症状和劳力性呼吸困难，肝大，脾大，肝-颈静脉回流征阳性，身体低垂部位的对称性凹陷性水肿，严重时可出现胸腔积液、腹水及全身水肿。

（四）辅助检查

1. 心电图　主要表现为右心室肥厚。主要特征为电轴右偏、完全性或不完全性右束支传导阻滞和顺钟向转位等右心室肥厚的表现。少数病例呈双侧心室肥厚，左心室高电压及左心室肥厚表现。

2. 超声心动图　可见右心房、右心室流出道和肺动脉内径增宽。此外，高原性心脏病还引起左心房、左心室扩大和室间隔增厚。

3. 实验室检查　红细胞计数、血红蛋白、血细胞比容可正常或仅有中度以下增高。白细胞计数和分类正常。血小板可减少。血氧分压和血氧饱和度表现为海拔越高，血氧分压和血氧饱和度越低。血二氧化碳分压随海拔增高而轻度下降。

4. 肺功能的改变　在高原低压低氧环境中，高原性心脏病病人的通气量及通气流速降低，造成肺泡内氧分压降低，弥散功能降低，肺摄氧量减少，从而出现中度低氧血症。

（五）临床治疗

在高原地区治疗高原性心脏病，一般以改善氧供、减少氧耗、对症处理、支持治疗等为基本原则。多数病人能获得好转或临床治愈，部分较严重的病人（有明显肺动脉高压或出现心功能不全）宜转送低海拔地区，返回平原后肺动脉压开始下降，大约需要1年半至2年的时间，才能降至平原人群的水平。治疗可采取以下措施：

1. 休息和吸氧　避免从事中等以上体力劳动，重者卧床休息。给予持续低浓度吸氧，使血氧分压大于6.67kPa（50mmHg）或血氧饱和度大于85%。

2. 降低肺动脉压力　可选用硝苯地平、酚妥拉明、氨茶碱等药物。

3. 加强心肌营养　应用大剂量维生素C、ATP、辅酶A和细胞色素C等。

4. 对症治疗　出现心力衰竭时，可采取强心利尿、低盐饮食、活血化瘀和降低心脏前后负荷等方法。限制体力活动，严重者必须卧床休息，限制钠盐的摄入。为提高心肌收缩力，可使用地高辛等洋地黄类药物。此外，纠正低氧血症和维持电解质平衡也十分重要。若出现心律失常，与其他心血管病所致心律失常的治疗原则一致。

5. 等容稀释治疗 等容稀释疗法可使病人肺通气量增加,肺动脉压力下降,血氧饱和度增加,可明显改善高原性心脏病病人的发绀、胸闷、气促、无力及头痛等症状。方法为:每次给病人放血 300~500ml,然后输入 0.9% 生理盐水或低分子右旋糖酐 300~500ml,每周 1 次,可连续 3~5次,以稀释血液,降低血液黏稠度,改善循环,提高血氧饱和度。

6. 转低海拔地区治疗 对病程长而且反复发作、在高原上疗效不佳或出现心力衰竭者,宜转送低海拔地区治疗,以后不宜重返高原。

(六)护理评估

1. 健康史

(1)了解病人居住高原的时间,患病的时间、诱因及主要症状等。

(2)病人主要症状,掌握其饮食、睡眠及大小便情况。

(3)了解病人用药依从性。

(4)了解病人对药物、食物等有无过敏史等。

(5)家族史:病人直系亲属中有无与遗传相关的心血管疾病,如原发性高血压等。

(6)生活方式:了解病人的饮食习惯,有无烟酒嗜好,是否经常摄入高脂肪、高热量、高胆固醇的食物,日常生活是否规律,体育锻炼状况等。

(7)病人的文化程度,对疾病的性质、过程及防治知识的了解程度。

2. 身体评估

(1)评估病人的临床表现,有无心悸、胸闷、呼吸困难、无力、咳嗽、发绀、肺动脉瓣区第二心音亢进或分裂,重症者出现尿少、肝大、下肢水肿等右心衰竭症状。

(2)有无焦虑、恐惧、抑郁、悲观等心理反应。高原性心脏病为慢性病,常因疾病引起不适,给病人的生活、学习、家庭带来不便,进而产生上述心理反应。

(3)社会支持系统:病人家庭成员情况、经济状况,以及对病人的关心和支持程度。

(七)常用护理诊断/问题

1. 气体交换受损 与低压低氧环境引起的缺氧有关。

2. 心输出量减少 与心肌收缩力降低,前后负荷增加有关。

3. 体液过多 与右心室功能不全有关。

4. 活动耐力下降 与病人心输出量减少和呼吸困难有关。

5. 有洋地黄中毒的危险 与心肌长期缺氧,心脏扩大,心肌对洋地黄类药物的耐受性降低有关。

6. 知识缺乏:缺乏疾病的预防、治疗相关知识。

(八)护理目标

1. 病人不出现呼吸困难,肺部无啰音。

2. 病人有正常的血压、脉搏、心律及心音。

3. 病人无水肿及颈静脉怒张,自觉限制液体的饮用量。

4. 病人轻体力活动时不出现心慌、憋气。

5. 病人避免发生洋地黄中毒。

6. 病人了解疾病的预防、治疗相关知识。

(九) 护理措施

1. 一般护理　合理控制探视人数,减少噪声,保持病室内整洁,光线充足,适当开窗通风,温湿度适宜。评估病人的活动耐力水平,指导病人适当活动,观察活动时及活动后有无疲劳及呼吸困难。做好生活护理,加强巡视病情。

2. 密切观察病情变化　监测记录呼吸的频率、节律、深浅度,脉搏、血压和发绀程度。监测病人出入量,观察肾灌注,如果尿量减少应及时通知医生。

3. 病人发生呼吸困难时,取半坐卧位,遵医嘱给予氧气吸入,氧流量为 4~6L/min,同时监测病人的血氧饱和度。

4. 监测病人心力衰竭的早期症状和体征,每日评估病人颈静脉怒张和周围性水肿的情况。限制液体入量,控制静脉输液总量及滴速,每分钟不超过 30 滴。

5. 用药护理　遵医嘱给予强心剂时,应严格控制用法、用量、输液速度并观察药物效果,使用前先测心率,如心率低于每分钟 60 次应停用;应用利尿剂时,观察病人有无电解质紊乱或有无低血容量等不良反应;应用洋地黄类药物时,注意监测血药浓度,观察病人脉搏变化及节律的改变,了解病人心电图 ST-T 变化,如 ST-T 呈鱼钩样改变,QT 缩短,应减量或停药,同时询问病人有无食欲减退、恶心、呕吐、黄视、绿视等洋地黄中毒反应,如有异常应立即通知医生,暂停用药。

6. 饮食护理　注意饮食调配和营养均衡,控制钠盐摄入,给予低盐饮食,严格控制含钠的食物及药物,保持大便通畅。

7. 心理护理　评估病人的合作潜力,给病人讲解此疾病的诱发因素、危险因素及治疗方法,记录病人对指导的反应,指导病人及其家属正确用药、如何休息避免劳累等。

(十) 护理评价

1. 病人呼吸困难是否好转,肺部啰音是否消失。

2. 病人生命体征是否正常。

3. 病人出入量是否维持在正常范围内,是否出现水肿、颈静脉怒张。

4. 病人轻体力活动时是否主诉心慌、憋气等不适,血氧饱和度是否正常。

5. 病人是否发生洋地黄中毒。

6. 病人是否了解疾病的预防、治疗相关知识。

(十一) 健康教育

在高原地区,虽然不能通过改变缺氧环境防止高原性心脏病的发生,但高原性心脏病的发生有很多因素和环节,可以通过加强高原卫生常识的普及教育和高原保健,在一定程度上避免高原病的发生或延缓发病、减轻病情。应注意以下几方面:

1. 保持良好的心态。良好的心态是有效防治高原性疾病的前提,居住在高原地区的人们应当调整好心理状态,以主动正确的心态适应高原环境。

2. 注意劳逸结合,避免过度劳累,注意生活规律化,安排和处理好睡眠。

3. 饮食注意多样化,不偏食、不暴饮暴食、多食新鲜蔬菜和水果、多饮水,在缺乏新鲜蔬菜的地区,每日可补充一定量的维生素,以满足机体的需要。

4. 确定合理的运动量　适当的运动以不感到心慌、气短为宜。循序渐进、持之以恒即能取得防治效果。

5. 防治上呼吸道感染,增加户外活动,增强抗寒能力,降低呼吸道感染的发病率。一旦发生感染,应及时彻底治疗。

6. 定期进行体检和门诊随诊,按时服药。对高原性心脏病合并心力衰竭的病人可送至低海拔地区。

二、肺动脉高压

(一) 概述

肺动脉高压(pulmonary arterial hypertension,PAH)是常见的肺血管疾病,严重危害人类健康。随着人们对肺动脉高压的发病机制、遗传、病理和病理生理等方面的深入研究,临床上对肺动脉高压的疾病诊断和治疗也在不断更新和进步。国内外也相继颁布了相关指南以指导临床实践,2015 年欧洲心脏病学会(ESC)和欧洲呼吸学会(ERS)联合发表了欧洲新版《肺动脉高压诊断和治疗指南》,2018 年我国颁布了《中国肺高压诊断和治疗指南 2018》。

肺动脉高压既可源于肺血管自身的病变,也可继发于其他心、肺或系统性疾病等。肺动脉高压的血流动力学标准为:海平面、静息时、右心导管测量肺动脉平均压(mPAP)≥25mmHg(1mmHg=0.133kPa)。正常人 mPAP 为(14±3)mmHg,上限约为 20mmHg。

(二) 病因与病理生理

1. 病理表现　PAH 的病理改变主要累及远端肺小动脉,其特征性表现为:肺动脉内膜增殖伴炎症反应,内皮间质化,甚至形成向心性或偏心性改变,中膜肥厚及持续收缩、外膜纤维化、基质重塑,以及肺小血管周围炎症浸润而导致其增厚、滋养血管屈曲增生形成丛状病变;还可见病变远端扩张和原位血栓形成,导致肺动脉管腔进行性狭窄、闭塞。近年来,研究还发现肺静脉也会出现血管重塑,出现"动脉化"表现,参与 PAH 的发生;支气管动脉因为"血管分流"会出现管壁增厚和管腔扩大等表现。

2. 病理生理　发病机制复杂,它是多因素、多环节共同作用的结果,包括外因(低氧、烟草、粉尘、其他理化生物因素等)、内因(遗传、发育、结构、疾病等)及交互因素(微生态、感染、免疫、药物等)。多种血管活性分子[内皮素、血管紧张素Ⅱ、前列环素、一氧化氮、一氧化碳、硫化氢及二氧化硫、雌激素等,多种离子通道(钾离子通道、钙离子通道、锌离子通道及新型阳离子通道)]、多条信号通路[低氧诱导因子/TRPC 通路、MAPK 通路、Rho/ROCK 通路、PI3K/AKT 通路、BMP/TGFβ 通路、核因子 κB(NFκB)通路和 Notch 通路]参与 PAH 疾病的发生发展。肺动脉压力的高低取决于肺血流量和肺血管阻力的综合效应。肺血管阻力主要由肺小动脉、肺毛细血管和肺静脉阻力构成。任何可导致肺血流量增加和/或肺血管阻力升高的结构和功能异常的因素均可引发 PAH。肺动脉压力升高导致右心后负荷增加,从而引起右心室肥厚、扩张、功能不全,最终出现右心衰竭。疾病所致 PAH 主要由于左心收缩、舒张功能障碍和/或左心瓣膜疾病引起的肺动脉压力异常升高所致,其病理生理特征为左心充盈压升高,肺静脉回流受阻,肺静脉压力升高,从而继发肺动脉压力升高。肺部疾病和/或低氧所致 PAH 是一类由于肺实质或间质长期破坏、缺氧以及继发的肺血管床损害所导致的 PAH。其病理生理机制涉及低氧相关肺血管收缩/重塑、血管内皮及平滑肌功能障碍、炎症、高凝状态等多个环节。慢性血栓栓塞性肺动脉高压(chronic thromboembolic pulmonary hypertension,CTEPH)致病因素较多,发病机制复杂,部分病人是急性肺血栓栓塞症(pulmonary thromboembolism,PTE)的一种远期并发症。急性 PTE 后血栓不完全溶解并发生机化,导致肺血管阻力持续增加,引起肺血管重塑,最终导致右心衰竭。

(三)临床表现

PAH 的临床症状缺乏特异性,主要表现为进行性右心功能不全的相关症状,常为劳累后诱发,表现为疲劳、呼吸困难、胸闷、胸痛和晕厥,部分病人还可表现为干咳和运动诱发的恶心、呕吐。晚期病人静息状态下可有症状发作。随着右心功能不全的加重可出现踝部、下肢,甚至腹部、全身水肿。导致 PAH 的基础疾病或伴随疾病也会有相应的临床表现。部分病人的临床表现与 PAH 的并发症和肺血流的异常分布有关,包括咯血、声音嘶哑、胸痛等。严重肺动脉扩张可引起肺动脉破裂或夹层。

(四)辅助检查

1. 心电图 心电图可表现为肺性 P 波、QRS 电轴右偏、右心室肥厚、右束支传导阻滞、QT 间期延长等。心电图对 PAH 诊断的敏感性低,正常心电图并不能排除 PAH。异常心电图多见于严重的 PAH。右心室肥厚有助于初诊 PAH 病人的诊断并对预后具有预测价值,但用于 PAH 筛查的敏感性和特异性低。QRS 波群和 QT 间期延长提示病情严重。疾病晚期可见室上性心律失常,尤其是心房扑动和心房颤动,室性心律失常少见。房性心律失常会影响心输出量,加重病情。

2. 胸部 X 线检查 PAH 病人胸部 X 线检查可见肺动脉段突出,中心肺动脉扩张,与周围肺动脉纤细或截断形成鲜明对比,表现为"残根"征,以及右心房和右心室扩大的征象。X 线检查有助于筛查病因,如左心疾病、肺部疾病、先天性心脏病和栓塞性疾病等在 X 线胸片上具有相应的影像学特征。PAH 的严重程度与胸片异常程度并无相关,正常的 X 线胸片不能排除 PAH。

3. 肺功能检查和动脉血气分析 肺功能检查在 PAH 的病因诊断中具有较高价值,对于肺部疾病所致 PAH,根据第一秒用力呼气量(forced expiratory volume in first second,FEV_1)、用力肺活量(forced vital capacity,FVC)、肺总量(total lung capacity,TLC)可以鉴别阻塞性、限制性以及混合性通气功能障碍的肺部疾病。胸廓畸形、胸膜增厚与间质性肺病相关 PAH 在肺功能的表现上相似,可以表现为肺容积的减少。PAH 由于血管张力增高,肺组织僵硬度增加,可表现为轻度限制性通气功能障碍,同时肺小动脉扩张压迫终末呼吸道或肺泡也可引起轻度气道阻塞。大部分 PAH 病人的弥散功能表现为轻度或中度下降。肺功能测定和动脉血气分析不仅可以帮助发现潜在的气道或肺部疾病,还和 PAH 的严重程度相关。特发性肺动脉高压(idiopathic pulmonary arterial hypertension,IPAH)病人,如肺一氧化碳弥散量显著降低(<45% 预测值)往往提示心输出量明显降低,预示预后不良。IPAH 病人二氧化碳分压值越低,说明过度通气越严重,预后越差,而氧分压和预后无明确相关性。

4. 超声心动图 可用于 PAH 诊断筛查、病因鉴别和心功能评价。

5. 核素肺通气/灌注显像(pulmonary ventilation/perfusion imaging,V/Q) 是判断 PAH

病人是否存在肺动脉狭窄或闭塞性病变(包括栓塞性疾病等)的重要检查手段。

6. 胸部 CT　CT 可显示右心室和右心房扩大、主肺动脉扩张,并可通过测量主肺动脉与升主动脉直径比来评估可能性。计算机断层扫描肺血管成像(CTPA)是诊断肺血管病的重要检查手段,对制订 CTEPH 的治疗方案也非常重要,可为肺动脉血栓内膜剥脱术提供影像学依据。

7. 六分钟步行试验　评估病人的活动耐力,辅助评估病人疾病严重程度。

(五) 临床治疗

1. 体力活动和专业指导下的康复　PAH 病人应在药物治疗的基础上,在专业指导下进行运动康复训练。

2. 妊娠、避孕及绝经后激素治疗　随着靶向药物的广泛应用,妊娠 PAH 病人的病死率有所下降,但仍在 5%~23%,且妊娠并发症多,因此,建议 PAH 病人避免怀孕。若妊娠期间被确诊为 PAH,最好在孕 22 周前终止妊娠;选择继续妊娠者,必须转至专业的 PAH 中心进行全面评估和密切随访。可以考虑给予前列环素类似物或 5 型磷酸二酯酶抑制剂治疗,尽量降低肺动脉压及 PVR。

3. 择期手术　对 PAH 病人即使进行择期手术也会增加病人风险。接受择期手术者,硬膜外麻醉可能比全身麻醉耐受性好。

4. 预防感染　PAH 病人容易合并肺部感染,而肺部感染是加重心力衰竭,甚至导致死亡的重要原因,因此推荐 PAH 病人预防性应用流感疫苗和肺炎链球菌疫苗。

5. 社会心理支持　研究显示,PAH 对病人情绪有重大影响,焦虑的发生率为 20%~40%,抑郁的发生率为 21%~55%,58% 的 PAH 病人存在认知后遗症。因此,应充分评估病人的精神心理状态,鼓励家属给予心理支持,必要时请专科进行干预和支持。

6. 旅行　对于 WHO 功能分级为Ⅲ~Ⅳ级、动脉血氧分压低于 60mmHg 的 PAH 病人,在航空旅行时建议吸氧。PAH 病人应避免前往海拔 1 500~2 000m 以上的地区。

7. 遗传咨询　对筛查出基因突变的病人,需要告知其关于遗传学变异的可能性,以及家庭成员可能带有相关的突变导致 PAH 的发生风险增加,并建议相关家庭成员进行筛查及早诊断。基因检测和遗传学咨询严格遵循当地法规的要求,遵循伦理原则。

(六) 护理评估

1. 健康史

(1)询问与本病有关的病因及诱因:了解病人有无先天性心脏病、免疫系统疾病,有无长期用药史,家族史等。

(2)了解起病的时间、主要症状、体征,有无其他伴随症状及病情变化:询问病人首次出现症状的时间,肺动脉高压常表现为活动后气短、乏力、头晕、晕厥、咯血、胸痛、发绀等症状。

(3)了解病人的文化程度、心理状态、疾病对病人日常生活和工作的影响,病人及其家属对疾病的认知程度、态度,以及家庭经济状况、医疗保险情况等。

2. 身体评估

(1)全身症状,如气短、发绀、咯血等。

(2)肺功能:协助排除慢性阻塞性肺疾病、通气功能障碍、间质性肺病和肺静脉闭塞等。

(七) 常用护理诊断/问题

1. 疼痛　与心绞痛发作有关。

2. 气体交换受损　与肺通气换气功能障碍有关。

3. 活动无耐力　与乏力及呼吸困难有关。

4. 有受伤的危险　与脑缺氧所致晕厥有关。

5. 有皮肤完整性受损的危险　与长期卧床有关。

6. 焦虑　与缺乏疾病相关知识有关。

(八) 护理目标

1. 病人主诉疼痛减轻或消失。

2. 病人呼吸功能较前改善,血氧饱和度正常。

3. 病人活动耐力逐渐改善,舒适感较前增强。

4. 病人未出现跌倒、坠床等事件。

5. 病人皮肤黏膜保持完整。

6. 病人情绪稳定,了解疾病相关知识。

(九) 护理措施

1. 一般护理　合理控制探视人数,减少噪声,保持病室内整洁,光线充足,适当开窗通风,温湿度适宜。呼吸困难、发绀、下肢水肿加重,心肺功能失代偿期时,绝对卧床,准确记录24小时出入量。对长期卧床的病人,保持皮肤清洁,定时协助病人更换体位,预防压力性损伤。指导病人适当活动,预防感冒,警惕感染,做好生活护理。

2. 密切观察病情变化　严密观察病人的神志、血压、呼吸、脉搏、体温、心率的变化及缺氧程度。监测病人24小时出入量,发现问题及时报告医生。

3. 保持呼吸道通畅　遵医嘱给予氧气吸入,氧流量为1~2L/min,严重缺氧时,氧流量为4~6L/min。鼓励病人自行咳嗽、咳痰,痰液黏稠、不易咳出者,遵医嘱给予雾化吸入。对体弱、无力排痰及神志不清的病人应及时吸痰,操作时注意无菌操作,吸痰动作要轻柔,防止黏膜受损。做好口腔护理,实时观察病人口腔情况,警惕感染。必要时进行气管插管及气管切开。

4. 用药护理　遵医嘱用药,不可自行停药或更改药物剂量等。应用血管扩张药,应监测病人血压,嘱病人服药后卧床休息,防止直立性低血压,必要时加用床挡;应用洋地黄类药物,注意监测血药浓度,观察病人脉搏及节律的改变,同时询问病人有无食欲减退、恶心、呕吐、黄视、绿视等洋地黄中毒反应,如有异常立即通知医生,暂停用药;采用抗凝剂时,重点观察病人口腔黏膜、牙龈、鼻腔及皮下有无出血倾向,指导病人规律服药,避免漏服或重复服药;对使用利尿剂的病人,准确记录出入量,观察下肢水肿有无加重。

5. 饮食护理　饮食上选择清淡易消化、高蛋白、高热量、高维生素的食物,不宜过饱,忌生冷辛辣、油腻、刺激等的食物;右心衰竭时应限制水钠的摄入,防止增加心脏负担;保持大便通畅。

6. 心理护理　协助病人了解疾病过程,适应医院环境和生活方式,减轻心理压力和焦虑,和病人共同制订康复计划,增强与疾病斗争的信心。

（十）护理评价

1. 病人是否主诉疼痛减轻或消失。

2. 病人呼吸频率、节律是否平稳,血氧饱和度是否维持在正常范围内。

3. 病人活动耐力是否逐步增加。

4. 病人是否发生跌倒、坠床等不良事件。

5. 病人皮肤黏膜是否保持完整。

6. 病人是否了解不适症状产生的原因,焦虑是否减轻或消失。

（十一）健康教育

1. 保持生活规律、心情愉快,避免情绪激动,保持良好作息时间,保证充足睡眠。

2. 根据具体情况保持适量活动,避免剧烈运动,避免在高原地区旅游或居住。

3. 遵医嘱服药,保持健康的生活方式,戒烟戒酒,正确使用避孕药。

4. 监测血压,避免血压过低的状态,降低精神压力。

5. 保持健康的饮食,限制食盐的摄入量（每天<2 400mg）,保持大便通畅,减轻水肿及心脏负担。

6. 避免受凉和各种肺部感染因素,室内经常通风换气,预防呼吸道感染。

三、高原血压异常症

（一）概述

高原血压异常症多见于移居高原的人群,是对高原低氧的一种病理生理反应,常常合并多系统功能的改变,单纯血压异常者很少见。

临床上以血压增高或降低（脉压缩小）为特征,多数表现为血压增高,随着对高原低氧的适应,血压可恢复至原来水平。若这种血压异常状态持续存在或缓解后再度出现并持续发展就会产生继发性损害,即转变为高原高血压或高原低血压症。高原血压异常与高原血压异常症是有区别的,前者是人体对高原低氧的一种病理生理反应,且多为暂时性的,后者多为持续并已产生由此引起的器质性损害,而成为独立的高原性疾病。

有关高原血压异常症的研究报告很少,西藏高山病心血管病研究所经过长期的临床观察,高原血压异常症的并发症极少,一般预后良好,转至低海拔地区后,多数人血压可恢复正常,各种临床症状亦随之消失。

（二）病因与病理生理

1. **高原高血压症**　有关高原高血压症的研究报告很少,目前对该病的发病机制还不太清楚,其可能与下列因素有关:在高原低氧环境下,长时间缺氧可使大脑皮层功能紊乱,皮层下中枢调节作用减弱,交感神经兴奋性提高,肾上腺髓质活性增加,血液内或尿中儿茶酚胺含量增高,造成血管痉挛,血管外周阻力增加,血压增高。机体缺氧,动脉血氧饱和度降低,刺激颈动脉窦和主动脉体化学感受器,通过传入神经到达血管运动中枢产生交感神经反应,导致周围血管阻力增加,血压增高。肾素是一种蛋白分解酶,由肾小球旁细胞合成、贮存和释放,能使血管紧张素原分解成无活性的血管紧张素Ⅰ,经血管紧张素转换酶作用产生血管紧张素Ⅱ,血管紧张素Ⅱ有强烈的血管收缩作用,并能刺激肾上腺皮质分泌醛固酮,导致水、钠滞留。机体处于缺氧环境,能引起血液重新分布,肾血流量下降,激发肾素-血管紧张素-醛固酮系统变化失调,导致血压增高。久居高原,慢性缺氧,机体出现代偿性红细胞增多,血细胞比容增高,从而引起血液黏稠度增加,致使血管外周阻力增加,血压增高。

2. 高原低血压症 高原低血压症的发病机制目前尚不清楚,一般认为缺氧使周围血管平滑肌松弛,毛细血管开放增多,使周围血管阻力下降。高原缺氧对心肌有直接抑制作用,心脏收缩能力下降,使其对血液的推动力不足,同时血容量减低,引起体循环血压下降。高原缺氧可致自主神经功能紊乱,迷走神经张力增加,血压降低,引起高原低血压症。

（三）临床表现

1. 高原高血压症

（1）症状:一般表现为头痛、头晕、心悸、胸闷、气短、乏力、恶心、呕吐、食欲减退、耳鸣、口干、易怒、多梦、失眠、肢体麻木等。

（2）体征:主要体征是血压增高(多数为舒张压增高),脉压缩小,左右心室均有不同程度增大,肺动脉瓣区第二心音亢进和/或分裂,主动脉瓣区第二心音增强,心尖部可闻及1~2级收缩期杂音。

2. 高原低血压症

（1）症状:主要症状为头痛、头昏、眼花、乏力、心慌、气促、胸痛、记忆力减退、食欲减退、失眠、肢体麻木等。

（2）体征:主要体征是血压降低,脉压缩小,以肺动脉瓣区第二心音大于主动脉瓣区第二心音、肺动脉瓣区第二心音分裂为多见。

（四）辅助检查

1. 末梢血液检查 高原高血压症病人血象中血红蛋白(Hb)、红细胞计数(RBC)增高。

2. 胸部 X 线检查 高原高血压症病人胸部 X 线检查可见心脏及大血管异常,表现为左、右心室扩大或双侧心室扩大,主动脉增宽延长。

3. 心电图检查 高原高血压症病人的心电图有不同类型的改变,常见左右束支传导阻滞、电轴左偏、左心室高电压、右心室肥厚或双侧心室肥厚。

4. 眼底检查 高原高血压症病人眼底检查以眼底改变为主,表现为Ⅰ、Ⅱ期高血压性眼底改变、静脉怒张、发绀、眼底出血等。

（五）临床治疗

由于高原环境的特殊性,导致机体血液浓缩,血液黏稠度增高,因此,对高原血压异常症的治疗应特别注意。

1. 一般治疗 高原血压异常症病人均有不同程度的缺氧,减少机体耗氧量,可相对缓解病人的缺氧程度,从而改善病人的一般情况和缺氧状况。因此,嘱咐病人减少体力活动、合理休息、间断吸氧等,对预防和治疗本病均有益处。

2. 药物治疗 本病通过药物治疗,可改善血压状况,从而减轻病人的头痛、头晕、心悸、胸闷等症状。高原血压异常症的药物使用原则如下:

（1）高原高血压症：可选用血管紧张素转换酶抑制剂（如卡托普利等）、受体阻滞剂（如拉贝洛尔等）、钙通道阻滞剂（如硝苯地平等）、利尿剂（如氢氯噻嗪等）以及采取血液稀释、活血化瘀等治疗，减轻病人液体潴留，降低外周血管阻力及血液黏稠度，达到降低血压、改善病人临床症状的目的。

（2）高原低血压症：可选用谷维素调节植物神经，应用强的松改善临床症状，选用洋地黄类药物增加心肌血管收缩力以提升血压，采用中医疗法（如生脉饮、升压丸等）等治疗，减轻病人临床症状。

（3）对部分治疗效果不理想及一些重症病人，宜及时转至低海拔地区，以防严重后果发生。

（六）护理评估

1. 健康史

（1）了解高原血压异常症病人一般情况：性别、民族、职业、文化程度、家族史、既往史、吸烟史、饮酒史等。

（2）了解病人进入高原地区的方式（乘飞机、坐火车还是坐汽车）。

（3）了解疾病对病人饮食、睡眠、大小便有无影响。

（4）了解病人既往有无高原病史及是否首次进入高原地区等。

（5）了解病人对药物、食物等有无过敏史。

2. 身体评估

（1）了解病人患病的时间、诱因、主要症状和体征、有无其他伴随症状。

（2）评估病人心理状况，对疾病知识的了解程度。

（七）常用护理诊断/问题

1. 舒适的改变　与高血压、低血压有关。

2. 心输出量减少　与心力衰竭有关。

3. 组织灌注量改变　与血管阻力增加所致血流量减少有关。

4. 知识缺乏：缺乏疾病治疗和危险因素相关的知识。

5. 焦虑　与担心疾病预后有关。

6. 潜在并发症：心力衰竭、高血压危象、脑血管意外、尿毒症。

（八）护理目标

1. 病人主诉不适感减轻或消失。

2. 病人主诉心悸、气促减轻，生命体征在正常范围内。

3. 病人能够保持足够的组织灌注量。

4. 病人知晓疾病治疗方法、危险因素等相关知识。

5. 病人保持良好心态，能正确对待疾病。

6. 病人无并发症发生或能及时发现并积极处理并发症。

（九）护理措施

1. 一般护理　合理控制探视人数，减少噪声，保持病室内整洁，光线充足，适当开窗通风，温湿度适宜。病人症状明显时，应卧床休息，保证充分的睡眠，做好生活护理。

2. **病情观察**　密切关注病人的症状,如头痛、头晕、心悸、胸闷、气短、乏力等。

3. **吸氧**　遵医嘱可用鼻导管或面罩间断吸氧,氧流量为 2~4L/min,每次 2~4 小时,每天 2~3 次,或给予低流量(1~2L/min)持续吸氧,较严重者可用高压氧舱治疗。

4. **用药护理**　遵医嘱给予药物,注意监测病人用药期间心律、呼吸、血压等的变化,注意药物的副作用。

5. **饮食**　病人保持低盐、低脂饮食,多吃蔬菜水果,保证营养需求。

6. **心理护理**　本病一般预后良好,告知病人不宜产生烦躁、易怒、焦虑等心理反应,否则会加重病情;加强病人对疾病的认识,配合治疗。

(十)护理评价

1. 病人是否主诉不适感减轻或消失。

2. 病人是否主诉心悸、气促减轻,生命体征是否在正常范围内。

3. 病人能否保持足够的组织灌注量。

4. 病人是否知晓疾病治疗方法、危险因素等相关知识。

5. 病人焦虑是否消失。

6. 病人是否发生并发症或是否及时发现并积极处理并发症。

(十一)健康教育

在病人血压控制到适当水平、临床症状改善时,应教育病人遵循自我保健计划,主要内容如下:

1. 指导并鼓励病人坚持合理的饮食、适当的运动,注意非药物治疗的意义,因为在高原高血压症及低血压症的治疗中,非药物治疗与药物治疗同等重要,可去除使血压发生变化(升高或降低)的各种因素。

(1)适当控制饮食、注意饮食多样:限制高热量、高脂肪、高钠饮食的摄入,保持脂肪酸的良好比例(以植物油为主)。增加钾的摄入(绿叶菜、根茎类蔬菜、豆类、香蕉、杏及梅类水果含钾丰富)。增加钙的摄入(牛奶、豆类、新鲜蔬菜等)。增加优质蛋白的(动物蛋白和豆类蛋白)摄入。

(2)活动指导:保持充分睡眠,注意劳逸结合,合理休息。避免长期剧烈活动,坚持适当的有氧运动(心率在每分钟 100 次以下为宜),注意控制及减轻体重。

(3)戒烟限酒:病人自觉戒烟限酒。

(4)用药指导:介绍高血压药物的基本知识,使病人了解药物作用、常用剂量及不良反应,学会自我观察及护理,定时测量并记录血压,发现异常及时就医。

2. 注意避免各种诱发因素。身体过度疲劳、精神创伤、情绪激动、紧张等可使血压发生变化,严重时可导致颅内压增高,病变血管破裂而发生脑出血,因此应使病人懂得自我控制情绪的重要性,经常使用松弛疗法,以减轻压力。积极预防慢性心肺疾病,控制、预防其他并发症的发生。

3. 随时门诊随访,预防临床症状和体征的发生。

4. 定期脱离高原低氧环境,到低海拔地区生活。

四、高原红细胞增多症

(一)概述

高原红细胞增多症(high altitude polycythemia,HAPC)在国际上是慢性高山病(chronic mountain sickness,CMS)的同义词。此病自 1925 年 Mong CM 首先在秘鲁报告以来,在北美、南美地区均有不少病理报告。1992 年,吴天一教授等首先在国际上报告了 26 例慢性高山病病人,其诊断均完全符合国际标准,由此获得了国际的认可(认为 CMS 存在于亚洲青藏高原)。

高原红细胞增多症是高原低氧引起的红细胞过度代偿性增生(即红细胞增生过度)的一种慢性高原病。本病病人若伴有高血压、心力衰竭,可引起消化道或颅内出血,若未能及时救治,可发生多器官功能衰竭,预后较差。因此,早发现、早诊断、早治疗是关键。但迄今为止,其病因及发病机制尚未完全阐明,对于高原红细胞增多症的治疗一直是高原医学工作中探索的难题。

(二)病因与病理生理

1. 病因　高原红细胞增多症的根本病因是慢性低压性缺氧,形成"缺氧-红细胞增多-加重缺氧-红细胞进一步增多-缺氧"的恶性循环。此外,其也与高原生活时长、海拔高度、饮酒史、合并症等密切相关。

2. 病理生理　长期慢性缺氧是高原红细胞增多症发生的核心关键一环。缺氧激活体内诸多代偿环节,使体内产生更多红细胞和血红蛋白,此时造成血液"黏稠",加重了体内的缺氧,造成机体的恶性循环。

(1)促红细胞生成素(EPO)合成及分泌紊乱:在低氧环境下,肾细胞氧张力下降,促进 EPO 的合成分泌,刺激骨髓红系增生,产生红细胞及血红蛋白。这虽然是机体适应性的代偿性改变,但由于红细胞过度增生,血液黏稠度增加,引起血流动力学改变,即血流变缓,微循环淤滞,进一步加重体循环缺氧,使 EPO 再次分泌增多,机体呈现恶性循环状态。

(2)机体长期处于缺氧状态:机体交感神经处于异常兴奋状态,主要表现为心率增快、血管收缩、血压升高等,进一步导致肾素活性增高,引起肾素-血管紧张素-醛固酮系统激活,引起多器官功能障碍。

(3)红细胞凋亡数量增加:正常人每天有 1% 的红细胞受到破坏,由于高原红细胞增多症病人的红细胞基数大,细胞脆性增加,每天红细胞的死亡数量增加,进一步导致代谢产物增加,导致细胞毒性。

(4)高原红细胞寿命延长:这是高原红细胞增多症的又一成因,这一理论由青海大学格日力教授团队首次提出并获国际认可。

(5)性别关系:高原红细胞增多症多见于男性,这不仅与男性耗氧量有关,也与雄激素水平有关。雄激素可通过刺激肾脏,引起促红细胞生成素增多。

(三)临床表现

早期主要以缺氧及血红蛋白不断增高为主,超过一定限度则会出现血流缓慢、淤滞,甚至闭塞,导致大脑供血不足,产生相应临床症状。主要表现为头痛、头晕、乏力、记忆力减退、食欲减退、肢体麻木、心慌、心脏增大、肺动脉高压等,同时伴有多血质外貌(文末彩图 2-1)。晚期以出血为主要症状,主要表现为消化道出血,少数病人表现为颅内多发出血。

(四) 辅助检查

1. 实验室检查 血常规。

2. 胃镜检查 可见胃黏膜出血、糜烂、坏死,显微镜下呈水肿样变。

3. 心电图 多无明显特异性改变,如并发心力衰竭、肺动脉高压等,可出现低电压、右心高负荷、心肌缺血缺氧等改变。

4. X线检查 多无特异性改变,如合并有肺动脉高压、心力衰竭等,可出现心影饱满、肺动脉段突出等。

5. 超声心动图 可表现为心脏增大、射血分数降低、肺动脉高压、心肌肥厚、每搏输出量降低等。

6. 血氧饱和度测定 血氧饱和度(SpO_2)和血氧分压均明显降低。根据血氧饱和度数值分为轻度缺氧、中度缺氧和重度缺氧。SpO_2在80%~90%为轻度;70%~80%为中度;低于70%为重度。

(五) 临床治疗

1. 改善缺氧 可用低流量吸氧法改善病人缺氧症状,进而改善临床症状。但对重症病人单纯吸氧常不能奏效,需要同时予以药物治疗。病情严重者可采用高压氧治疗,改善机体缺氧状态和微循环痉挛,进而降低肺循环后负荷压力,从而降低肺动脉压。

2. 放血疗法 有血液稀释疗法、红细胞单采疗法等,均能降低病人血红蛋白浓度,进而缓解临床症状。

3. 抗凝和抗栓 有血管内栓塞者,使用肝素或双香豆素进行抗凝抗栓治疗。

4. 中药 中医药治疗高原红细胞增多症是我国的独特优势,也取得了较好的治疗效果。根据中医辨证,此病以血瘀气滞为主证,治疗当以活血化瘀、行气活络为主。

5. 其他 对于病程长、病情严重者,可转入低海拔地区生活。

(六) 护理评估

1. 健康史 病人的性别、民族、职业、文化程度、家族史等。

(1) 高原居住环境与时长:高海拔及高海拔地区生活时长对高原红细胞增多症的发病至关重要。

(2) 性别与职业:以移居居民为主,男性多于女性,重体力劳动者多见。

(3) 不良嗜好:吸烟史、饮酒史。资料表明,吸烟者比不吸烟者高原红细胞增多症的患病率高。

(4) 生活习惯:饮食、睡眠、大小便情况等。

(5) 发病情况:了解发病过程,明确其诱因、主要症状等。

(6) 既往史:了解病人进出高原的次数和居住情况,既往有无高原红细胞增多症病史。

(7) 药物过敏史:有无药物、食物过敏史。

2. 身体评估 评估病人是否存在心脏增大、射血分数降低、肺动脉高压、心肌肥厚、每搏输出量降低等表现。

3. 心理社会状况　了解其文化程度、认知学习能力、心理状况，以及对高原红细胞增多症的了解。

（七）常用护理诊断/问题

1. 活动无耐力　与机体长期缺氧有关。

2. 气体交换受损　与低氧有关。

3. 舒适的改变　与低氧有关。

4. 潜在并发症：血栓栓塞性疾病、心脏损害、肾衰竭。

5. 焦虑　与不了解疾病相关知识及疾病带来的不适症状有关。

（八）护理目标

1. 病人主诉活动时乏力减轻。

2. 病人能够进行适当活动并且血氧饱和度达到 90% 及以上。

3. 病人主诉不适感减轻或消失。

4. 病人未出现潜在并发症或能及时发现并积极处理并发症。

5. 病人主诉焦虑减轻或缓解。

（九）护理措施

1. 休息与活动　病室内环境安静，空气洁净，病人取舒适体位。室内温度保持在 18~20℃，湿度在 50%~60%，冬季注意保暖，防止寒冷空气的刺激使咳嗽加剧，加重心脏负担。病人症状明显时，指导病人绝对卧床休息，呼吸困难者可采取半卧位，必要时予以床挡保护。此外，病人应保持充足的睡眠，睡前不宜饮浓茶等。病情允许的前提下，指导病人适度进行肢体活动或室内活动，促进血液循环，预防血栓的发生。

2. 饮食　给予病人低盐低脂饮食，并保证足够纤维素摄入，少食辛辣刺激、生冷食物。另外，高原地区寒冷的环境会导致人体消耗更多的能量，因此也应注意保证高热量、高蛋白质饮食，宜多进食鸡蛋、牛肉、牛奶等优质蛋白。

3. 吸氧　轻症病人吸氧可明显减轻症状，鼻导管予以 1~2L/min 低流量、低浓度持续吸氧，但重型病人需要给予药物治疗和高压氧舱治疗。

4. 病情观察　观察病人有无头痛、头晕、睡眠障碍、乏力、发绀、结膜充血等症状，遵医嘱给予对症处理。对于病情较重的病人，应密切监测生命体征及神志变化，有无心力衰竭、肾衰竭的临床表现，有无下肢水肿、喘憋等症状，观察 24 小时出入量变化，随时做好抢救配合工作。

5. 用药护理　遵医嘱用药，注意观察用药后病人心率、呼吸、血压等生命体征的变化，尤其是手术治疗后。

6. 心理护理　协助病人尽快适应医院的环境和生活方式，减轻心理焦虑和压力，同时协助病人了解疾病过程，共同制订康复计划，在病人活动和呼吸锻炼时给予鼓励，并告知良好心态对本病的重要性。

（十）护理评价

1. 病人活动耐力是否逐步增加。

2. 病人轻体力活动时有无憋气、胸闷等不适主诉，血氧饱和度是否正常。

3. 病人是否主诉头痛、头晕等不适。

4. 病人是否出现潜在并发症或是否及时发现并积极处理并发症。

5. 病人是否了解不适症状产生的原因,焦虑是否减轻或缓解。

(十一) 健康教育

1. 活动宣教　避免高强度体力劳动,劳逸结合,保证充足的睡眠。对于重症病人,根据病情做适当活动,促进血液循环,避免血栓形成。适当进行体育运动,以劳累或活动后无不适为宜,如散步、太极拳等,尽可能从大气中摄取更多的氧,以适应高原缺氧环境。

2. 饮食宣教　饮食以清淡、易消化为主,少食多餐,同时保证高蛋白、高热量、多维生素,条件允许情况下多进食水果蔬菜,同时避免辛辣刺激性食物。此外,糖在高原环境中能起到提高动脉氧含量、增加肺泡毛细血管气体交换、提高机体耐氧能力的重要作用,因此,应告知病人适量进食糖类食物。

3. 坚持呼吸功能锻炼　高原红细胞增多症病人潮气量小,呼吸浅快,易产生无效通气。因此,应指导病人进行深而慢的呼吸运动,以改善肺功能。具体方法:腹式呼吸,深吸气缓慢呼出,频率控制在每分钟 4~6 次,每天练习 2~3 次,每次 3~5 分钟。长期坚持呼吸锻炼可以增加肺泡通气量,减少无效通气,增强呼吸肌力量,改善肺循环,提高血氧饱和度和氧分压。

4. 严格戒烟限酒　吸烟可使肺组织受损,导致肺通气功能下降,进一步加重机体组织脏器缺氧。酒可以导致血管收缩,加重心脏负担,影响肺循环。

5. 预防感染　高原地区寒冷且空气干燥,昼夜温差大,易发生呼吸道疾病。因此应注意天气变化,做好保暖工作,适量饮水。坚持体育锻炼,提高机体免疫力。

6. 随访　出院病人积极进行门诊随访,预防临床症状发生。

7. 其他　定期脱离高原低氧环境,到低海拔地区生活,临床症状会减轻甚至消失。

五、高原性慢性高山胃食管黏膜像

(一) 概述

高原性慢性高山胃食管黏膜像是由多种原因造成的慢性胃食管黏膜的炎症病变,是我国长期居住在海拔 2 500m 以上高原地区的世迁或移民人群因高原严重缺氧环境而发生的一类特殊的疾病。高原性慢性高山胃食管黏膜像是一种普通又复杂的病变,其在高原的发生率比低海拔地区高。由于高原气候寒冷、低压,长期大量饮用青稞酒,机体耗氧量大,加之低氧环境,机体缺氧更为明显,因此食管内部胃黏膜的上皮异位症病人在高原尤为多见。食管内部胃黏膜的上皮异位症主要是指病人胃肠道内部黏膜的外层上皮长度达到了病人食管内部黏膜的外层表面,它是一种罕见的先天性或有胚胎细胞残余性的疾病,可以直接发生在病人食管的任意一个部位,以靠近病人咽喉的局部食管上段较为多见。

(二) 病因与病理生理

1. 病因　主要诱因目前尚未完全清楚,在组织胚胎发育过程中,胚芽为 40mm 时,食管表面被纤毛柱状上皮覆盖,当胚芽生长至 130mm 时,复层鳞状上皮开始在食管中段替代柱状上皮,并逐渐向食管两端移行,直到完全替代原有的柱状上皮,如果这个上皮替换的过程不完全,可能会直接造成胚胎性的鳞状胃食管黏膜上皮继续老化残留于食管,而发生食管胃黏膜病变。由于临床上病人常无明显的症状,因而常在胃镜检查时偶然发现。近年来,随着我国电子胃镜的广泛应用和普及,以及胃镜检查与治疗等技术的进一步提高,该病的病人数量有所减少。据报道,本病内镜检出率为 4.8%~10.1%,与经常吞咽烫的食物、胃酸反流、吞咽异物、饮酒、吸烟、饮食等有关。

2. 病理生理　与基础性疾病的发生及其严重程度相关,主要内容如下:

(1)基底细胞层增生,大于黏膜全层的 14.8%。

(2)乳头突起的数量使分裂增加,有丝分裂细胞增多,超过黏膜全层的 67%。

(3)黏膜上皮血管化,血管扩张或在乳头状突起顶部形成血管湖。

(4)黏膜内有糜烂、溃疡,肉芽肿等组织的细胞形成、纤维化。

(5)炎性细胞浸润,尤其是中性粒细胞或嗜酸性粒细胞,可能与炎症发生的严重程度密切相关。

(6)上皮层表面可见卵圆形的未成熟细胞或气球状细胞。

(三)临床表现

由于本病的发生时间相对较长,发展缓慢,多无明显的症状。部分病人可见消化不良表现,多数是上腹部隐痛或不适,反酸、上腹部饱胀、嗳气、食欲减退、恶心、呕吐等症状,饭后即可减轻。少数病人有呕血或黑色大便。严重的病人,尤其是有自身免疫性胃炎的病人,可能会出现厌食、贫血、消瘦、舌炎、腹泻等。

1. 病人出现心理萎靡,消化功能明显下降,甚至会节食或绝食。口鼻周围可见大量的黏液,体重可较病前减轻。

2. 病人可能会出现吞咽困难,进食时症状表现痛苦,大量流口水,有时甚至发生呕吐,呕吐物可见血性液体。吞咽数次后常拒绝进食。

3. 食管触诊敏感,颈前部食管触诊疼痛;按压前腹部,可引起食物反流。

4. 上腹部或胸骨后疼痛呈强烈烧灼感,疼痛在进食多时尤为突出,可与身体运动程度有关,严重时甚至可以放射至颈部、后背、胸部,有时会出现类似心绞痛的症状。

5. 肠道反流通常发生在饭后、晚间和睡觉前,有一定量的酸性液体或食物从胃及食管反流至口鼻腔。还可以出现恶心、嗳气、打喷嚏、烧灼感、腹胀等症状,严重时亦可因为食管黏膜溃烂而引起上消化道出血。

(四)辅助检查

1. 实验室检查　是否出现血常规白细胞计数升高、红细胞沉降率升高、大便潜血试验阳性等。必要时需要检查自身抗体及进行其他相关的检查。

2. 胃镜检查技术　胃镜检查是目前用于诊断和辅助识别本病的主要诊断手段,同时可以通过胃镜检查进行组织活检做病理学检查。通常可见明显的食管黏膜扩大,呈白色颗粒样伴红斑(点、片或红色线),黏膜粗糙不平,大量管状出血点,黏膜上可见大量的管状毛细血管明显向外暴露,颜色灰暗,褶皱由大变小。因此,胃镜检查是必须进行的检查,如有任何可疑的病变,可以直接取活体组织进行病理学检查(文末彩图 2-2、文末彩图 2-3)。

3. 血清学检测　高原性慢性高山胃食管黏膜像血清胃泌素往往呈中度升高,这主要是因为胃酸的缺乏并且不能够抑制 G 细胞正常分泌。如果疾病严重,不但使胃酸和胃蛋白酶原的分泌大大减少,内因子的分泌也会大大减少,从而导致维生素 B_{12} 下降,且此时血清抗胃壁细胞抗体(PCA)常呈阳性(78% 以上)。

4. 胃肠道 X 线钡餐检查　除此之外,也有人可做 X 线钡餐检查。随着食物消化学和内镜治疗技术的进步,目前上消化道造影很少被广泛应用于胃炎的诊断。用气钡双重造影分析显示胃腔黏膜的细微结构时,萎缩性胃炎病人可能会出现胃黏膜褶皱相对平坦、减少(图 2-4)。另外,还要进行幽门螺杆菌的检测,因为这种疾病的频繁发生,通常跟幽门螺杆菌的感染有着密切的联系。

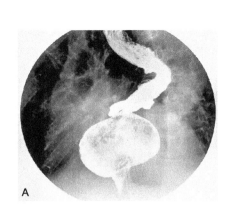
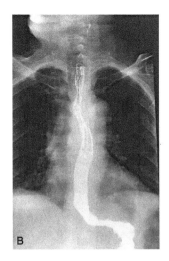

图 2-4　萎缩性胃炎病人的钡餐图

5. X 线检查　食管低张气钡双重检查对比显示食管病变造影具有非常好的诊断和预防效果,其操作方便,病人可以免除疼痛,不仅可以使食管扩张、黏膜展平、钡剂溶液涂抹得更薄、更均匀,将整个食管内壁黏膜及其表面的微小部分病变清晰显示,而且能够明确显示和指出这些病变是否处于某一部分的病变形态和某个大小病变范围。轻度高山胃食管黏膜像往往不容易和早期轻度高山性的胃癌和食管癌区分。绝大多数高山胃食管黏膜像病人早期发生食管黏膜内有毛细褶皱、紊乱,病变发生部位分泌区与正常进餐时胃管分泌区界限模糊,呈轻度移动性,黏膜内几乎无食管中断或黏膜破坏的异常征象。而早期慢性食管癌与正常食管黏膜分界线明确,黏膜通常有连续破坏的现象,局部食管黏膜通常有一定僵硬感,轻度高山胃食管黏膜像往往可以累及正常食管整个范围周径,而早期慢性食管癌往往可以累及正常食管整个范围周径之局部,特别是与早期慢性食管癌平坦型(Ⅱ型)病人相比较其鉴别困难,平坦型(Ⅱ型)主要症状表现在局部黏膜狭窄,即小小的结节呈胶囊状或者半透亮的白色区域,黏膜紊乱时也可呈现出细小的微颗粒状或白色花纹,管壁增厚局限性切线伸展不良,切线发生位置在管壁增厚时通常表现为突出偏侧性的局限性或非管壁性或凹陷性切线增厚,其伸展范围相对较短。

6. 内镜激光检查　胃壁黏膜上大面积黏膜发生不同程度的炎性水肿,隆起膨胀后会同时显示一种多发性气泡颗粒状息肉改变,简称"气泡征",这可能是高山胃食管黏膜像与早期的胃食管癌病人难以鉴别的重要临床征象。内镜下胃肠道内壁黏膜局部呈轻度局限性轻微充血,水肿后胃肠黏膜内有血管扩张、纹理模糊,这种充血症状在我国高山丘陵地区急性胃肠道炎早期出现很普遍。内镜激光检查对高山胃食管黏膜像的诊断,优于一般 X 线内镜检查,其可以大大降低病人漏诊、误诊的发生率。经内镜检查可发现胃或食管壁及胃肠道内部的黏膜上可能有一些糜烂态及颗粒态的形状改变及一些白色小斑块,其容易导致出现大量的酶及血液成分流失等异常现象,一般需要及时做组织活检。注意定期跟踪、观察、随访,以便于及早发现恶性肿瘤或良性癌变。

（五）临床治疗

大部分高山胃食管黏膜像可以逆转,少数或部分病人因为发生病理改变而转变为慢性萎缩性胃炎。慢性萎缩性胃炎随着病人年龄的逐渐增大而明显加重,轻症病人病情可以得到及时逆转。因此,对于轻度高山胃食管黏膜像的早期治疗应按照慢性轻度萎缩性胃炎的方案进行治疗。

1. 一般治疗　建议病人每日膳食适当少量多餐,不宜吃得过饱,忌烟、酒、咖啡、巧克力、酸食和摄入过多的饱和脂肪酸。尽量避免饭后立即平卧,躺在床上时将床头抬高 20°~30°,腰带不宜太紧,避免各类运动引起的腹部压力过高。

2. 药物治疗　如果通过改变生活方式不能改善反流症状,应开始系统的药物治疗。

（1）H 受体拮抗剂:是目前治疗胃食管反流的主要药物。此类药物与组胺竞争胃壁细胞上 H 受体并与之结合,抑制组胺刺激壁细胞的泌酸作用,减少胃酸分泌,从而降低反流液对食管黏膜的损害作用,缓解症状及促进损伤食管黏膜的愈合。目前有四种 H_2 受体拮抗剂在临床上广泛应用,即西咪替丁、雷尼替丁、法莫替丁及尼扎替丁。

（2）质子泵抑制剂（PPI）:通过非竞争性不可逆的对抗作用,抑制胃壁细胞内的质子泵,产生较 H 受体拮抗剂更强、更持久的抑酸效应。目前临床上常用的此类药物有奥美拉唑、兰索拉唑和泮托拉唑。

（3）促胃肠动力药:治疗胃食管反流的疗效与 H 受体拮抗剂相似,但对于伴随腹胀、嗳气等动力障碍症状者效果更佳。

（4）黏膜保护剂:服用硫糖铝对胃食管反流症状的控制和食管炎的愈合与 H 受体拮抗剂相似。但亦有学者认为,硫糖铝对胃食管反流无效。铝碳酸镁能结合反流的胆酸,减少其对黏膜的损伤,并能作为物理屏障黏附于黏膜表面。现已在临床上广泛应用。

（5）联合治疗:抑酸剂治疗无效,且经食管测压证实有食管动力异常的病人可试用促胃肠动力药联合抑酸剂治疗。2~3 级食管炎病人经西咪替丁联合西沙必利治疗后,症状的缓解及食管炎的愈合均较单用西咪替丁更佳。

（6）内镜治疗:因其有恶变的可能,应进行内镜随访及活检以早期发现异型增生及腺癌。当病人有低度异型增生时,可采用大剂量的质子泵抑制剂治疗。中重度异型增生或出现结节状增生时可行内镜下激光、电凝、离子凝固术甚至局部食管切除。

（六）护理评估

1. 健康史　询问有无与本病有关的病因及诱因,有无高原地区居住史及高原红细胞增多症,有无慢性胃炎史,生活习惯及家族史。

2. 身体评估

（1）评估病人是否存在幽门螺杆菌感染。

（2）评估病人是否长期饮用浓茶、咖啡、酒等。

（3）评估病人是否存在高盐饮食，是否进食过热、过冷、太粗糙的食品。

（4）评估病人有无抽烟嗜好，饮食习惯是否规律。

（5）评估病人有无长期服用阿司匹林、吲哚美辛、糖皮质激素等药物。

（6）评估病人有无胰腺、肝、胆疾病等原因引起的十二指肠液反流。

（7）评估病人有无慢性心力衰竭、尿毒症、口腔炎症。

（8）评估病人有无急性上腹部隐痛、下坠、腹胀、恶心、呕吐、嗳气等表现。

（七）常用护理诊断/问题

1. 疼痛　与胃食管黏膜的炎症病变有关。

2. 知识缺乏：缺乏疾病治疗相关知识。

3. 焦虑　与担心疾病相关转归有关。

（八）护理目标

1. 病人疼痛缓解，感到舒适。

2. 病人了解与疾病有关的知识。

3. 病人消除疑虑，能正确对待疾病。

（九）护理措施

1. 缓解疼痛

（1）遵医嘱给予相应的止痛药物。一般疼痛，通常应用非甾体抗炎药；胃肠道痉挛引起的绞痛，一般使用山莨菪碱或东莨菪碱来解痉止痛。如果通过以上的止痛方法，症状还没有好转，也可以使用中枢性镇痛药，例如曲马多、地佐辛，甚至哌替啶或吗啡等药物。

（2）用药后注意安慰病人，如果是肌内注射，可能需要 10~15 分钟起效；如果是口服药物，可能需要 30 分钟起效。

（3）观察病情，观察疼痛是否缓解或加重，如果加重必须马上报告医生，由医生做出相应的处理。

2. 知识指导　提供安静没有干扰的宣教环境。进行宣教时，让病人及其家属明确学习目标，让家属一起参与到治疗方案和目标设定的全过程中。允许病人选择其最关心、最想了解的内容，允许和鼓励病人可自学有关知识。充分解释和说明，帮助病人将相关知识应用于日常生活。利用各种方法提供资料，如宣传卡片、书面素材、视频等。讲述的内容应深入浅出，从简单、具体的基础知识过渡到理论或抽象的概念。

3. 缓解焦虑　对病人进行心理疏导和安抚，缓解其焦虑、烦躁等负面情绪。

（十）护理评价

1. 病人疼痛是否减轻或消失。

2. 病人是否了解与疾病相关的知识。

3. 病人焦虑情绪是否减轻或消失。

(十一) 健康教育

1. 急性发作时应注意卧床休息,减少活动,请勿紧张。病情缓解后,可适当锻炼,增强机体免疫力。

2. 保持口腔清洁,每日晨起、睡前、进食前后刷牙或漱口,增加食欲。

3. 进食各种高热量、高蛋白、高维生素、易消化的饮食。

4. 避免摄入太甜、太咸、太辣、太酸等刺激性的食物,避免饮浓茶、咖啡、酒等。

5. 避免长期服用大量药物,如阿司匹林等,以免对胃黏膜产生强烈刺激。

6. 水溶性果胶制剂在高度酸性环境下能够起到抑制作用,宜于饭前半小时内服用,其副作用是可以导致病人出现便秘及黑色大便,停药后可自行减少或者消失。

7. 病人出院后,保持规律的日常生活,劳逸结合,注意饮食卫生和基本营养,养成正确规律的饮食习惯,遵医嘱服药,定期检测血红蛋白,重症病人可进行氧疗或在条件允许的情况下可返回平原生活。

（吴欣娟　王世英　次仁卓玛　拉　片　黄　梅　顾　晴）

第三章

高原相关循环与呼吸系统疾病的护理

第一节　高原先天性心脏病

一、概述

先天性心脏病（congenital heart disease，CHD）是胎儿时期心脏血管发育异常而导致的先天性畸形，是小儿时期最常见的心脏病。

二、病因与病理生理

在胎儿心脏胚胎发育时期 2~8 周或 3 个月内，任何因素影响心脏发育，使心脏在某一部分发育停顿或异常，即可造成先天畸形。

（一）内在因素

主要与遗传有关，某些染色体异常合并有先天性心血管畸形。

（二）外来因素

妊娠早期的宫内感染，如风疹病毒、流感病毒、腮腺炎病毒和柯萨奇病毒的感染；妊娠早期遭受理化因素的影响，如接触大剂量的放射线和某些化学药物和毒物；妊娠早期母亲患有某些特殊的疾病，如糖尿病等。

加强孕妇保健，特别是在妊娠早期积极预防病毒感染，避免接触有害的理化因素，对预防先天性心血管畸形有重要的意义。

（三）分类

先天性心脏病根据血流动力学、解剖特点、分流方向分为三大类。

1. 左向右分流型（潜伏青紫型）　正常情况下体循环压力大于肺循环压力，只有左向右分流而无青紫，当屏气或病理情况使肺动脉或右心压力大于左心压力，出现右向左分流可出现青紫。梗阻性肺动脉高压时出现双向或右向左分流称艾森门格综合征（Eisenmenger syndrome）。见于室间隔缺损、房间隔缺损、动脉导管未闭等。

2. 右向左分流型（青紫型）　因心脏结构异常使血流从右向左分流或因大动脉起源异常使大量静脉血流入体循环，可出现持续性发绀。见于法洛四联症、大动脉转位等。

3. 无分流型(无青紫型)　心脏左右两侧或动静脉之间无异常通路,如肺动脉狭窄、主动脉缩窄。

三、临床表现

(一) 室间隔缺损

室间隔缺损是最常见的左向右分流型先天性心脏病,发病率占先天性心脏病的50%。

1. 血流动力学　正常人右心室收缩压仅为左心室的1/6~1/4,肺循环阻力为体循环的1/10。因缺损处两侧压差是左心大于右心,左向右分流,一般情况无青紫。但分流增加了肺循环、左心房、左心室工作。小分流量可无血流动力学变化。大分流量时,随着病情进展,高压血冲向肺动脉,导致肺动脉痉挛,产生肺动脉高压。长期高压使肺小动脉中层、内膜层病理性增厚,导致肺动脉阻力增加,此时左向右分流量显著减少,最后引起双向或反向分流出现青紫。

2. 临床表现

(1)一般情况下无青紫,并发肺动脉高压时可出现青紫,有时扩张的肺动脉压迫喉返神经引起声嘶。

(2)肺循环充血:易患呼吸道疾病。

(3)循环减少:生长发育落后。

(4)听诊:胸骨左缘3~4肋间,可以听到不同程度的杂音。

(5)主要并发症:支气管肺炎、充血性心力衰竭、肺水肿、感染性心内膜炎。

(二) 房间隔缺损

1. 血流动力学　心房之间压力阶差不大,分流量与右心室顺应性有关。新生儿早期,右心房压力高于左心房压力,可以暂时性青紫。当肺循环增加时,左心房压力大于右心房压力,左向右分流,分流量随缺损大小及两侧心室顺应性而不同。因右心室壁薄,顺应性好,故左向右分流量较大。右心室舒张期负荷过重,右心室、右心房增大,肺循环血增多。大量左向右分流,出现肺动脉高压。

2. 临床表现

(1)一般情况下无青紫,并发肺动脉高压时可出现青紫,有时扩张的肺动脉压迫喉返神经引起声嘶。

(2)肺循环充血:易患呼吸道疾病。

(3)体循环减少:生长发育落后。

(4)心电图鉴别:继发房间隔缺损,电轴右偏,不完全或完全性右束支传导阻滞,P波高大、右心室肥大。原发房间隔缺损,常呈电轴左偏和PR间期延长,可有左心室高电压和左心室肥大。

(5)听诊:房间隔缺损超过2cm时,杂音相对较大,缺损小于1cm时杂音一般不明显,房间隔缺损的杂音一般位于胸骨左缘2、3肋间,一般是比较柔和的收缩期杂音。

(6)并发症:支气管肺炎、肺动脉高压、充血性心力衰竭、感染性心内膜炎。

(三) 动脉导管未闭

1. 血流动力学　一般情况下,主动脉压大于肺动脉压,无论在收缩期或舒张期,均有血流自主动脉流向肺动脉,肺血流量增加,左心舒张期负荷过重,心输出量达正常的3~4倍,左心房、左心室增大。

2. 临床表现

（1）一般情况下无青紫,并发肺动脉高压时可出现差异性青紫,有时扩张的肺动脉压迫喉返神经引起声嘶。

（2）肺循环充血:易患呼吸道疾病。

（3）体循环减少:生长发育落后,出现周围血管征。

（4）听诊:胸骨左缘第2肋间,可以听到双期连续性机器样隆隆样杂音。

（5）X线:主动脉结大。

（6）并发症:支气管肺炎、充血性心力衰竭、感染性心内膜炎。

（四）法洛四联症

法洛四联症为婴儿期后最常见的青紫型先天性心脏病,占先天性心脏病的10%。法洛四联症有四种解剖畸形:右心室流出道梗阻、室间隔缺损、主动脉骑跨、右心室肥厚。法洛四联症可合并其他心血管畸形,如右位主动脉弓(25%)、左上腔静脉残留、冠状动脉异常、房间隔缺损、动脉导管未闭、肺动脉瓣缺如。

1. 血流动力学　　肺动脉狭窄,肺循环血少,右心室大。肺动脉狭窄轻者,经过室间隔缺损有少量左向右分流。肺动脉狭窄重者,右心室血大部分进入主动脉。骑跨的主动脉接受右心室、左心室血,肺部气体交换少。

2. 临床表现

（1）发绀:其程度和出现的早晚与肺动脉狭窄程度有关。

（2）蹲踞:可减少回心血量,增加体循环阻力,减轻右向左分流。缺氧症状暂时缓解。

（3）杵状指/趾:长期缺氧,指/趾端毛细血管扩张增生,指/趾端膨大如鼓槌状。

（4）脑缺氧发作:在漏斗部狭窄基础上该处肌肉痉挛,表现为阵发性呼吸困难,心脏杂音减轻,严重者突然昏厥、抽搐,甚至死亡。可用盐酸普萘洛尔解除右心室流出道肌肉痉挛。洋地黄类药物具有强心作用,会加重右心室流出道狭窄,禁止使用。缺氧发作时,内科处理原则:①膝胸卧位;②吸氧;③使用镇静剂,吗啡0.1mg/kg皮下注射;④应用碳酸氢钠纠正酸中毒;⑤应用升压药,减少右向左分流;⑥发作频繁者,可口服盐酸普萘洛尔预防发作。

（5）听诊(杂音来源于右心室流出道梗阻,非室间隔缺损):①胸骨左缘2~4肋间可闻及2~3级收缩期喷射性杂音;②肺动脉瓣区第二心音减弱或消失;③肺动脉瓣区可听到来自主动脉的单一响亮的第二心音(A_2)。

（6）X线:肺血流量少,靴型心,肺动脉段凹陷。

（7）并发症:脑血栓形成、脑脓肿、感染性心内膜炎。

四、辅助检查

（一）心电图检查

心电图检查能反映出先天性心脏病病人的心脏位置,心房、心室有无肥厚及心脏传导系统的情况。

(二) X 线检查

可有肺纹理增加或减少、心脏增大,但肺纹理正常、心脏大小正常,并不能排除先天性心脏病。

(三) 超声检查

对心脏各腔室和血管大小进行定量测定,用以诊断心脏解剖上的异常及其严重程度,是目前最常用的先天性心脏病的诊断方法之一。

(四) 心脏导管检查

心脏导管检查是先天性心脏病进一步明确诊断和决定手术前的重要检查方法之一。通过心脏导管检查,了解心腔及大血管不同部位的血氧含量和压力变化,明确有无分流及分流的部位。

(五) 心血管造影

通过心脏导管检查仍不能明确诊断而又需要考虑手术治疗的病人,可做心血管造影。将含碘造影剂通过心导管在机械的高压下,迅速注入心脏或大血管,同时进行连续快速摄片或拍摄电影,观察造影剂所示心房、心室及大血管的形态、大小、位置以及有无异常通道或狭窄、闭锁不全等。

(六) 色素稀释曲线测定

将各种染料(如伊文思蓝、亚甲蓝等),通过心导管注入循环系统的不同部位,然后测定指示剂在动脉或静脉血稀释过程中形成的浓度曲线变化,根据此曲线的变化可判断分流的方向和位置,进一步计算出心输出量和肺血容量等。

五、临床治疗

先天性心脏病是危害儿童特别是婴幼儿健康与生命的"残酷杀手",目前,先天性心脏病的治疗包括以下几种:

(一) 内科治疗

先天性心脏病的内科治疗不能矫正心血管的解剖畸形,主要是治疗先天性心脏病的一些合并症,如防治感染性心内膜炎、呼吸道感染、肺透明膜病、心力衰竭、脑脓肿;或者用药物(如前列腺素 E)维持生命依赖性动脉导管的开放,以增加肺部血流量,改善缺氧,但对肺充血、肺动脉高压的先天性心脏病,可用吲哚美辛 0.2~0.3mg/kg 或阿司匹林 20mg/kg 以抑制前列腺素的合成,使导管闭合,减轻肺血流量增多所致的肺动脉高压。吲哚美辛有致一过性血尿、肾功能障碍、出血等副作用,因此用药过程中要密切观察。

(二) 外科治疗

1. 手术治疗　是治疗先天性心脏病的传统方法,临床有非常丰富的经验和良好的治疗效果,虽然许多先天性心脏病可以通过介入方法治愈,但目前外科手术仍是治疗先天性心脏病的主要手段,目前先天性心脏病手术可分为三类。

(1) 急诊手术:如畸形严重,对血流动力学影响明显,患儿症状出现较早,反复发生心力衰竭、心内膜炎,危及生命,可不受年龄限制,尽早手术,有的甚至在新生儿期就要行手术治疗。

(2) 择期手术:这类患儿的病情往往不是十分危急,应在保证手术安全的情况下,选择一个合适的时机手术。大部分先天性心脏病患儿应在 1~6 岁进行手术治疗,最迟也要在学龄前实施手术,这不仅不会影响患儿上学,还能减轻社会及家庭的负担。

（3）等待手术:有的先天性心脏病有自行愈合的可能,如直径小于 5mm 的卵圆孔未闭、室间隔缺损、动脉导管未闭等,如临床观察期间无自行闭合倾向,再考虑手术治疗。这部分病人往往病情较轻,观察期间对患儿机体的影响较小。

2. 介入治疗　1967 年国外专家 Porstmann 等率先采用介入导管法成功堵塞动脉导管,之后该方法相继应用于房间隔缺损、肺动脉瓣狭窄等的根治性治疗。近年来,随着医学和相关学科的发展,先天性室间隔缺损也可以通过介入导管法根治。虽然目前外科手术仍然是治疗先天性心脏病的主要手段,不过近 20 年来,随着介入技术的发展,越来越多的心脏病可以用介入手段来解决。

3. Hybrid 技术（内、外科镶嵌治疗）　内、外科镶嵌治疗就是在术中经胸行介入治疗,纠治先天性心脏病。

六、护理评估

1. 健康史　先天性心脏病在婴幼儿期有特殊表现,如吸奶暂停或呛咳、耐力差、易出汗。年长儿活动后心慌、气促,平时易感冒,发育落后。

2. 身体评估　3 岁前杂音多为先天性,但先天性心脏病不一定有杂音。注意功能性杂音和器质性杂音的鉴别。临床上有诊断意义的心脏杂音包括全收缩期杂音、收缩晚期杂音、舒张期杂音、连续性杂音、强度≥3 级的杂音。

七、常用护理诊断/问题

1. 活动无耐力　与氧的供需失调有关。

2. 有感染的危险　与机体免疫力低下有关。

3. 营养失调:低于机体需要量　与心脏结构缺损导致体循环血量减少,组织及营养缺乏有关。

4. 潜在并发症:脑血栓形成、感染性心内膜炎、心力衰竭。

八、护理目标

1. 病人主诉活动时舒适感增加。

2. 病人住院期间不发生感染。

3. 病人获得足够的营养,保持体重平衡或体重增加。

4. 病人未发生并发症或及时发现并发症并积极处理。

九、护理措施

1. 保持适度活动

（1）制订适合病人的活动计划:告诉病人运动训练的治疗作用,鼓励病人进行体力活动,督促其坚持动静结合,循序渐进增加活动量。可结合6分钟步行试验、左心室射血分数(LVEF)、病人年龄等,制订个体化的运动方案。

(2)活动过程中监测:活动中病人若有呼吸困难、胸痛、心悸、头晕、疲劳、大汗、面色苍白、低血压等情况,应停止活动。如病人休息后症状仍持续不缓解,应及时通知医生。美国心脏学会指出,运动治疗中需要进行心电监护的指征包括:LVEF<30%;安静或运动时出现室性心律失常;运动时收缩压降低;心源性猝死、心肌梗死、心源性休克的幸存者等。

2. 有效预防感染

(1)评估感染风险:密切监测病人生命体征,尤其是体温的变化。如果发热,及时通知医生并做出相应处理。

(2)关注病人的血常规结果,尤其是白细胞、中性粒细胞的变化,如有感染征象,及时通知医生并做出相应处理。

(3)用药护理:应用抗感染药物,观察药物疗效及不良反应。

3. 关注病人饮食,确保营养均衡适量

(1)制订全面的饮食营养计划:注意补充营养,食用价值高易消化的食品,如瘦肉、鱼、鸡蛋、水果和蔬菜等。一般病人不必限制盐量,复杂畸形、心功能低下、术后持续有充血性心力衰竭者要严格控制钠的摄入,小儿要控制零食、饮料,不要食用不清洁、过期或含色素、添加剂过多的食物。

(2)增加食欲:增加饮食品种,采用病人喜欢的烹调方法。病人进食时应心情愉快、细嚼慢咽,促进食物的消化吸收。

(3)监测体重:每周测体重1次并记录,以判断病人营养状况是否改善。

十、护理评价

1. 病人活动时舒适感是否增加。
2. 病人住院期间是否发生感染。
3. 病人营养状况是否良好,体重是否维持在正常水平。
4. 病人是否发生并发症,或是否及时发现并积极处理并发症。

十一、健康教育

1. 生活指导　加强饮食营养,以保证机体康复的需要。病情缓解期应根据心、肺功能及体力情况进行适当的体育锻炼和呼吸功能锻炼,如散步、气功、太极拳、腹式呼吸、缩唇呼吸等,改善呼吸功能,提高机体免疫功能;嘱病人注意休息,保证足够的睡眠,保持室内空气新鲜,每天上午可开窗通风半小时,开窗时注意保暖,时间不宜过长。若无条件洗澡,可用温水擦洗,保持皮肤清洁。出院3个月内,不宜到公共场所活动,防止感染。

2. 饮食指导　嘱病人出院后注意补充营养,食用价值高易消化的食品。一般病人不必限制盐量,复杂畸形、心功能低下、术后持续有充血性心力衰竭者严格控制钠的摄入。小儿要控制零食、饮料,不食用不清洁、过期或含色素添加剂过多的食物。

3. 活动指导 对于手术顺利、畸形矫正满意、术后恢复较快的先天性心脏病病人,出院后一般不限制活动,心功能在Ⅰ~Ⅱ级者,可根据情况适当做些日常生活中力所能及的体力活动,活动量以不引起疲劳为度。活动范围应先室内、后室外。大多数病人出院后如无病情变化,3个月后就可上学或上班,由轻工作逐渐过渡到正常工作。如感到劳累或心慌气短,应停止工作,继续休息。术前病人心功能在Ⅲ级以上、心脏重度扩大的重症肺动脉高压病人,心脏恢复正常或基本正常需要较长的时间,出院后不要急于活动,注意休息,保持体力,随病情适当调整活动量,以不感到疲劳为宜,以免加重心脏负担。

4. 用药指导 简单心脏畸形的先天性心脏病病人,术后恢复较好,心功能正常,一般不需要使用强心利尿剂,复杂畸形及重度肺动脉高压或心功能较差的病人要根据畸形矫正情况,在医生指导下使用强心利尿药或血管扩张药,病人应严格按照医嘱用药,不可随意服药,以免发生危险。

第二节 慢性阻塞性肺疾病

一、概述

慢性阻塞性肺疾病(chronic obstructive pulmonary disease,COPD),简称慢阻肺,是一种常见的、可预防和可治疗的疾病,其特征是持续的呼吸道症状和气流受限,通常是由于严重暴露于有害颗粒或气体,引起气道和/或肺泡异常所致。最常见的呼吸系统症状包括呼吸困难、咳嗽和/或咳痰。

慢阻肺与慢性支气管炎和肺气肿密切相关。当慢性支气管炎、肺气肿病人肺功能检查出现气流受限时,则能诊断为慢阻肺;如病人只有慢性支气管炎和/或肺气肿,而无持续气流受限时,则不能诊断为慢阻肺。一些已知病因或具有特征病理表现的疾病也可导致持续气流受限,如支气管扩张、肺结核纤维化病变、严重的间质性肺疾病、弥漫性泛细支气管炎及闭塞性细支气管炎等,均不属于慢阻肺。

慢阻肺是我国最常见的慢性呼吸疾病,我国慢阻肺发病仍呈现高态势。2018年,王辰院士牵头的"中国成人肺部健康研究"调查结果显示,我国20岁及以上成人慢阻肺患病率为8.6%,40岁以上人群患病率高达13.7%,估算我国病人数近1亿。

二、病因与病理生理

(一) 病因

本病的病因尚不完全清楚,可能是多种环境因素与自身因素长期相互作用的结果。

1. 吸烟 是最重要的环境发病因素。烟草中的焦油、尼古丁和氢氰酸等化学物质具有多种损伤效应,如损伤气道上皮细胞和纤毛运动,使气道净化能力下降;促使支气管黏液腺和杯状细胞增生肥大,黏液分泌增多;刺激副交感神经,使支气管平滑肌收缩,气道阻力增加;使氧自由基产生增多,诱导中性粒细胞释放蛋白酶,破坏肺弹力纤维,诱发肺气肿形成等。

2. 职业粉尘和化学物质 长期接触职业粉尘及化学物质,如烟雾、变应原、工业废气及室内空气污染等均可能促进慢阻肺发病。职业环境中接触的刺激性物质、有机粉尘及过敏原等可导致气道反应性增高,参与慢阻肺的发病。

3. 空气污染 空气污染物中的颗粒物质(PM)和有害气体物质(二氧化硫、二氧化氮、臭氧和一氧化碳等)对支气管黏膜有刺激和细胞毒性作用,可损伤气道黏膜上皮,使纤毛清除功能下降,黏液分泌增加,为细菌感染提供条件。

4. 感染因素 病毒、支原体、细菌等的感染是慢阻肺发生发展的重要原因。病毒感染以流感病毒、鼻病毒、腺病毒和呼吸道合胞病毒为常见。细菌感染常继发于病毒感染,常见病原体为肺炎链球菌、流感嗜血杆菌、卡他莫拉菌和葡萄球菌等。

5. 其他因素 免疫功能紊乱、气道高反应性、自主神经功能失调、年龄增加等机体因素及高寒低氧等环境因素均与高原地区慢阻肺的发生和发展有关。

(二) 病理生理

慢阻肺的病理改变主要表现为慢性支气管炎及肺气肿的病理变化。

1. 慢性支气管炎的病理改变 主要为支气管上皮细胞变性、坏死、脱落,后期出现鳞状上皮化生,纤毛变短、粘连、倒伏、脱失;各级支气管管壁均有多种炎症细胞浸润,以中性粒细胞、淋巴细胞为主,急性发作期可见大量中性粒细胞,严重者为化脓性炎症,黏膜充血、水肿,杯状细胞和黏液腺肥大增生、分泌旺盛,大量黏液潴留。病情继续发展,炎症由支气管壁向周围组织扩散,黏膜下层平滑肌束可断裂萎缩,黏膜下和支气管周围纤维组织增生,支气管壁的损伤-修复过程反复发生,进而引起支气管结构重塑,胶原含量增加,瘢痕形成,进一步发展成阻塞性肺气肿时可见肺泡腔扩大,肺泡弹性纤维断裂。

2. 肺气肿的病理改变 可见肺过度膨胀,弹性减退。外观灰白或苍白,表面可见多个大小不一的大疱。按照累及肺小叶的部位可将阻塞型肺气肿分为小叶中央型、全小叶型及介于两者之间的混合型三类,其中以小叶中央型多见。

三、临床表现

(一) 症状

1. 早期 病人即使肺功能持续下降也可毫无症状。

2. 中晚期 出现咳嗽、咳痰、气短等症状,晨间咳嗽明显,白天较轻,睡眠时有阵咳或排痰,随病情发展可终身不愈。咳痰量因人而异,为白色黏液痰或浆液性泡沫样痰,偶可带血丝。合并细菌感染后则变为黏液脓性。

3. 气短或呼吸困难 早期在劳累时出现,逐渐加重,以致在日常生活甚至休息时也感到气短,这是 COPD 的标志性症状。

4. 其他 在长期患病过程中,反复急性发作和缓解是本病的特点,病毒或细菌感染常常是急性发作的重要诱因,常发生于冬季。晚期病人有体重下降、食欲减退等。慢性支气管炎合并肺气肿,在原有咳嗽、咳痰等症状的基础上出现逐渐加重的呼吸困难。合并肺心病,可出现心、肺功能衰竭及其他脏器功能损坏的表现。

(二) 体征

慢阻肺的早期体征可不明显,随着疾病进展,胸部体检可见以下体征:

1. 可见桶状胸,胸廓前后径增大,肋间隙增宽,剑突下胸骨下角增宽。部分病人呼吸变浅,频率增快,严重者可有缩唇呼吸等。

2. 双侧语颤减弱。

3. 肺部叩诊呈过清音,心浊音界缩小,肺下界和肝浊音界下降。

4. 听诊两肺呼吸音减弱,呼气相延长,部分病人可闻及湿啰音和/或干啰音。

四、辅助检查

(一) 肺功能检查

肺功能检查是判断持续气流受限的主要客观指标。吸入支气管舒张剂后,第一秒用力呼气量占用力肺活量的百分比(FEV_1/FVC)<70% 可确定为持续气流受限。在临床实践中,如果 FEV_1/FVC 在 68%~70%,建议 3 个月后复查是否仍然符合 FEV_1/FVC<70% 的条件,以减少临界值病例的过度诊断。肺总量(TLC)、功能残气量(FRC)和残气量(RV)增高,肺活量(VC)减低,表明肺过度充气。

(二) 胸部 X 线检查

慢阻肺早期胸片可无异常变化,以后可出现肺纹理增粗、紊乱等非特异性改变,X 线胸片改变对慢阻肺诊断特异性不高,但作为与其他肺疾病的鉴别具有重要价值,对于明确自发性气胸、肺炎等并发症也十分有用。

(三) 胸部 CT 检查

可见慢阻肺小气道的病变表现、肺气肿的表现以及并发症的表现,其主要作用在于排除其他具有相似症状的呼吸系统疾病。

(四) 动脉血气分析

对确定发生低氧血症、高碳酸血症、酸碱平衡失调以及判断呼吸衰竭的类型有重要价值。

(五) 其他

慢阻肺合并细菌感染时外周血白细胞计数增高,核左移。痰培养可能检出病原菌。

五、临床治疗

(一) 稳定期治疗

1. 教育与管理 其中最重要的是劝导病人戒烟,这是减慢肺功能损害最有效的措施。对吸烟的病人采用多种宣教措施,有条件者可以考虑使用辅助药物。因职业或环境粉尘、刺激性气体所致者,应脱离污染环境。教育与管理主要内容如下:

(1)教育与督促病人戒烟。

(2)使病人了解 COPD 的病理生理与临床基础知识。

(3)掌握一般和某些特殊的治疗方法。

(4)教会病人自我控制病情的技巧,如腹式呼吸及缩唇呼吸锻炼等。

(5)了解赴医院就诊的时机。

(6)社区医生定期随访管理。

2. 药物治疗

（1）支气管扩张剂：是慢阻肺的基础一线治疗药物，通过松弛气道平滑肌扩张支气管，改善气流受限，从而减轻慢阻肺的症状，缓解气促、增加运动耐力、改善肺功能和降低急性加重风险。与口服药物相比，吸入制剂的疗效和安全性更优，因此多首选吸入治疗。可依据病人病情严重程度、用药后病人的反应等因素选用。联合应用不同药理机制的支气管扩张剂，可增加支气管扩张的效果。

1）β_2 受体激动剂：短效 β_2 受体激动剂（SABA）主要有特布他林、沙丁胺醇及左旋沙丁胺醇等，如沙丁胺醇气雾剂每次 100~200μg（1~2 喷），雾化吸入，疗效持续 4~5 小时，每 24 小时不超过 8~12 喷。长效 β_2 受体激动剂（LABA）作用时间持续 12 小时以上，较 SABA 能更好地持续扩张小气道，改善肺功能和呼吸困难症状，可作为有明显气流受限病人的长期维持治疗药物，如沙美特罗、福莫特罗等，每日吸入 2 次，茚达特罗每日仅吸入 1 次。

2）抗胆碱药：通过阻断 M_1 和 M_3 胆碱受体，扩张气道平滑肌，改善气流受限和慢阻肺的症状，可分为短效（SAMA）和长效（LAMA）两种类型。短效制剂如异丙托溴铵气雾剂，雾化吸入，持续 6~8 小时，每次 40~80μg（1~2 喷），每天 3~4 次。长效制剂有噻托溴铵粉吸入剂，剂量为 18μg，每天吸入 1 次；噻托溴铵喷雾剂，剂量为 5μg，每天吸入 1 次。

3）茶碱类药物：可解除气道平滑肌痉挛，在我国慢阻肺治疗中使用较为广泛。缓释型或控释型茶碱口服 0.2g，每天 1~2 次，氨茶碱 0.1g，每天 3 次，以达到稳定的血浆药物浓度，对治疗稳定期慢阻肺有一定效果。

（2）糖皮质激素：慢阻肺稳定期长期单一应用糖皮质激素治疗并不能阻止 FEV_1 的降低趋势，对病死率亦无明显改善。有研究显示，高风险病人长期吸入糖皮质激素与长效 β_2 受体激动剂的联合制剂可增加运动耐量、减少急性加重频率、提高生活质量。目前常用剂型有沙美特罗氟替卡松、福莫特罗布地奈德。

（3）祛痰药：可促进黏液溶解，有利于气道引流通畅，改善通气功能。对痰不易咳出者可应用，常用药物有盐酸氨溴索 30mg，每日 3 次；N-乙酰半胱氨酸 0.6g，每日 2 次；或羧甲司坦 0.5g，每日 3 次。后两种药物可以降低部分病人急性加重的风险。

（4）其他药物：磷酸二酯酶-4 抑制剂罗氟司特用于具有 COPD 频繁急性加重病史的病人，可以降低急性加重风险。有研究表明，大环内酯类抗生素（红霉素或阿奇霉素）应用 1 年可以减少某些频繁急性加重的慢阻肺病人的急性加重频率，但有可能导致细菌耐药及听力受损。

3. 其他治疗

（1）长期家庭氧疗（LTOT）：可提高慢阻肺并发慢性呼吸衰竭者的生活质量和生存率，对血流动力学、运动能力和精神状态均会产生有益的影响。LTOT 的使用指征：①$PaO_2 \leqslant 55$mmHg 或 $SaO_2 \leqslant 88\%$，有或没有高碳酸血症。②PaO_2 55~60mmHg，或 $SaO_2 < 89\%$，并有肺动脉高压、右心衰竭或红细胞增多症（血细胞比容>0.55）。青藏高原地区平均含氧量仅为海平面地区的 60%，病人低氧血症较明显，而且难以纠正，多采用低浓度（28%~30%），24 小时不间断和长期给氧。

（2）呼吸康复治疗：呼吸康复可减轻病人呼吸困难症状、提高运动耐力、改善生活质量、减轻焦虑和抑郁症状、减少急性加重后 4 周内的再住院风险。规律的运动训练是呼吸康复的核心内容。每个慢阻肺病人的运动训练计划应根据全面评估结果、康复目标、康复场所以及可提供的仪器设备来决定。运动训练处方包括运动方式、频率、持续时间、运动强度和注意事项。运动方式分为有氧训练、阻抗训练、平衡柔韧性训练、呼吸肌训练等。稳定期病人康复疗程至少6~8周,医务人员监督下至少每周2次。

(二)急性加重期治疗

1. 确定急性加重的原因　最多见的原因是细菌或病毒感染,根据病情严重程度决定门诊或住院治疗。慢阻肺急性加重是慢阻肺病程的重要组成部分,预防、早期发现和及时治疗急性加重对于减轻疾病负担至关重要。

2. 支气管扩张剂　是慢阻肺急性加重的一线基础治疗,用于改善临床症状和肺功能,药物同稳定期。有严重喘息症状者可给予较大剂量雾化吸入治疗,如应用沙丁胺醇 500μg 或沙丁胺醇 1 000μg 加异丙托溴铵 250~500μg,通过小型雾化器进行吸入治疗以缓解症状。

3. 低流量吸氧　氧疗是慢阻肺急性加重伴呼吸衰竭病人的基础治疗,氧流量调节应以改善病人的低氧血症、保证 SpO_2 88%~92% 为目标,发生低氧血症者可用鼻导管吸氧,或通过文丘里面罩吸氧。《急诊氧气治疗专家共识(2018 年)》指出,文丘里面罩较鼻导管更能精确且恒定地调节吸入氧浓度,且基本无 CO_2 的重复吸入。鼻导管给氧时,宜采用低流量吸氧,氧浓度为28%~30%,应避免吸入氧浓度过高引起二氧化碳潴留。

4. 抗生素　当病人呼吸困难加重、咳嗽伴痰量增加、有脓性痰时,应依据病人所在地常见病原菌及其药物敏感情况积极选用抗生素治疗。门诊可用阿莫西林/克拉维酸、头孢唑肟、头孢呋辛、左氧氟沙星、莫西沙星口服治疗;较重者可应用第三代头孢菌素。住院病人应根据预计的病原菌及当地细菌耐药情况选用抗生素,一般多静脉滴注给药。如果找到确切的病原菌,应根据药敏试验结果选用抗生素。

5. 糖皮质激素　对需要住院治疗的急性加重期病人可考虑泼尼松龙,30~40mg/d,也可静脉给予甲泼尼龙 40~80mg,每日 1 次,连续 5~7 天。

6. 机械通气　对于并发较严重呼吸衰竭的病人可使用机械通气治疗。

7. 其他治疗措施　合理补充液体和电解质以保持水电解质平衡。注意补充营养,根据病人胃肠功能状况调节饮食,保证热量和蛋白质、维生素等营养素的摄入,必要时可以选用肠外营养治疗。积极排痰治疗,最有效的措施是保持机体有足够体液,使痰液变稀薄;其他措施,如刺激咳嗽、叩击胸部、体位引流等方法。积极处理伴随疾病(如冠心病、糖尿病等)及并发症[如自发性气胸、休克、弥散性血管内凝血(DIC)、上消化道出血、肾功能不全等]。

六、护理评估

1. 健康史

(1)询问与本病有关的病因及诱因:有无吸烟史、是否长期接触职业粉尘和化学物质、有无感染等因素。

(2)了解起病时间、病程及病情变化:询问病人的症状,如喘息、呼吸困难、胸闷或咳嗽的程度、持续时间等。了解既往和目前的检查结果、治疗经过和病情严重程度。了解病人所用药物的名称、剂量、用法、疗效、不良反应等情况,是否进行长期规律的治疗,并评估疾病对病人日常生活和工作的影响程度。

2. 身体评估

(1)一般状态:评估病人的生命体征和精神状态,有无嗜睡、意识模糊等意识状态改变,有无痛苦面容。

(2)皮肤和黏膜:观察口唇、面颊、耳郭等皮肤有无发绀,唇舌是否干燥、皮肤有无多汗、弹性降低。

(3)胸部体征:有无桶状胸、呼吸音减弱、呼气相延长,肺部湿啰音和/或干啰音等。

3. 心理社会状况 评估病人有无烦躁、焦虑、恐惧等心理,有无忧郁、悲观情绪;是否对疾病治疗失去信心等。评估家属对疾病知识的了解程度和对病人的关心程度、经济情况和社区医疗服务状况等。

七、常用护理诊断/问题

1. 气体交换受损 与气道阻塞、通气不足、呼吸肌疲劳、分泌物过多和肺泡呼吸面积减少有关。

2. 清理呼吸道无效 与分泌物增多且黏稠、气道湿度减低和无效咳嗽有关。

3. 焦虑 与病人健康状况改变、病情危重、经济状况有关。

4. 营养失调:低于机体需要量 与食欲减退、摄入减少、腹胀、呼吸困难、痰液增多有关。

八、护理目标

1. 病人实现有效气体交换。

2. 病人呼吸道通畅,可进行有效咳嗽,痰液可及时排出。

3. 病人无焦虑情绪。

4. 病人营养摄取满足机体需要。

九、护理措施

1. 一般护理

(1)休息与活动:中重度及急性加重期病人应卧床休息,协助病人取舒适体位,极重度病人宜采取身体前倾位,辅助呼吸肌参与呼吸。根据病情进行适当活动,以不感到劳累、不加重症状为宜。室内温度维持在18~22℃,湿度维持在50%~60%,高原地区全年平均气温低于平原地区,病人应注意保暖,外出可通过佩戴口罩等方式避免直接吸入冷空气。

(2)饮食护理:对心、肝、肾功能正常的病人,应给予充足的水分和热量。每日饮水量应在1 500ml以上,充足的水分有利于维持呼吸道黏膜的湿润,使痰液的黏稠度降低,咳痰较为容易。在高原地区人体的基础代谢率比在平原高17%~35%,有研究显示COPD营养不良病人的肺功能较营养正常者明显降低,因此COPD病人需要关注其营养问题,需要适当增加蛋白质、热量和维生素的摄入。根据病人情况制订足够热量、高蛋白、易消化的饮食计划。避免进食产气食物及易引起便秘的食物。若病人合并其他疾病,则遵医嘱给予其他治疗饮食。

（3）病情观察:病人急性发作期常有明显咳嗽、咳痰及痰量增多,合并感染时痰液的颜色由白色黏痰变为黄色脓痰。发绀加重常为原发病加重的表现。重度发绀病人应注意观察神志、呼吸、心率、血压及心肺体征的变化,如有条件可使用心电监护仪,定时监测心率、血氧饱和度、呼吸频率和节律、血压变化,发现异常及时通知医生处理。

（4）氧疗护理:COPD 急性发作期,大多数病人伴有呼吸衰竭、低氧血症及二氧化碳潴留。Ⅰ型呼吸衰竭病人可按需吸氧,根据缺氧程度适当调节氧流量,但应避免长时间高浓度吸氧,以防氧中毒。Ⅱ型呼吸衰竭病人宜给予低流量吸氧,以免抑制呼吸。用氧前应向病人及家属做好解释工作,讲明用氧的目的、注意事项,嘱病人勿擅自调节氧流量或停止吸氧,以免加重病情。在吸氧治疗中,应监测病人的心率、血压、呼吸频率及血气指标的变化,了解氧疗效果。氧疗有效的指标:病人呼吸困难减轻、呼吸频率减慢、发绀减轻、心率减慢、活动耐力增加。

2. 专科护理

（1）保持呼吸道通畅

1）湿化气道:因高原地区气候干燥,病人痰液易黏稠而无法排出,可适当鼓励病人多饮水,或遵医嘱进行雾化吸入,以稀释痰液便于排出。

2）有效咳痰:可指导病人晨起及睡前进行咳痰。咳嗽时,病人取坐位,头略前倾,双肩放松,屈膝,前臂垫枕,如有可能应使双足着地,有利于胸腔的扩展,增加咳痰的有效性。咳痰后进行放松性深呼吸。

3）协助排痰:护士或家属给予胸部叩击或体位引流,有利于分泌物的排出;或遵医嘱给予高频振动排痰治疗。

（2）用药护理:COPD 反复感染长期应用抗生素,对许多药物已不敏感,应视感染程度或根据药物敏感试验选用抗生素。轻中度呼吸道感染,治疗以口服药为主。用药期间观察用药后病人体温是否下降,咳嗽、咳痰症状是否减轻,肺部啰音是否消失,并注意观察药物的不良反应。感染控制后应及时停药。

1）解痉平喘药:可解除支气管痉挛,使通气功能有所改善,也有利于痰液排出。有些尚有抗过敏作用,与祛痰剂并用效果更好。常用的有:① M 胆碱受体拮抗剂,如溴化异丙托品定量吸入剂。②β_2 肾上腺素受体激动剂,如沙丁胺醇。③茶碱类,如氨茶碱等。用药后注意观察病人咳嗽是否减轻,气喘是否消失。β_2 肾上腺素受体激动剂常同时有心悸、心率加快、肌肉震颤等副作用,用药一段时间后症状可减轻,如症状明显应酌情减量。茶碱类药物引起的不良反应与其血药浓度密切相关,个体差异较大,常有恶心、呕吐、头痛、失眠,严重者出现心动过速、精神失常、昏迷等,应严格掌握用药浓度及滴速。

2）止咳药:喷托维林是非麻醉性中枢镇咳药,不良反应有口干、恶心、腹胀、头痛等。对呼吸储备功能减弱的老年人或痰量较多者,应以祛痰为主,协助排痰,不应选用强烈镇咳药物,以免抑制呼吸中枢及加重呼吸道阻塞和炎症,导致病情恶化。

3）祛痰药:溴己新偶见恶心、转氨酶增高,消化性溃疡者慎用。盐酸氨溴索是润滑性祛痰药,不良反应较轻。

4）抗生素：遵医嘱给予抗生素治疗，注意观察有无过敏反应及其他不良反应。

（3）呼吸功能锻炼：慢阻肺病人多采用胸式呼吸，然而胸式呼吸的效能低于腹式呼吸，病人容易疲劳，因此，护士应指导病人进行缩唇呼吸、膈式或腹式呼吸、吸气阻力器的使用等呼吸训练，以加强胸、膈呼吸肌的肌力和耐力，改善呼吸功能。

1）缩唇呼吸：可增加气道压力、延缓气道塌陷。指导病人闭口经鼻吸气，然后收缩腹部通过缩唇（吹口哨样）缓慢呼气。吸呼气时间比为 1：2 或 1：3。缩唇的程度与呼气流量以能使距口唇 15~20cm 处与口唇等高水平的蜡烛火焰随气流倾斜又不至于熄灭为宜。

2）膈式或腹式呼吸：由于气流受限，肺过度充气，膈肌下降，活动受限，呼吸类型改变，通过呼吸肌锻炼，使浅快呼吸变为慢有效呼吸，利用腹肌帮助膈肌运动，调整呼吸频率，呼气时间延长，以提高潮气容积，减少无效腔，增加肺泡通气量，改变气体分布，降低呼吸功耗，缓解气促症状。病人可取立位、平卧位或半卧位，两手分别放于前胸部和上腹部。用鼻缓慢吸气时，膈肌最大程度下降，腹肌松弛，腹部凸出，手感到腹部向上抬起。呼气时经口呼出，腹肌收缩，膈肌松弛，膈肌随腹腔内压增加而上抬，推动肺部气体排出，手感到腹部下降。另外，可以在腹部放置小枕头或书本帮助训练腹式呼吸；如果吸气时物体上升，证明是腹式呼吸。腹式呼吸需要增加能量消耗，宜在疾病恢复期或出院前进行训练。缩唇呼吸和腹式呼吸每天训练 3~4 次，每次重复 8~10 次。

3. 心理护理

（1）去除产生焦虑的原因：慢阻肺病人因病程长、社会活动减少、经济收入降低等因素，易导致焦虑、抑郁状态，部分病人不愿意配合治疗，护士应针对以上原因采取措施。

（2）帮助病人树立信心：护士应向病人及家属讲解慢阻肺相关知识，增加病人及家属对疾病的了解，与其共同制订、实施康复计划，使病人积极配合治疗，增强信心。

（3）指导病人放松技巧：教会病人放松的方法，如听轻音乐、积极与他人交谈等，以分散注意力，减轻焦虑情绪。

十、护理评价

1. 病人呼吸困难是否缓解、是否实现有效气体交换，血氧饱和度是否正常。

2. 病人呼吸道是否通畅。

3. 病人焦虑情绪是否减轻或消失。

4. 病人营养状况是否良好，是否满足机体需要。

十一、健康教育

1. 疾病预防指导　戒烟是预防慢阻肺的重要措施，吸烟者戒烟能有效延缓肺功能进行性下降，应劝导吸烟病人戒烟。控制职业和环境污染，减少有害气体或粉尘、通风不良的烹饪环境或燃料烟雾的吸入。预防呼吸道感染。对慢阻肺高危人群应定期进行肺功能监测，尽可能做到早发现、早治疗。

2. 疾病知识指导　教会病人及家属评估呼吸困难程度，并依据呼吸困难与活动之间的关系,合理安排工作和生活。帮助病人理解康复锻炼的意义,使其发挥主观能动性,由于高原地区高寒低氧,根据肺康复运动指南制订个体化低强度锻炼计划,进行腹式呼吸或缩唇呼吸训练等,以及步行、慢跑等体育锻炼。指导病人识别病情恶化的因素,在呼吸道传染病流行期间,尽量避免到人群密集的公共场所。潮湿、大风、严寒气候时避免室外活动,根据气候变化及时增减衣物,避免受凉感冒。教会病人学会自我监测病情变化,尽早治疗呼吸道感染,可在家中配备常用药物,掌握其使用方法。

3. 饮食指导 根据病人情况,制订足够热量、高蛋白、易消化的饮食计划。避免进食产气食物,如豆类、红薯、萝卜等。避免进食易引起便秘的食物,如油炸食物、坚果等。正餐进食量不足时,应安排少量多餐。腹胀病人应进软食。

4. 心理指导 协助病人接受患慢阻肺的事实,并以积极的心态对待疾病,培养生活兴趣,适当参与社交活动,分散注意力,减少孤独感,缓解焦虑、抑郁情绪。

5. 家庭氧疗 向病人和家属讲解氧疗的目的、必要性及注意事项,严重低氧血症者采用鼻导管/文丘里面罩坚持长期家庭氧疗(持续低流量吸氧 1~2L/min,每天 15 小时以上),可明显提高生活质量和劳动能力,延长寿命。家庭氧疗时,注意供氧装置周围严禁烟火,防止氧气燃烧爆炸,氧疗装置定期更换、清洁、消毒。

第三节 支气管哮喘

一、概述

支气管哮喘(简称哮喘),是由多种细胞(如嗜酸性粒细胞、肥大细胞、T 淋巴细胞、中性粒细胞、气道上皮细胞等)和细胞组分参与的气道慢性炎症性疾病。这种慢性炎症导致气道高反应性和广泛多变的可逆性气流受限,临床表现为反复发作的喘息、气急、胸闷或咳嗽等症状,常在夜间或凌晨发作或加重,多数病人可自行或治疗后缓解。根据全球和我国哮喘防治指南提供的资料,经过长期规范化治疗和管理,80% 以上的病人达到哮喘的临床控制。

哮喘是世界上最常见的慢性疾病之一,全球约有 3 亿哮喘病人,各国哮喘患病率从 1%~30% 不等,我国为 1.24%~4.2%,且呈逐年上升趋势。哮喘病死率为(16~36.7)/10 万,多与哮喘长期控制不佳、最后一次发作时治疗不及时有关。一般认为,发达国家的哮喘患病率高于发展中国家,城市高于农村。调查显示,高原地区哮喘患病率较低,可能与高原地区的低压低氧环境,以及日照时间长,紫外线强,使许多细菌、病毒等生存、繁殖和传播相对减弱,从而减少哮喘的诱发因素相关。

二、病因与病理生理

(一) 病因

哮喘是一种复杂的、具有多基因遗传倾向的疾病,受遗传因素和环境因素双重影响。其发病具有家族集聚现象,亲缘关系越近,患病率越高。

1. 环境因素 主要为哮喘的激发因素,包括:吸入性变应原,如室内变应原(尘螨、动物毛屑、蟑螂)、室外变应原(花粉、草粉)、职业性变应原(油漆、活性染料)、食物(鱼、虾、蛋类、牛奶)、药物(阿司匹林、抗生素)和其他因素,如大气污染、吸烟、运动、肥胖等。

2. 遗传因素　哮喘病人的亲属患病率高于群体患病率,且亲缘关系越近、病情越严重,其亲属患病率也越高。研究表明,与气道高反应、IgE 调节和特应性反应相关的基因在哮喘的发病中起着重要作用。

(二) 病理生理

哮喘的发病机制尚未完全阐明,目前可概括为气道免疫-炎症机制、神经调节机制及其相互作用。

1. 气道免疫-炎症机制

(1)气道炎症形成机制:气道慢性炎症反应是多种炎症细胞、炎症介质和细胞因子共同参与、相互作用的结果。

(2)外源性变应原通过吸入、食入或接触等途径进入机体后,被抗原提呈细胞内吞并激活 T 细胞。根据变应原吸入后哮喘发生的时间,可分为早发型哮喘反应、迟发型哮喘反应和双相型哮喘反应。早发型哮喘反应几乎在吸入变应原的同时立即发生,15~30 分钟达高峰,2 小时后逐渐恢复正常。迟发型哮喘反应约 6 小时后发生,持续时间长,可达数天。约半数以上病人出现迟发型哮喘反应。

(3)气道高反应性(airway hyperresponsiveness,AHR):是指气道对各种刺激因子,如变应原、理化因素、运动、药物等,呈现的高度敏感状态,表现为病人接触这些刺激因子时气道出现过强或过早的收缩反应。AHR 是哮喘的基本特征,可通过支气管激发试验来量化和评估,有症状的哮喘病人几乎都存在 AHR。目前普遍认为,气道慢性炎症是导致 AHR 的重要机制之一,当气道受到变应原或其他刺激后,多种炎症细胞释放炎症介质和细胞因子,引起气道上皮损害、上皮下神经末梢裸露等,从而导致气道高反应性。长期存在无症状的气道高反应性者出现典型哮喘症状的风险明显增加。

(4)气道重构:是哮喘的重要病理特征,多出现在反复发作、长期没有得到良好控制的哮喘病人。气道重构使哮喘病人对吸入激素的敏感性降低,出现不可逆气流受限以及持续存在的AHR。其发生主要与持续存在的气道炎症和反复的气道上皮损伤/修复有关。

2. 神经调节机制　支气管受复杂的自主神经支配,有胆碱能神经、肾上腺素能神经和非肾上腺素能非胆碱能(NANC)神经系统。支气管哮喘与 β 肾上腺素受体功能低下和迷走神经张力增加有关。NANC 神经能释放舒张和收缩支气管平滑肌的神经介质,两者平衡失调,则可引起支气管平滑肌收缩。此外,神经源性炎症能通过局部轴突反射释放感觉神经肽而引起哮喘发作。

三、临床表现

(一) 症状

哮喘的临床表现因发作的轻重和支气管狭窄的程度而异。典型症状为发作性伴有哮鸣音的呼气性呼吸困难,可伴有气促、胸闷或咳嗽。症状可在数分钟内发作,并持续数小时至数天,经平喘药物治疗后可缓解或自行缓解。夜间及凌晨发作或加重是哮喘的重要临床特征。有些病人尤其是青少年,其哮喘症状在运动时出现,称为运动性哮喘。哮喘的具体临床表现形式及严重程度在不同时间表现出多变性,高原地区在临床表现方面与平原地区相比并无差异。

(二)体征

发作时胸部呈过度充气征象,双肺可闻及广泛的哮鸣音,呼气音延长,严重者可出现心率加快、奇脉、胸腹反常运动和发绀。但轻度哮喘或非常严重的哮喘发作时,哮鸣音可不出现,称之为寂静胸。

(三)并发症

发作时可并发气胸、纵隔气肿、肺不张,长期反复发作和感染可并发慢性支气管炎、肺气肿和肺源性心脏病等。

(四)分期

根据临床表现可分为急性发作期、慢性持续期和缓解期。

1. 急性发作期 是指气促、咳嗽、胸闷等症状突然发生或加重,常有呼吸困难,以呼气流量降低为特征,常因接触刺激物或治疗不当所致。哮喘急性发作时的病情严重程度分为轻度、中度、重度以及危重度(表 3-1)。

表 3-1 哮喘急性发作期的病情严重程度分级

病情程度	临床表现	血气分析	血氧饱和度	支气管舒张剂
轻度	对日常生活影响不大,可平卧,说话连续成句,步行、上楼时有气短。呼吸频率轻度增加,呼吸末期散在哮鸣音。脉率<100 次/min,可有焦虑	PaO_2 正常 $PaCO_2<45mmHg$	>95%	能被控制
中度	日常生活受限,稍事活动便有喘息,喜坐位,讲话常有中断。呼吸频率增加,哮鸣音响亮而弥漫。脉率 100~120 次/min,有焦虑和烦躁	PaO_2 60~80mmHg $PaCO_2 \leqslant 45mmHg$	91% ~95%	仅有部分缓解
重度	日常生活受限,喘息持续发作,只能单字讲话,端坐呼吸,大汗淋漓。呼吸频率>30 次/min,哮鸣音响亮而弥漫。脉率>120 次/min,常有焦虑和烦躁	$PaO_2<60mmHg$ $PaCO_2>45mmHg$	≤90%	无效
危重度	病人不能讲话,出现嗜睡、意识模糊,哮鸣音明显减弱或消失。脉率>120 次/min 或变慢和不规则	$PaO_2<60mmHg$ $PaCO_2>45mmHg$	<90%	无效

2. 慢性持续期 在哮喘非急性发作期,病人仍有不同程度的哮喘症状。根据临床表现和肺功能可将慢性持续期的病情程度分为 4 级(表 3-2)。

表 3-2 哮喘慢性持续期的病情程度分级

分级	临床表现	肺功能改变
间歇 (第一级)	症状<每周 1 次,短暂发作,夜间哮喘症状≤每月 2 次	$FEV_1 \geqslant 80\%$ 预计值或 $PEF \geqslant 80\%$ 个人最佳值,PEF 或 FEV_1 变异率<20%

续表

分级	临床表现	肺功能改变
轻度持续期（第二级）	症状≥每周1次,但<每天1次,可能影响活动和睡眠,夜间哮喘症状>每月2次,但每周<1次	FEV_1≥80%预计值或PEF≥80%个人最佳值,PEF或FEV_1变异率20%~30%
中度持续期（第三级）	每天有症状,影响活动和睡眠,夜间哮喘症状≥每周1次	FEV_1为60%~79%预计值或PEF≥60%~79%个人最佳值,PEF或FEV_1变异率>30%
严重持续（第四级）	每天有症状,频繁发作,经常出现夜间哮喘症状,体力活动受限	FEV_1<60%预计值或PEF<60%个人最佳值,PEF或FEV_1变异率>30%

3. 缓解期　是指经过或未经治疗症状、体征消失,肺功能恢复到急性发作前水平,并维持4周以上。

四、辅助检查

(一)肺功能检查

1. 通气功能检测　哮喘发作时呈阻塞性通气功能障碍表现,用力肺活量(FVC)正常或下降,第一秒用力呼气量(FEV_1)、第一秒用力呼气量占用力肺活量的百分比(FEV_1/FVC)以及呼气峰值流速(PEF)均下降,缓解期通气功能可逐渐恢复。

2. 支气管激发试验(BPT)　用以测定气道反应性。常用吸入激发剂为乙酰甲胆碱、组胺。吸入激发剂后其通气功能下降、气道阻力增加。激发试验只适用于FEV_1在正常预计值70%以上的病人。在设定的激发剂量范围内,如FEV_1下降>20%,可诊断为激发试验阳性。

3. 支气管舒张试验(BDT)　用于测定气道的可逆性改变。常用吸入支气管舒张剂有沙丁胺醇、特布他林。当吸入支气管舒张剂20分钟后重复测定肺功能,FEV_1较用药前增加>15%,且其绝对值增加>200ml,可判断结果为阳性,提示存在可逆性的气道阻塞。

4. 呼气峰值流速(PEF)及其变异率测定　PEF可反映气道通气功能的变化,哮喘发作时PEF下降,昼夜PEF变异率≥20%,则符合气道气流受限可逆性改变的特点。

(二)动脉血气分析

严重哮喘发作时可出现缺氧。由于过度通气,$PaCO_2$下降,pH上升,表现为呼吸性碱中毒。若病情进一步恶化,可同时出现缺氧和CO_2滞留,表现为呼吸性酸中毒。当$PaCO_2$较前增高,即使在正常范围内也要警惕严重气道阻塞的发生。

(三)特异性变应原检测

外周血变应原特异性IgE增高结合病史有助于病因诊断;血清总IgE测定对哮喘诊断价值不大,但其增高的程度可作为重症哮喘使用抗IgE抗体治疗及调整剂量的依据。体内变应原试验包括皮肤变应原试验和吸入变应原试验。

(四)痰液检查

大多数哮喘病人诱导痰液中嗜酸性粒细胞计数增高(>2.5%),且与哮喘症状相关。诱导痰液中嗜酸性粒细胞计数可作为评价哮喘气道炎症的指标之一,也是评估糖皮质激素治疗反应性的敏感指标。

(五) 胸部 X 线/CT 检查

哮喘发作时,胸部 X 线可见两肺透亮度增加,呈过度通气状态,缓解期多无明显异常。胸部 CT 在部分病人可见支气管壁增厚、黏液阻塞。

(六) 呼出气一氧化氮测定

呼出气一氧化氮测定可以作为评估气道炎症和哮喘控制水平的指标,也可以用于判断吸入激素治疗的反应。

五、临床治疗

目前无特效的治疗方法。治疗目标是长期控制症状,防止病情恶化,预防未来风险的发生,即在使用最小有效剂量药物治疗的基础上或不用药物,使病人跟正常人一样生活、学习和工作。

六、护理评估

1. 健康史

(1) 询问病人发作时的症状:如喘息、呼吸困难、胸闷或咳嗽的程度、持续时间、诱发或缓解因素。了解既往和目前的检查结果、治疗经过和病情严重程度。了解病人对所用药物的名称、剂量、用法、疗效、不良反应等的掌握情况,尤其是病人能否掌握药物吸入技术,是否进行长期规律的治疗,是否熟悉哮喘急性发作的先兆和正确处理方法,急性发作时有无按医嘱治疗等。评估疾病对病人日常生活和工作的影响程度。

(2) 评估与哮喘有关的病因和诱因

1) 有无接触变应原,室内是否密封窗户,是否使用地毯、化纤饰品,是否有空调等可造成室内空气流通减少的因素存在,室内有无尘螨滋生、动物皮毛和排泄物、蟑螂等。

2) 有无主动或被动吸烟、吸入污染空气,有无接触花粉、草粉、油漆、饲料和活性染料等。

3) 有无进食虾、蟹、鱼、牛奶、蛋类等食物。

4) 有无服用阿司匹林、抗生素等药物史。

5) 有无受凉、气候变化、剧烈运动、妊娠等诱发因素。

6) 有无哮喘家族史。

2. 身体评估

(1) 一般状态:评估病人的生命体征和精神状态,有无嗜睡、意识模糊等意识状态改变,有无痛苦面容。观察呼吸频率和脉率的情况,有无奇脉。

(2) 皮肤和黏膜:观察口唇、面颊、耳郭等皮肤有无发绀,唇舌是否干燥、皮肤有无多汗、弹性降低。

(3) 胸部体征:胸部有无过度充气,观察有无辅助呼吸肌参与呼吸和三凹征出现。听诊肺部有无哮鸣音、呼气音延长,有无胸腹反常运动。注意非常严重的哮喘发作时,可无哮鸣音。

3. 心理社会状况　哮喘病人对环境多种激发因子易过敏,发作性症状反复出现,严重时可影响睡眠和体力活动。评估病人有无烦躁、焦虑、恐惧等心理反应,有无忧郁、悲观情绪,以及是否对疾病治疗失去信心等。评估家属对疾病知识的了解程度和对病人的关心程度、经济情况和社区医疗服务状况等。

七、常用护理诊断/问题

1. **气体交换受损**　与支气管痉挛、气道炎症、气道阻力增加有关。
2. **清理呼吸道无效**　与支气管黏膜水肿、分泌物增多、痰液黏稠、无效咳嗽有关。
3. **知识缺乏**：缺乏正确使用定量雾化吸入器用药的相关知识。
4. **活动无耐力**　与缺氧、呼吸困难有关。
5. **焦虑**　与哮喘长期存在且反复急性发作有关。
6. **潜在并发症**：呼吸衰竭、纵隔气肿。

八、护理目标

1. 病人呼吸困难缓解,能进行有效呼吸。
2. 病人能够进行有效咳嗽,排出痰液。
3. 病人能够正确使用定量雾化吸入器。
4. 病人能够进行并耐受适度的体力活动。
5. 病人焦虑情绪减轻或消失。
6. 病人未发生并发症或能及时发现并积极处理并发症。

九、护理措施

1. **环境与体位**　与平原地区相同,有明确过敏原者,应尽快脱离,保持室内清洁、空气流通。根据病人的病情提供安静、舒适、温湿度适宜的环境,如为端坐呼吸者提供床旁桌支撑,以减少体力消耗。病室不宜摆放花草,避免使用皮毛、羽绒或蚕丝织物等。

2. **饮食护理**　大约 20% 的成年病人和 50% 的患儿可因不适当饮食而诱发或加重哮喘,应提供清淡、易消化、足够热量的饮食,避免进食硬、冷、油煎食物。若能找出与哮喘发作有关的食物,如鱼、虾、蟹、蛋类、牛奶等,应避免食用。某些食物添加剂如酒石黄和亚硝酸盐可诱发哮喘发作,应当引起注意。有烟酒嗜好者应戒烟、戒酒,与平原地区并无区别。哮喘急性发作时,病人呼吸增快、出汗,常伴脱水,痰液黏稠,形成痰栓,阻塞小支气管,加重呼吸困难。应鼓励病人每天饮水 2 500~3 000ml,以补充丢失的水分,稀释痰液。

3. **促进排痰**　痰液黏稠者可定时给予雾化吸入。指导病人进行有效咳嗽,协助拍背,以促进痰液排出。无效者可用负压吸引器吸痰。

4. **口腔与皮肤护理**　哮喘发作时,病人常会大量出汗,应每天温水擦浴,勤换衣服和床单,保持皮肤的清洁、干燥和舒适。协助并鼓励病人咳嗽后用温水漱口,保持口腔清洁。

5. **用药护理**

（1）β_2 受体激动药

1）指导病人按医嘱用药,不宜长期、规律、单一、大量使用,因为长期应用可引起受体功能下降和气道反应性增高,出现耐药性。

2）指导病人正确使用雾化吸入器,保证药物的疗效。

3）用药过程中,观察有无心悸、骨骼肌震颤、低血钾等不良反应。病人正确使用定量雾化吸入器(MDI)是保证吸入治疗成功的关键,应根据病人文化水平、学习能力,提供雾化吸入器的学习资料。医务人员进行演示后,指导病人反复练习直至病人完全掌握。对于难以掌握 MDI 吸入方法的儿童或重症病人,可在 MDI 上加储药罐,简化操作,增加吸入到下呼吸道和肺部的药物量,减少雾滴在口咽部沉积引起刺激,增强雾化吸入疗效。

（2）糖皮质激素:吸入药物治疗的全身性不良反应少,少数病人可出现口腔念珠菌感染和声音嘶哑,指导病人吸药后及时用清水含漱口咽部,选用干粉吸入剂或加用除雾器可减少上述不良反应。口服用药宜在饭后服用,以减少对胃肠道黏膜的刺激。气雾吸入糖皮质激素可减少其口服量,当用吸入剂替代口服剂时,通常需要同时使用 2 周后再逐步减少口服量,指导病人不得自行减量或停药。

（3）茶碱类药物:静脉注射时浓度不宜过高,速度不宜过快,注射时间宜在 10 分钟以上,以防中毒症状发生。其不良反应有恶心、呕吐等胃肠道症状,心律失常、血压下降和兴奋呼吸中枢作用,严重者可致抽搐甚至死亡。用药时,监测血药浓度可减少不良反应的发生。发热、妊娠、小儿或老年有心、肝、肾功能障碍及甲状腺功能亢进者不良反应增加。合用西咪替丁、喹诺酮类、大环内酯类等可影响茶碱代谢而使其排泄减慢,应加强观察。茶碱缓(控)释片有控释材料,不能嚼服,必须整片吞服。

（4）其他:抗胆碱药吸入后,少数病人可有口苦或口干感。酮替芬有镇静、头晕、口干、嗜睡等不良反应,对高空作业人员、驾驶员、操纵精密仪器者应予以强调。白三烯调节剂的主要不良反应是轻微的胃肠道症状,少数有皮疹、血管性水肿、转氨酶升高,停药后可恢复。

6. 氧疗护理　重症哮喘病人常伴有不同程度的低氧血症,应遵医嘱给予鼻导管或面罩吸氧,吸氧流量为 1~3L/min,吸入氧浓度一般不超过 40%。为避免气道干燥和寒冷气流的刺激而导致气道痉挛,吸入的氧气应尽量温暖湿润。给氧过程中,监测动脉血气分析。如哮喘严重发作,经一般药物治疗无效,或病人出现神志改变,$PaO_2<60mmHg$,$PaCO_2>50mmHg$,应准备进行机械通气。

7. 病情观察　观察哮喘发作的前驱症状,如鼻咽痒、喷嚏、流涕、眼痒等黏膜过敏症状。哮喘发作时,观察病人意识状态,呼吸频率、节律、深度,是否有辅助呼吸肌参与呼吸运动等,监测呼吸音、哮鸣音变化,监测动脉血气分析和肺功能情况,了解病情和治疗效果。哮喘严重发作时,如经治疗病情无缓解,须做好机械通气的准备工作。加强对急性期病人的监护。夜间和凌晨是哮喘易发作的时间,应严密观察有无病情变化。

8. 心理护理　哮喘新近发生和重症发作的病人,通常会出现紧张,甚至惊恐不安的情绪,应多巡视病人,耐心解释病情和治疗措施,给予心理疏导和安慰,消除过度紧张情绪,以减轻哮喘发作症状和控制病情。

十、护理评价

1. 病人呼吸困难是否缓解,能否进行有效呼吸?

2. 病人能否进行有效咳嗽,排出痰液。

3. 病人能否掌握正确的雾化吸入器使用方法。

4. 病人是否能够进行并耐受适度的体力活动。

5. 病人焦虑情绪是否减轻或消失。

6. 病人是否发生并发症或是否及时发现并积极处理并发症。

十一、健康教育

1. 疾病知识指导   指导病人增加对哮喘的刺激因素、发病机制、控制目的和效果的认识,提高病人的治疗依从性。稳定期的维持治疗是哮喘病人疾病长期管理的重点内容,使病人明白哮喘虽不能彻底治愈,但长期规范化治疗能使大多数病人达到良好或完全的临床控制,即病人可达到没有或仅有轻度症状,能和常人一样生活、工作和学习。

2. 避免诱因   针对个体情况,有效控制诱发哮喘发作的各种因素。避免强烈的精神刺激和剧烈运动;避免摄入易引起过敏的食物;避免持续的喊叫等过多换气动作;避免养宠物;避免接触刺激性气体及预防呼吸道感染;戴围巾或口罩,可以避免冷空气刺激;缓解期应加强体育锻炼、耐力训练及耐寒锻炼,提高身体体质。

3. 病情监测   指导病人识别哮喘发作的先兆表现和病情加重的症状,指导病人哮喘发作时进行简单的紧急自我处理的方法。学会利用峰流速仪监测呼气峰值流速(PEFR),做好哮喘日记,提供预防和治疗疾病参考资料。

4. 用药指导   哮喘病人应了解自己所用各种药物的名称、用法、用量及注意事项,了解药物的主要不良反应以及应对措施。帮助病人和家属掌握正确的药物吸入技术,使其遵医嘱使用受体激动药和/或糖皮质激素吸入剂。

5. 心理指导   病人大多存在恐慌、焦躁、心烦、抑郁等心理,应积极和病人交谈,交谈时注意语气温和,尊重病人;告诉病人积极配合治疗可以减轻痛苦,减少医疗费用,对疾病恢复起到重要作用,同时告诉家属关心病人、照顾病人,可以给病人安排适当的工作,让病人体会到自己存在的意义。

第四节   腹主动脉瘤

一、概述

腹主动脉瘤(abdominal aortic aneurysm,AAA)是指动脉中层结构破坏,动脉壁不能承受血流的冲击压力,而形成的局部或者广泛性扩张或膨出,腹主动脉直径 >3cm 可以诊断腹主动脉瘤,临床上把位于肾动脉水平以上的动脉瘤称为胸主动脉瘤,位于肾动脉水平以下的称为腹主动脉瘤。腹主动脉瘤一旦破裂,病死率可达 50%~80%。腹主动脉瘤的直径与破裂风险的关系:4cm<直径≤5cm,破裂风险为 1%~5%;5cm<直径≤7cm,破裂风险为 6%~20%;7cm<直径≤8cm,破裂风险为 20%~40%。

二、病因与病理生理

1. 病因　腹主动脉瘤好发于老年男性,男女比为10∶3,尤其是吸烟者,吸烟会显著增加动脉瘤破裂风险,其次高血压、家族史、冠心病、高胆固醇血症、脑血管病、高龄等也是腹主动脉瘤的危险因素。腹主动脉瘤的病因主要包括以下方面:

(1)动脉粥样硬化:动脉发生动脉粥样硬化后,中层弹性纤维断裂,管壁薄弱,不能耐受主动脉内血流压力而发生局部膨大,形成主动脉瘤。

(2)其他原因:动脉先天性发育不良、动脉中层囊性变形、梅毒、创伤、感染、结缔组织病等。

2. 病理生理

(1)慢性炎性:病变累及整段腹主动脉瘤,细胞浸润于中层外部及外膜中最为明显,细胞浸润呈各种不同的模式,有的炎性细胞散在处于中层不定的物质中,有些则紧密聚集呈淋巴样组织。

(2)弹力层破坏:细胞外基质重塑失常,中层弹力纤维弹性蛋白丧失后,在中层和外膜多由胶原组织代偿。腹主动脉瘤中Ⅱ型胶原的成分明显增多,并远多于动脉硬化性闭塞者,在腹主动脉瘤巨噬细胞浸润造成的组织损伤部位大量表达。

(3)平滑肌细胞减少:腹主动脉瘤中层平滑肌细胞的凋亡导致平滑肌细胞大量丧失。平滑肌细胞减少是腹主动脉瘤的三大原因之一。

三、临床表现

腹部搏动性包块是腹主动脉瘤的特异性和代表性的临床表现,除非发生破裂,一般无特殊症状,多为体检时发现,还有部分病人自己扪及腹部搏动性包块而就诊。

(一)疼痛

疼痛为破裂前的常见症状,多位于脐周及中上腹部。动脉瘤侵犯至腰椎时,可有腰骶部疼痛,若近期出现腹部或腰部剧烈疼痛,常预示瘤体濒临破裂。

(二)瘤体破裂

急性破裂的病人表现为突发腰背部剧烈疼痛,伴有休克表现,甚至在入院前即死亡。若破入后腹膜,出血局限形成血肿,腹痛及失血性休克可持续数小时或数天,但血肿往往有再次破裂入腹膜腔致死的可能。瘤体还可破入下腔静脉,产生主动脉静脉瘘,可出现心力衰竭。瘤体偶尔可破入十二指肠引起胃肠道大出血。

(三)其他严重并发症

瘤内偶可形成急性血栓,血栓脱落可造成下肢动脉栓塞。十二指肠受压可发生肠梗阻,下腔静脉受压阻塞可引起周围水肿。

四、辅助检查

(一)彩色多普勒超声

对腹主动脉瘤的诊断很有价值,探查动脉瘤的准确性高,可发现腹主动脉的管腔增粗,清晰显示其外形及附壁血栓等,为目前优选的诊断方法。

(二)腹部 X 线平片

主要表现为主动脉区域膨大的弧形钙化,也可以表现为腹部巨大的软组织影,腰大肌轮廓显示不清。这些都提示腹主动脉瘤的存在。

(三)CT 血管造影(CTA)

CTA 是腹主动脉瘤最常用的检查手段,与超声检查相比,可以更清晰地显示腹主动脉瘤的全貌及其与周围组织结构如肾动脉、腹膜后及脊柱的关系,以及腹膜后血肿等。其诊断准确率几乎达 100%(图 3-1)。

(四)磁共振血管造影(MRA)

主要作为腹主动脉瘤腔内修复术中的评估手段。对于肾脏功能不全的病人,可以考虑行 MRA 检查。

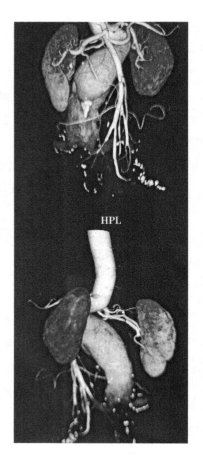

图 3-1　CTA

五、临床治疗

(一)保守治疗

1. 瘤体直径<4cm,建议每 2~3 年进行一次 B 超检查;瘤体直径 4~5cm,需要严密监测,建议每年至少行一次 B 超或 CT 检查;一旦发现瘤体 >5cm,或监测期间瘤体增大速度过快,需要尽早手术治疗。

2. 药物治疗,控制血压和心率,口服 β 受体阻滞剂可以降低动脉硬化引起腹主动脉瘤的扩张速度,有效降低破裂风险,减少围手术期不良心脏事件导致的死亡。这是目前唯一有效的主动脉瘤保守治疗药物。

(二)手术治疗

1. 手术切除　腹主动脉瘤切除、人工血管置换术(图 3-2),目前仍是治疗此病的经典术式。手术适应证包括:

(1)腹主动脉瘤直径≥5.5cm 者。

(2)随访过程中,直径每年增加超过 1cm 者。

(3)有症状的腹主动脉瘤。

2. 腹主动脉瘤腔内修复术(EVAR)　是治疗腹主动脉瘤的微创手术方式,其手术适应证和禁忌证基本与开放手术相同,其特点是创伤小,避免了传统手术带来的巨大创伤和痛苦,降低了病人心、肺等重要脏器并发症的发生率和病死率,尤其为一些有严重合并症、预期不能耐受传统开腹手术或手术后可能出现严重并发症的高危病例提供了治疗的机会。随着"开窗技术""烟囱技术"等的成熟和带分支支架及多层支架的出现,越来越多原本需要行开腹手术治疗的复杂腹主动脉瘤倾向于腔内治疗。另外,对于某些累及内脏动脉而不适合行腔内治疗,且合并其他严重疾病不能行开放手术治疗的病人,为了减少手术创伤,为微创腔内修复手术创造条件,可应用

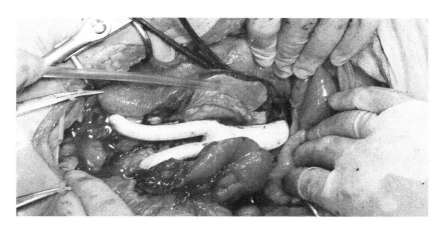

图 3-2 人工血管置换术

联合开放手术和腔内修复术的杂交技术来治疗。

六、护理评估

1. 健康史

（1）了解病人患病时间、诱因及主要症状等，有无既往史、过敏史、家族史等。

（2）了解病人有无摄入高胆固醇饮食，生活作息是否规律，有无烟酒嗜好，体育锻炼情况，睡眠及大小便情况等。

（3）了解病人文化程度，对疾病防治知识的了解程度，用药依从性等。

2. 身体评估 评估病人生命体征、意识、精神状态，有无腹痛、腹部搏动性包块，心脏听诊有无收缩期杂音，消化道或输尿管有无梗阻等。

3. 心理社会状况 了解病人心理状况，家庭成员情况，经济情况以及家庭成员对病人的支持程度等。

七、常用护理诊断/问题

1. 知识缺乏：缺乏本病的相关知识。

2. 恐惧 与瘤体危险性高有关。

3. 潜在并发症：大出血、下肢血栓。

4. 有感染的危险 与手术切口部位多有关。

5. 有皮肤完整性受损的危险 与长期卧床有关。

八、护理目标

1. 病人了解本病的病因及预防、治疗措施。

2. 病人恐惧感减轻，能够配合治疗和护理。

3. 病人未发生并发症或及时发现并积极处理并发症。

4. 病人无感染，切口按期愈合。

5. 病人皮肤黏膜保持完整。

九、护理措施

1. 术前护理

（1）一般护理

1）活动与休息：嘱病人避免剧烈活动，避免腰腹过屈、长时间深蹲、盘腿屈膝等。

2）饮食：病人保持低盐、低脂、低胆固醇饮食，进食含丰富维生素、纤维素、易消化的食物。

3）心理护理：认真分析病人心理状态，注意病人情绪变化，主动给病人讲解疾病知识，同时给予病人安慰、鼓励等，增强病人战胜疾病的信心。

（2）病情观察及对症护理

1）生命体征监测：密切监测病人血压、脉搏变化。若血压先升后降，脉搏加快，往往提示动脉瘤破裂，应立即报告医生。

2）排泄的观察与指导：嘱病人保持大便通畅，排便困难时，勿用力屏气，及时告知医护人员，必要时遵医嘱使用通便药物。

3）疼痛护理：动态评估病人疼痛的部位、性质、程度，一旦出现疼痛突然加剧，且难以忍受，提示可能瘤体破裂，应做好抢救准备。

（3）术前准备：向病人讲解手术的必要性、麻醉方式、手术方法及术中、术后可能出现的不适。教会病人在床上轴线翻身、排便的方法。全麻病人术前禁食 8 小时，禁水 4 小时。术前于双侧腹股沟、会阴部皮肤做好皮肤准备。

2. 术后护理

（1）一般护理

1）体位与活动：指导病人取平卧位，介入术后术肢伸直制动 6~12 小时，如有伤口渗血渗液，延长术侧肢体制动时间，必要时用约束带辅助肢体制动。指导病人翻身、咳嗽时不宜用力，避免腹压升高引起穿刺点或缝合处出血。指导病人术后进行术侧肢体踝泵运动，使用间断充气压力装置并鼓励病人尽早下床活动，促进下肢血液循环，防止深静脉血栓形成。

2）饮食指导：全麻术后禁食禁水 6 小时，6 小时后遵医嘱给予流质、半流质饮食。

（2）病情观察

1）生命体征监测：对于瘤体较大的病人，应每 15~30 分钟监测一次生命体征，将心率控制在 60~75 次/min。因为血压的变化是导致瘤体破裂的重要因素，所以应将收缩压控制在 110~120mmHg。密切观察病人血压、脉搏变化。

2）伤口观察：保持敷料清洁干燥，防止感染。

3）末梢循环观察：观察穿刺局部有无渗血、血肿、瘀斑，检查双侧足背动脉搏动、双下肢皮温和色泽。

4）疼痛：开腹的腹主动脉瘤修复术后病人的疼痛控制，推荐使用包括硬膜外镇痛在内的多级疼痛治疗方案。

（3）并发症预防

1）主动脉腔内治疗术后综合征：①严密监测病人实验室检查结果,遵医嘱规范使用抗生素。②体温过高的病人,给予物理降温及药物降温治疗。③血红蛋白低的病人可能产生头晕等症状,嘱病人卧床休息,防止跌倒或坠床。④血小板计数低的病人有出血倾向,嘱病人卧床休息,密切观察病人全身有无淤青、大小便颜色、牙龈是否出血等,遵医嘱输注血小板等。⑤遵医嘱给予地塞米松等药物进行抗炎治疗。

2）肾功能不全：①术后严密监测病人尿液的性质、颜色、量的变化。②遵医嘱抽血送检,观察尿素、肌酐变化。③遵医嘱予以补液治疗,必要时碱化尿液,使用利尿剂。

十、护理评价

1. 病人能否正确描述本病的病因及预防、治疗措施。
2. 病人恐惧感是否减轻,是否能够配合诊疗和护理。
3. 病人是否发生并发症或是否及时发现并积极处理并发症。
4. 病人是否发生感染。
5. 病人皮肤黏膜是否保持完整。

十一、健康教育

1. **用药指导**　遵医嘱按时服用降压药物,每天定时测量血压。
2. **饮食指导**　以低盐、低脂、清淡饮食为宜,多吃富含维生素、纤维素的食物,禁食辛辣、刺激及胆固醇高的食物。
3. **运动锻炼**　鼓励病人进行适当功能锻炼,禁止进行剧烈活动,如快跑、蹦极等运动。
4. **建立良好健康行为**
（1）保持心情舒畅,情绪稳定,防止大喜大悲引起血压升高,影响腹主动脉瘤。
（2）绝对戒烟,天气寒冷时做好保暖工作,防止感冒咳嗽,引起腹腔内压力增加,导致腹主动脉瘤破裂。
（3）保持大便通畅,如便秘,切忌用力屏气排便,可遵医嘱使用通便药物。
5. **复诊**　出院后按要求定时进行胸部、腹部、骨盆 CT 扫描及 X 线检查。

（郭　娜　佘晓莉　王世英　潘瑞丽　关玉霞）

第四章

高原相关消化系统与风湿性疾病的护理

第一节　胆　囊　结　石

一、概述

胆囊结石（cholecystolithiasis）是在胆囊内发生的主要以胆固醇结石或以胆固醇为主的混合型结石和黑色胆色素结石。主要见于 40 岁以上成年人，女性多于男性，截至目前依然是一种世界范围内的常见病、多发病，其发病率在西方国家为 10%~20%。随着人们生活水平的不断提高及 B 超等医疗检查的广泛应用，我国胆囊结石的发病率逐年上升，由 2%~7% 上升到目前的 8%~10%。据统计，目前胆石症病人中 80% 以上为胆囊结石，而有症状的胆囊结石病人就占50%。伴随发病率的日趋上升，胆囊结石已成为严重困扰人类健康的疾病。

二、病因与病理生理

胆囊结石成因复杂，与多种因素有关。相关研究表明，胆汁淤积、细菌感染、胆汁化学成分改变是造成胆囊结石的最重要因素，各因素互相影响、互为结果共同导致了胆囊结石的发生。

（一）胆囊结石与代谢因素的关系

国内报道的胆囊结石高危因素与代谢因素相关的研究较少，以往研究显示肥胖病人胆石症的发生率比正常人高 3~4 倍。对于糖尿病与胆囊结石的关系，目前还存在争议，与正常人群相比，糖尿病病人胆囊结石的发病率较高。

（二）胆囊结石与胆囊运动功能调节机制的关系

1. 胆囊结石与内分泌的关系　胆囊运动功能的调节主要受内分泌因素和众多神经的相互作用，其分别在餐后及消化间期对胆囊的运动进行调节。

2. 胆囊结石与受体的关系　目前尚缺乏有效的证据证明受体与胆囊运动功能的关系，但研究表明，胆囊结石病人十二指肠黏膜胆囊收缩素（cholecystokinin，CCK）浓度明显升高，与受体缺乏及胆囊排空障碍有关；胆石症病人早期肌肉收缩增强，晚期收缩能力下降，提示胆石症本身可影响胆囊的运动功能。

3. 胆囊结石与致石基因及遗传的关系　实验发现，胆石症有一定的遗传性。有专家研究过近亲关系的小鼠,发现了首个小鼠致石基因 *Lith1* 基因。此外,单卵双生之间发生胆固醇胆囊结石的概率相当,也证实了胆囊结石的基因遗传性。

4. 胆囊结石与细菌感染的相关性 胆囊结石与细菌的关系可以归纳为两个方面,一方面胆固醇结石与细菌代谢产物有关,细菌感染引起的胆囊炎与胆囊结石的发生有关;另一方面,细菌感染引起的胆囊黏膜分泌紊乱、胆囊运动障碍及急慢性胆囊炎引起胆汁体内淤积,改变胆汁的性质,同样能促进胆固醇结石的形成。

三、临床表现

近 50% 的胆囊结石病人可无症状,仅在体格检查、手术和尸体解剖时偶然发现,称为静止性胆囊结石,随着健康体检的普及,无症状胆囊结石的发现明显增多。胆囊结石的典型症状为胆绞痛,只有少数病人出现,其他症状常表现为急性或慢性胆囊炎。主要临床表现如下:

(一)胆绞痛

典型发作是在饱餐、进食油腻食物后或睡眠中体位改变时,由于胆囊收缩或结石移位加上迷走神经兴奋,结石嵌顿在胆囊壶腹部或颈部,胆囊排空受阻,胆囊内压力升高,胆囊强力收缩而发生绞痛。疼痛位于右上腹或上腹部,呈阵发性,或者持续性疼痛阵发性加剧,可向右侧肩胛部和背部放射,部分病人因疼痛剧烈而不能准确说出疼痛的部位,可伴有恶心、呕吐。首次发作后,约 70% 的病人在 1 年内会复发。

(二)上腹部隐痛

多数病人仅在进食过多、吃油腻食物、工作紧张或休息欠佳时感到上腹部或右上腹部隐痛,或者有饱胀不适、嗳气、呃逆等,常被误诊为"胃病",行胃镜相关检查或治疗后无好转,需要与之鉴别。

(三)胆囊积液

胆囊结石长期嵌顿或阻塞胆囊管但未合并感染时,胆囊黏膜吸收胆汁中的胆色素,并分泌黏液性物质,导致胆囊积液。积液呈透明无色,又称为白胆汁。

(四)黄疸

1. 多见于胆囊炎症反复发作导致穿孔,致使胆石性肠梗阻或胆囊小结石通过 Oddi 括约肌引起损伤或嵌顿于壶腹部导致胰腺炎,称为胆源性胰腺炎。

2. 见于 Mirizzi 综合征。Mirizzi 综合征是指由于胆囊颈部或胆囊管结石嵌顿和/或其他良性疾病压迫或炎症波及引起肝总管或胆总管不同程度梗阻,导致的以胆管炎、梗阻性黄疸为特征的一系列症候群。由于胆囊管与肝总管伴行过长或胆囊管与肝总管汇合位置过低,持续嵌顿于胆囊颈部的结石或胆囊管结石压迫肝总管,引起肝总管狭窄,炎症反复发作导致胆囊肝总管瘘管,胆囊管消失,结石部分或全部堵塞肝总管(图 4-1)。

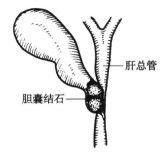

肝总管

胆囊结石

图 4-1 Mirizzi 综合征

四、辅助检查

(一) 实验室检查

急性胆囊炎病人的血常规可表现为白细胞、中性粒细胞比例增加;肝功能异常等。

(二) 超声检查

胆囊结石的存在或不存在应通过系统的经皮超声检查来证实。超声诊断胆囊结石的灵敏度 >95%,特异性近 100%,是首选的检查方法。超声检查见胆囊内有强回声团、随体位改变而移动、其后有声影即可确诊为胆囊结石。

(三) 其他检查

如果超声检查结果不清楚,或者怀疑有并发症,CT 和 MRI 可同时评估肝内和肝外胆管的情况。

五、临床治疗

一般来说,胆囊结石的治疗只有在出现症状时才适用。无症状病人如没有胆囊切除的指征,一般不需要积极手术治疗,可观察和随诊。对于有症状、出现并发症的胆囊结石需要手术治疗,治疗目标是预防或减少新发的胆源性疼痛;避免胆石症后遗症,消除现有并发症。应根据病情的严重程度选择不同的治疗方案。

(一) 腹腔镜下胆囊切除术

腹腔镜下胆囊切除术(laparoscopic cholecystectomy,LC)是目前治疗有症状或并发症胆囊结石的首选方法,建议在下列情况下积极考虑进行外科手术治疗:

1. 中老年女性病人。

2. 病史较长,>10 年者。

3. 胆囊结石直径≥3cm、胆囊息肉 >1cm。

4. 超声、CT 等影像学检查同时示胆囊壁有局限性增厚、瓷化性胆囊、胆囊萎缩或充满型胆囊结石者。

5. 胆囊结石同时合并胆囊息肉者。

6. 糖尿病合并胆囊结石者。

7. 儿童胆囊结石者(因儿童胆囊结石多与某些特殊因素有关,如遗传性球形红细胞增多症)。

8. 老年人或伴有心肺功能障碍合并胆囊结石者。

9. 家族中有胆囊癌遗传因素的胆囊结石者。

10. 由于思想压力较大,强烈要求手术治疗者。

(二) 内镜微创保胆取石术

内镜微创保胆取石术巧妙运用了纤维胆管镜功能,将其伸入到病人胆囊内部,在直视状况下诊治胆囊管、胆囊。由于纤维胆管镜可以从任何角度弯曲,同时还可以发挥照明作用,放大图像,所以在治疗过程中可以彻底取尽结石,安全性较高,同时其他医务人员可以通过监视系统给予术者帮助,起到辅助手术作用,提高治疗可靠性与安全性。有学者对行内镜微创保胆取石术的病人进行了为期 8 个月的观察研究,结果显示,疾病复发率仅为 9% 左右。内镜微创保胆取石术和胆囊造瘘取石术、开腹胆囊切除术以及腹腔镜胆囊切除术一样,是治疗胆囊结石的科学有效方式(文末彩图 4-2)。

(三) 非甾体抗炎药

治疗胆绞痛可使用非甾体抗炎药,如果疼痛非常严重,可使用阿片类药物。

(四) 抗生素

急性胆囊炎伴脓毒症、胆管炎、脓肿或穿孔,必须立即使用抗生素。

六、护理评估

1. 健康史

(1) 询问与本病有关的病因及诱因:如有无高脂肪饮食、糖尿病、高脂血症、胃肠道手术史,家族史等。

(2) 了解治疗经过、目前生活方式,对疾病的性质、过程、预后及防治知识的了解程度,心理状态等情况。

2. 身体评估　特别关注以下症状和体征:

(1) 全身症状:如发热、乏力、右上腹或腹部疼痛不适。

(2) 疼痛:疼痛部位、性质。

(3) 消化道症状:有无恶心、呕吐、呃逆。

(4) 有无右上腹部压痛、反跳痛。

(5) 黄疸。

(6) 墨菲征(Murphy sign)阳性:提示急性胆囊炎。

七、常用护理诊断/问题

1. 体温过高　与胆囊炎有关。

2. 疼痛　与结石嵌顿、穿孔、感染有关。

3. 有皮肤完整性受损的危险　与皮肤瘙痒有关。

4. 潜在并发症:黄疸、感染、穿孔、肠胆内瘘等。

八、护理目标

1. 病人体温正常,感到舒适。

2. 病人主诉疼痛程度减轻或消失。

3. 病人保持全身皮肤黏膜完整性。

4. 病人未发生并发症或能及时发现并积极处理并发症。

九、护理措施

1. 一般护理　急性期或准备手术者,应禁食、胃肠减压。积极补充体液、电解质和热量,以维持病人水、电解质、酸碱平衡。慢性或非手术治疗病情稳定者,予以清淡饮食,忌油腻食物,体温升高者给予物理降温。协助病人取舒适卧位。

2. 术前护理

(1)常规准备:术前一天备皮、皮试、禁食。

(2)心理护理:根据病人的不同心理状态、不同性格、不同文化层次,给予个体化心理疏导。向病人及家属耐心、细致讲解手术的优点、手术过程、麻醉方式及术后注意事项,消除病人及家属的顾虑,增加其配合手术的信心。

3. 术后护理

(1)体位护理:全麻术后常规予以病人去枕平卧位,头偏向一侧,避免误吸引起窒息。待完全清醒、血压平稳后,改半卧位,有助于呼吸,减轻伤口肿胀及疼痛,利于愈合。同时便于个别带引流管的病人腹腔内液体引流。

(2)病情观察:密切监测生命体征,加强呼吸监测,注意血氧饱和度的变化。观察伤口渗出情况。

(3)引流管护理:密切观察引流液的量、颜色及性质。腹腔引流管妥善固定,防止扭曲、堵塞及脱落,保持引流通畅,避免逆行感染。

(4)饮食护理:手术当天禁食禁水,次日可先饮少量温开水,饮水后无腹胀不适,可进清淡流食,但避免进食牛奶、豆浆等产气食物,以免引起腹胀。术后第 2 天进流食后无不适,可进清淡半流食 2 天。随后逐渐恢复低脂、低胆固醇、多维生素、易消化普食。

(5)消化道护理:术后常规吸氧 6~8 小时,加速排出腹腔内残留气体,纠正高碳酸血症,减少术后恶心、呕吐的发生。呕吐频繁的病人予以甲氧氯普胺肌内注射。重症病人应禁食并补充肠外营养,以维持水、电解质平衡,呕吐时保持呼吸道通畅,防止误吸。

(6)肩背部酸痛的护理:腹腔中 CO_2 可积聚在膈下产生碳酸,刺激膈肌,引起术后不同程度的腰背部、肩部不适或疼痛。一般无须特殊处理,可自行缓解。

(7)并发症的观察与护理

1)胆瘘:若病人出现发热、腹胀和腹痛等腹膜炎表现,或腹腔引流液呈黄绿色胆汁样,常提示发生胆瘘。一旦发现,及时报告医生并协助处理。

2)出血:术后早期出血多由凝血功能障碍、术中止血不彻底或结扎线脱落所致。一般术后12~24 小时腹腔引流管可有少量血性渗液,若出血量大,呈鲜红色,或有血压下降、脉搏细速、面色苍白等休克表现,应立即与医生联系,并配合进行抢救。

十、护理评价

1. 病人体温是否维持在正常范围,是否感到舒适。

2. 病人疼痛程度是否减轻或消失。

3. 病人皮肤黏膜是否保持完整。

4. 病人是否发生并发症或是否及时发现并积极处理并发症。

十一、健康教育

1. 疾病知识指导

（1）胆囊结石的危险因素是高脂血症、胆囊炎、脂肪肝等，易患因素是超重、肥胖、体力活动少、常食高热量和含较多动物脂肪及胆固醇的食物等。

（2）胆囊结石的常见症状，如疼痛的性质、部位、时间及诱因等。

（3）简单自我处理方法，胆囊结石疼痛常发生在饱餐、进食油腻食物等后，疼痛部位在右上腹或上腹部。疼痛时限制进食油腻食物，保暖，口服消炎、利胆药物。如果疼痛不缓解，及时就医。

（4）改变饮食习惯和结构是减少胆囊结石发生的主要因素，肥胖者须采取减肥措施，使体重指数小于或接近标准体重指数。合理安排饮食，选用低热量、低盐、低脂肪、低胆固醇、低糖清淡饮食，多食蔬菜和水果，加强锻炼。

（5）对于经非手术治疗无效、需要手术的病人，交代手术前后的注意事项及手术的必要性，取得病人的配合。

2. 改变不良生活习惯 耐心细致有针对性地进行指导，讲解改变不良生活习惯对健康的影响。

3. 运动指导 根据病人的性别、年龄、爱好等指导病人选择适宜的运动方式，如慢跑、散步、快步行走、游泳、打太极拳、登山、打乒乓球、羽毛球、跳绳等，以不感到疲劳为度，宜循序渐进，持之以恒。

4. 心理护理 帮助病人减轻精神压力，保持良好心态。主动与病人交谈，取得病人信任，了解病人不良情绪产生的原因，训练病人自我调节的能力。与病人家属及朋友共同合作，予以精神支持和安慰。

第二节 胆总管结石

一、概述

胆总管结石是位于胆总管内的结石，大多数为胆色素结石或以胆色素为主的混合结石，多位于胆总管的中下段，但随着结石增多、增大和胆总管扩张、结石堆积或上下移动，常累及肝总管。胆总管结石的含义实际上应包括肝总管在内的整个肝外胆管结石，根据其来源可分为原发性胆总管结石和继发性胆总管结石。在胆管内形成的结石称为原发性胆囊结石，其形成与胆道感染、胆汁淤积、胆道蛔虫密切有关；胆管内结石来自胆囊者，称之为继发性胆管结石，以胆固醇结石多见。胆总管结石在西方国家罕见，多见于东方各国，我国南方地区和农村地区原发性胆管结石的发病率高于西北地区和城镇地区的发病率，流行病学调查中，胆总管结石在成人中发病率为10%~15%，并且肥胖的中年妇女显著多于男性，其好发年龄为40~60岁。胆总管结石通常会导致病人出现黄疸、高热、寒战等症状，该病的治疗通常采用微创治疗，病人预后佳，创伤小。

二、病因与病理生理

(一) 病因

胆总管结石的病因以及具体机制,尚未完全明确,针对胆总管结石的成因,仍需进一步探讨。许多文献资料认为其由多种因素诱发,与之相关的因素有年龄、胆道感染、胆囊结石、胆管狭窄、肝内胆管结石、十二指肠乳头旁憩室、Oddi 括约肌功能障碍、胆道蛔虫、胃肠功能失调、甲状腺功能减退等。

1. 年龄　与胆总管结石呈现出正相关的关系,随着年龄增长,人体的新陈代谢及激素的分泌水平也会发生不同程度的改变,胆汁成分和胆道系统功能也会发生变化,进而可能会形成胆总管结石。

2. 十二指肠乳头旁憩室　憩室可压迫胆管,进而导致胆管内压增高,造成胆汁淤积,憩室如果出现炎症还可波及胆道,诱发胆总管结石的形成。

3. Oddi 括约肌功能障碍　当 Oddi 括约肌功能障碍时,会导致 Oddi 括约肌基础收缩压改变。如果收缩压力增大则会引起顺行运动减少,病人即会出现胆汁淤积或者排通不畅等;当收缩压力减少时,则会引起肠液逆流,细菌入侵胆道,使原本无菌的胆道环境发生细菌感染,综上两者均会导致胆总管结石的发生。

4. 胆道蛔虫　肠道蛔虫逆行进入胆道,部分死亡后停留于胆道,有的可能排出虫卵,结果就会形成结石的核心载体,最终形成胆总管结石。

5. 胆道感染　易造成胆道狭窄和梗阻,而胆道梗阻又会加重胆道感染,如此恶性循环,加快结石形成。

6. 甲状腺功能减退　导致胆总管结石形成的机制,可能是由于甲状腺激素不足导致肝脏代谢异常,胆汁中胆固醇含量和成分发生变化;甲状腺功能减退的病人胆汁分泌减少进而流入十二指肠中的胆汁减少,最终导致胆总管结石的形成。

7. 胃肠功能失调　病人肠胃功能异常进而引起肠胃神经末梢释放神经递质,抑制肠胃运动,使肠胃蠕动过慢,胃肠内容物排空延迟,同时还可抑制肝胰壶腹括约肌和胆胰收缩,下一步可引起胆总管结石等症状。

8. 胃动素及生长激素　胃动素在人体内含量降低,使 Oddi 括约肌的收缩波数和波幅明显减少,干扰胃肠移行性复合运动时胆汁排放,同时刺激消化间期消化液的分泌,诱发胆汁淤滞,导致结石的形成。生长抑素水平升高,抑制性调节增强,抑制胃动素的释放,亦可直接对抗胃动素对胆道平滑肌受体的兴奋作用,从而抑制胆囊和胆道平滑肌收缩,延缓胆汁排泄,诱发胆汁淤滞,导致结石形成。此外,胃动素和生长抑素的紊乱,还可引起胆管黏膜细胞的变化,从而引起胆总管结石。

9. 后天形成因素　主要包括胆囊炎,饮食因素如高脂饮食、暴饮暴食、三餐不规律,以及经常作息紊乱,均易形成结石。

(二) 病理生理

本症可能引起的病理变化基本上决定于两个因素。

1. 梗阻是否完全 视结石的大小和部位而有不同,亦与胆总管括约肌的功能状态有关。

2. 有无继发感染 常视结石的成因和性质而异,其炎症的范围和严重性亦有很大差别。

三、临床表现

胆总管结石的临床表现复杂多样,主要与结石造成胆总管梗阻的程度有关。胆总管梗阻和相伴发生的急性化脓性胆管炎,在结石有效清除以前,症状反复发作。胆管梗阻是决定性的因素,病情的轻重,进展的急缓和梗阻的程度(是否完全)和持续的时间,胆道感染的严重程度,肝脏损伤的程度和范围与是否有并发症等有密切关系。

(一)结石未完全梗阻胆管

无明显不适,或仅为上腹部不适,实验室检查可出现转肽酶和碱性磷酸酶升高。

(二)结石完全梗阻胆管

可引起胆绞痛,胆管扩张、胆汁淤积,严重者可致肝功能受损。临床表现为皮肤巩膜黄染,小便颜色加深,大便颜色变浅,可呈陶土样大便;随着黄疸的加深,许多病人会出现皮肤瘙痒。

(三)继发感染

可出现腹痛、发热和黄疸,即急性胆管炎。严重者可引起循环和精神改变,威胁病人生命,临床称为急性梗阻性化脓性胆管炎。

(四)查科三联征

也称 Charcot 三联征,腹痛、寒战发热和黄疸三者并存,是胆总管结石阻塞继发胆道感染的典型表现。若胆管下端梗阻完全,胆囊管通畅,胆囊壁尚未纤维化萎缩,表现右上腹有肿大压痛的囊性包块;肝脏呈对称性弥漫性肿大、压痛;病人表现弛张性高热,肝细胞损害和胆汁淤滞的表现等一系列中毒性症状,总称为急性梗阻性化脓性胆管炎。若就诊较晚或未及时有效解除梗阻,感染进一步加剧,全身毒血症和中毒性休克致重症急性梗阻性化脓性胆管炎,导致严重的并发症甚至危及生命。

(五)腹痛

发生于剑突下或右上腹,以绞痛为主,为阵发性发作,或是持续疼痛并阵发性加重,可向右肩或后背放射,常伴恶心、呕吐等症状。此为胆总管下端或壶腹部结石下移嵌顿,还有 Oddi 括约肌或胆管平滑肌痉挛所致。

(六)寒战高热

胆管阻塞继发感染引起胆管炎,胆管黏膜发炎水肿,加重梗阻引起胆管内压增高,细菌及毒素逆行经毛细胆管进入肝窦至肝静脉,再次进入体内循环,引起全身感染。大约 2/3 的病人在病程中会出现寒战高热,一般会表现为弛张热,这时体温可高达 39~40℃。

(七)黄疸

胆管梗阻后可出现黄疸表现,严重程度、发生及持续时间与胆管梗阻的程度、部位,及有无合并感染有关。如果是部分梗阻,黄疸的程度较轻;如果为完全性梗阻,黄疸程度加深;如果结石在 Oddi 括约肌部位嵌顿,黄疸则呈进行性加深;合并胆管炎时,胆管黏膜与结石间的间隙,因黏膜水肿而缩小或消失,黄疸逐渐明显,随炎症的发作及控制,出现间歇性和波动性。

胆总管结石的临床表现及病情的轻、重、危,完全取决于结石阻塞时的程度和有无胆道感染。由于胆道扩张,加之胆囊收缩,胆总管的蠕动可使结石移位或排出。一旦梗阻解除,胆汁不流通症状得以缓解。但如果胆道感染严重,并发急性梗阻性化脓性胆管炎,则病情发展迅速,近半数病人很快出现烦躁、谵妄或嗜睡、昏迷以及血压下降和酸中毒等感染性休克表现,如不及时治疗,常在1~2天,甚至数小时内因循环衰竭而死亡。所以在一般胆道感染的 Charcot 三联征(腹痛、寒战高热、黄疸)之外,出现休克、意识障碍,统称雷诺尔德五联征(Reynolds 五联征),为急性梗阻性化脓性胆管炎的临床症状。

四、辅助检查

(一)实验室检查

病人急性发作期,可能存在白细胞、中性粒细胞计数升高,肝功能检查可见胆红素、碱性磷酸酶、γ-谷氨酰转移酶及血清转氨酶有不同程度的升高,重症病人也有可能出现电解质及肾功能异常,而发作期间可能仅表现为碱性磷酸酶、γ-谷氨酰转移酶升高或各项指标均正常。

(二)影像学检查

1. 超声检查　目前诊断胆总管结石的初筛方法,具有操作方便、安全、可靠、开展广泛等特点,可显示肝内外胆管及胆囊的病变情况,但胆总管下端常受胃肠道气体干扰而降低检查准确率。

2. 磁共振胰胆管成像(MRCP)和超声内镜检查(EUS)　推荐 MRCP 和 EUS 作为胆总管结石病人的精确检查方法,能够清晰显示胆总管内的结石位置、数量、大小等信息。

3. 内镜逆行胰胆管造影(ERCP)　ERCP 具有一定的创伤性和风险,病人大多需要住院治疗,费用较高,术后可能发生急性胰腺炎、急性胆管炎、出血、穿孔等并发症,目前大多已被 MRCP 取代。因此,原则上不建议实施单纯诊断性 ERCP。

4. 增强 CT 或 MRI 检查　对疑似合并恶性肿瘤的病人推荐增强 CT 或 MRI 检查,但是 CT 无法发现胆总管内等密度的泥沙样结石或者含钙少的结石。

五、临床治疗

(一)无症状胆总管结石

根据结石大小决定诊疗方案,有研究报道直径小于 3.5mm 的结石大多可以自行排出,这部分病人定期复查,暂不手术。结石超过 3.5mm 者大多不能自行排出,即使没有症状也应尽早手术治疗。

(二)胆总管结石

治疗方法多种多样,各有优缺点,但是随着腹腔镜和内镜设备以及技术不断发展、更新,胆总管结石的微创治疗已成为主要的治疗方式。

1. 急性期治疗　胆绞痛或急性胆管炎发作的病人应立即禁食,给予解痉、止痛治疗,同时给予补液和抗感染治疗,积极完善实验室和影像学检查,尽快手术治疗。

2. 一般治疗　对于等待手术的无症状胆总管结石病人、拒绝手术治疗的病人以及因严重内科疾病不适于手术治疗的病人,应注意适当清淡饮食,可以尝试口服熊去氧胆酸、复方阿嗪米特以及中药等药物治疗,但大多并无确切的治疗效果。

3. 药物治疗　由于个体差异大,用药不存在绝对的最好、最快、最有效,除常用非处方药外,应在医生指导下充分结合个人情况选择最合适的药物。胆总管结石的药物治疗,通常没有确切的治疗效果,常作为手术前的准备治疗、辅助治疗或二线治疗,主要方法包括应用抗生素抗感染治疗,解痉止痛,纠正水、电解质及酸碱平衡紊乱等。临床中,首选第三代头孢菌素类抗生素,与抗厌氧菌抗生素等联合使用效果较明显。疼痛病人予以解痉止痛药物治疗,禁用吗啡,防止引起Oddi括约肌的痉挛。

4. 手术治疗

(1)胆总管切开取石术:可采用腹腔镜或开腹手术,适用于单纯胆总管结石、胆管上下端通畅,以及无狭窄或其他病变者。若病人同时伴有胆囊结石与胆囊炎,应同时行胆囊切除术。对于不伴胆囊结石的病人是否需要同时切除胆囊尚存在争议。术中根据有无残余结石、胆管壁炎症水肿程度、胆总管直径等决定是否留置 T 管引流。

(2)胆肠吻合术:又称胆汁内引流术,该术式不是胆总管结石的常用治疗方法,仅适用于胆总管远端狭窄伴胆总管结石者。

(3)ERCP:曾经一度成为胆总管结石的主要治疗方式,85%~90% 的胆总管结石病人可通过内镜乳头胆管括约肌切开(EST)或内镜乳头气囊扩张术(EPBD)结合网篮或取石气塞取出结石而得到治愈,成功率约为 98%,并发症发生率为 1%~3%。但是胆管括约肌切开术后容易反复发生肠液逆行进入胆管,诱发反流性胆管炎和胆总管结石。目前,随着腹腔镜胆总管切开取石手术的广泛开展,ERCP 仅用于老年病人和一般情况较差者。

(4)中医治疗:一般认为胆囊功能良好、胆总管下端无狭窄的肝外和肝内胆管结石以及胆道术后残留结石者,均可考虑中药排石或溶石,但是中医药的治疗效果有待循证医学进一步证实。

(5)其他治疗:体温过高时除使用解热退热药物,还可辅助物理降温,如用乙醇或温水擦浴,或使用冰袋、降温毯等;对于无法正常进食的病人,应适当给予肠外营养支持治疗。

六、护理评估

1. 健康史

(1)询问与本病有关的病因及诱因,如有无胆汁瘀滞、胆道感染、胆道梗阻、胆道异物等。

(2)了解治疗经过、目前生活方式,对疾病的性质、过程、预后及防治知识的了解程度,心理状态等情况。

2. 身体评估　有无寒战、高热、发热、腹痛全身症状,有无恶心、呕吐、黄疸等消化道症状,有无皮肤瘙痒;评估疼痛的部位、性质等。

七、常用护理诊断/问题

1. 疼痛　与胆总管结石突然嵌顿有关。
2. 体温过高　与结石引起梗阻发生胆管炎有关。

3. 体液不足　与禁食禁水、呕吐有关。

4. 焦虑　与环境陌生及担心疾病预后有关。

5. 舒适的改变　与放置引流管有关。

6. 有皮肤完整性受损的危险　与梗阻引起黄疸、皮肤瘙痒有关。

7. 知识缺乏:缺乏疾病防治及康复相关知识。

8. 潜在并发症:急性胰腺炎、急性胆管炎、出血、穿孔、低血糖。

八、护理目标

1. 病人疼痛减轻或消失。

2. 病人体温维持在正常范围。

3. 病人维持体液平衡。

4. 病人焦虑减轻或消失。

5. 病人舒适度得到改善。

6. 病人皮肤黏膜保持完整。

7. 病人掌握疾病防治及康复相关知识。

8. 病人未发生并发症或能及时发现并积极处理并发症。

九、护理措施

1. 评估疼痛的部位、性质、强度、持续、缓解时间,病人对疼痛的耐受程度;保持环境的安静舒适;转移病人的注意力;指导和协助病人,以减轻深呼吸、咳嗽或变换体位所引起的疼痛;遵医嘱使用止痛药。

2. 密切观察病人生命体征变化,高热时采取温水或乙醇擦浴、冰袋等物理降温方法,遵医嘱给予退热药及抗炎治疗。

3. 加强营养,纠正体液失衡,禁食期间静脉补充高营养、水、电解质和维生素,待能进食后予以高营养、低脂、低蛋白、高热量、富维生素饮食,如瘦肉、鱼类、豆制品及各种蔬菜、水果等以保证机体对能量及营养的需要。

4. 皮肤瘙痒时用温水擦洗,保持皮肤清洁,协助病人修剪指甲,保持床单位清洁干燥,遵医嘱使用炉甘石洗剂擦拭瘙痒部位。

5. 严密观察病人的病情变化,遵医嘱用药,做好基础护理。

6. 手术护理

(1)一般护理:术前病人禁食禁水 8~12 小时,穿着宽松衣服,除去金属首饰及物品、活动性义齿等。常规完善相关辅助检查,询问碘过敏史,做碘过敏试验,备齐造影剂及术前用药(术前30 分钟肌内注射丁溴东莨菪碱 20mg、地西泮 10mg、盐酸哌替啶 50mg,术前先含服 2% 利多卡因胶浆 20ml,1 分钟后再吞服),在病人左上肢建立一条静脉通道。

(2)术后护理

1)心理护理:热情细心地关心病人,转移病人注意力,缓解病人及家属的紧张情绪。

2）饮食护理：检查后由于麻醉药作用，口腔咽部仍会感觉麻木堵塞，应告知病人麻醉药作用时间为 30~60 分钟，术后常规禁食禁水，禁食期间做好口腔护理，保持口唇湿润，使病人舒适。术后 2 小时、4 小时及次日晨检查血清淀粉酶和血常规，若血清淀粉酶正常，无腹痛、发热、黄疸等情况，遵医嘱予以病人饮水，逐渐过渡到流质饮食，注意给予低脂、少渣、低糖、高维生素饮食，避免粗纤维食物摄入，防止对十二指肠乳头的摩擦导致渗血，1 周后可进普食。

3）观察病情变化：术后返回病房后遵医嘱给予吸氧、心电监护，密切观察病人的面色、体温、脉搏、呼吸、血压变化；密切观察有无恶心、呕吐、腹痛、腹胀及压痛、反跳痛、皮肤黄染等症状体征；密切观察大便的颜色、量、性状以及可能排出的结石；及时检测血清淀粉酶等，并及时记录、汇报。

4）用药指导：术后遵医嘱常规按时使用抗生素，观察体温情况，注意化脓性胆管炎的发生。

5）引流管的护理：①向病人解释引流的重要性和必要性，经常检查并妥善固定引流管，避免折曲、受压、堵塞，保持通畅，引流管在体外做到双固定，即固定在鼻翼侧及颊部，妥善置于床旁，并连接引流袋，观察引流液的颜色、量，做好床旁交接班。同时反复告诫病人在活动及睡觉时，应保护好导管，以防意外滑脱，在鼻胆管出鼻腔处用胶布做一记号，以便及时发现有无脱出，如怀疑导管有少许脱出，不宜强行往里输送导管，应固定好导管，观察胆汁引流情况，并报告医生处理。②引流初期，引流量较多，每日可达 500~1 000ml，后期逐渐减少，如引流量突然减少或引流液由黄色变为无色时，应警惕引流管堵塞或是否置入胰管，应调整体位，保证引流通畅。定期更换引流袋，如引流胆汁澄清，每日引流量在 300~400ml 以上，无感染征象者可暂时不必冲洗。若疑为导管堵塞或脱出，经 X 线透视证实，予以冲洗通畅或重新置管。冲洗时应严格无菌操作，控制冲洗速度和压力，切忌用力过猛、冲洗速度过快或压力过大，否则易造成胆道内压力骤然增高，引起病人不适，发生逆行感染或毒血症等不良后果。置管期间注意维持水电解质和酸碱平衡。引流数日后，临床症状改善，各种指标恢复正常，可拔除鼻胆管。

6）并发症的观察和护理：①急性胰腺炎：是 ERCP 术后最常见的并发症之一，术后 12 小时内出现血清淀粉酶增高，并出现持续性上腹部疼痛、腹胀、恶心、呕吐者，给予禁食并胃肠减压、抑制胃酸分泌、抑制胰液分泌及抗感染、补液治疗，监测血、尿淀粉酶变化等。②急性胆管炎：胆道感染主要表现为右上腹疼痛、发热、黄疸，化脓性胆管炎往往伴有中毒性休克表现；B 超、CT 检查可见胆囊肿大、积液、胆管扩张；血常规示白细胞计数升高。继续禁食、抗感染及解痉、补液治疗，观察生命体征变化及皮肤、黏膜黄染情况，有无瘀斑等，监测出凝血时间，高热时物理降温。③出血：术后第 2 天出现黑便，考虑由胆管黏膜损伤和十二指肠乳头切开处向外渗血所致；经胃镜检查证实后，立即予以去甲肾上腺素针局部止血处理，并遵医嘱予以抑酸、止血、补液治疗，并予以病人禁食、吸氧、心电监护等。④穿孔：早期可出现上腹痛，持续性加重，可放射至背部，X 线检查可出现膈肌下游离气体，配合医生给予紧急处理。⑤低血糖：ERCP 术后易出现低血糖，发生时间为术后 10~20 小时。应加强巡视，密切观察病情变化，及早发现低血糖早期症状，如饥饿感、心慌、头昏、出冷汗等。定期监测血糖，术后病人床旁备含糖溶液或水果糖，若出现低血糖反应，可立即口服或遵医嘱推注葡萄糖溶液。

十、护理评价

1. 病人疼痛是否减轻或消失。
2. 病人体温是否维持在正常范围。
3. 病人是否维持体液平衡。
4. 病人焦虑是否减轻或消失。
5. 病人舒适度是否得到改善。
6. 病人皮肤黏膜是否保持完整。
7. 病人是否掌握疾病防治及康复相关知识。
8. 病人是否发生并发症或是否及时发现并积极处理并发症。

十一、健康教育

1. 入院宣教　热情接待新入院病人,向其主动介绍病区环境、安全管理制度及规章制度、管床医生及管床护士,介绍疾病相关知识。

2. 术前宣教　介绍各项检查的目的及意义;术前3天开始训练床上排便,并告知其目的及意义;与病人及家属沟通,讲解相关事宜,做好心理疏导。

3. 术后宣教　回病房后做好病人的基础护理,讲解卧位、翻身、卫生等注意事项,引流管放置的目的及注意事项,指导术后疼痛及发热的处理方法,做好心理指导。术后24小时若实验室检查无特殊改变,病人无主诉,可给予试饮水,如无恶心、呕吐,可进食米汤、稀饭,少量多次,如进食后呕吐,暂禁食,少量饮水至不吐,再吃稀饭。暂不进食牛奶、豆浆、甜食等产气食物。恢复期宜少量多餐饮食,如无腹胀难受,可进食营养丰富的半流质或软食(如鱼汤、鸽子汤、烂面条、蔬菜、肉类、水果、软饭等),忌辛辣、刺激性饮食,忌暴饮暴食。有鼻胆管引流的病人(无高血压、水肿、肾病者),如果胆汁引流量较多、胃口差,可进食偏咸的饮食。

4. 出院宣教　指导病人3个月内进低脂、清淡饮食,做到"五禁",即忌暴饮暴食,忌食偏酸食物,忌高脂饮食,禁吸烟、饮酒及咖啡等,忌不吃早餐;3个月后逐步过渡到正常饮食,少量多餐,避免油腻、辛辣、刺激性食物,尽量以清淡为主,用植物油炒菜,按时规律吃早餐,适当运动减肥。

5. 引流管注意事项　当出现鼻胆管脱出、腹痛、发热、寒战、黄疸、鼻胆管引出血性液体等情况时,及时急诊就医。

第三节　系统性红斑狼疮

一、概述

系统性红斑狼疮(systemic lupus erythematosus,SLE)是一种系统性自身免疫病,以全身多系统多脏器受累、反复的复发与缓解、体内存在大量自身抗体为主要临床特点。如不及时治疗,会造成受累脏器的不可逆损害,最终导致病人死亡。SLE广泛分布于世界各地,地区差异较大,全球SLE患病率为(0~241)/10万,我国SLE患病率为(30~70)/10万。男女患病比为1:(10~12)。

随着 SLE 诊治水平的不断提高,SLE 病人的生存率大幅度提高,该病已由既往的急性、高致死性疾病转为慢性、可控性疾病。

二、病因与病理生理

(一)病因

SLE 的病因复杂,与遗传、环境、性激素等多种因素有关。

1. 遗传因素　同卵双胎罹患 SLE 的高度一致率表明 SLE 的发生可能与遗传相关。数据显示,同卵双胎的发病率要远远大于异卵双胞胎。

2. 环境

(1)药物:有些药物可诱发 SLE 症状,常见的有青霉素、链霉素、头孢菌素、磺胺类药物、保泰松等;还有些药物通过引起 DNA 去甲基化和改变自身抗原从而导致狼疮样综合征,如肼屈嗪、普鲁卡因胺等。

(2)日光和紫外线:紫外线和阳光照射不仅会导致细胞凋亡增加,也是导致 SLE 的诱因之一。高原强紫外线是诱发、加重 SLE 的重要环境因素。

(3)其他:研究显示,SLE 与病毒感染有关,过敏可能使 SLE 病情复发或加重,社会与心理压力也常产生不良的影响。

3. 性激素　女性罹患 SLE 的风险比男性高 10 倍,女性的性激素是影响 SLE 发生的重要危险因素之一。雌激素和催乳素可促进自身免疫,增加 B 细胞活化因子的产生,并调节淋巴细胞和浆细胞样树突状细胞(PDC)的活化。SLE 病人均有雌酮羟基化产物增高;妊娠可诱发本病或加重本病,特别在妊娠早期和产后 6 周。

(二)病理生理

SLE 的基本病理变化为炎症反应和组织损伤。在受损脏器,通常可见以下特征性的病理改变:

1. 苏木紫小体　由抗核抗体与细胞核结合,使之变性形成嗜苏木紫团块,为诊断 SLE 的特征性依据。

2. 洋葱皮样病变　即小动脉周围有显著向心性纤维组织增生,尤以脾中央动脉明显。

3. Libman-Sacks 赘生物　即心瓣膜的结缔组织反复发生纤维蛋白样变性,形成无菌性疣状赘生物。此外,心包、心肌、肺、神经系统等亦可出现上述基本病理变化。

4. 狼疮性肾炎(lupus nephritis,LN)　肾活组织免疫荧光及电镜检查,几乎均可发现位于肾小球、肾小管间质和血管等部位具有特征性的病理改变。LN 病人典型的肾小球免疫病理表现为 IgG、IgA、IgM、C3、C4、C1q 均阳性,称为"满堂亮(full house)"。

三、临床表现

SLE 临床表现复杂多样。多数呈隐匿起病,早期可仅累及 1~2 个系统,表现为轻度的关节炎、皮疹、隐匿性肾炎、血小板减少性紫癜等,部分病人长期稳定在亚临床状态或轻型狼疮,部分病人可由轻型突然变为重症狼疮,更多的则由轻型逐渐出现多系统损害。SLE 的自然病程多表现为病情的加重与缓解交替。西藏自治区人民医院收治的 SLE 病人中,首诊最常见的症状为关节炎、脱发(文末彩图 4-3)、颧部红斑、口腔溃疡,且 SLE 病人中关节炎、脱发的发生率显著高于平原地区。

(一) 全身症状

活动期病人多数有全身症状,主要包括发热、疲倦、乏力、体重下降等。其中约 90% 的病人出现发热,热型不一,以低、中度热多见,偶有高热。

(二) 肌肉关节

常出现对称性多关节疼痛、肿胀,通常不引起骨质破坏。另外,10% 的病人因关节周围肌腱受损而出现 Jaccoud 关节病,其特点为可复位的非侵蚀性关节半脱位,可维持正常关节功能,关节 X 线检查多无关节骨破坏,但可以出现肌痛和肌无力,并有 5%~10% 的病人出现肌炎。有个别病人出现股骨头坏死,目前尚不能肯定是由于本病所致,或为糖皮质激素的不良反应之一。研究显示,西藏自治区约 80% 的 SLE 病人出现关节痛(文末彩图 4-4)。

(三) 皮肤与黏膜

80% 的病人会出现皮疹,多见于日晒部位,鼻梁和双颧颊部呈蝶形分布的红斑最具特征性。还可能出现皮肤损害(文末彩图 4-4),包括光过敏、盘状红斑、指掌部和甲周红斑、指端缺血、脂膜炎、雷诺现象等。SLE 皮疹无明显瘙痒,明显瘙痒者提示局部过敏,免疫抑制剂治疗后出现的瘙痒性皮疹要注意并发皮肤真菌感染。SLE 口腔溃疡或黏膜糜烂常见。

(四) 肾脏

狼疮性肾炎是 SLE 最常见和严重的临床表现。50%~70% 的 SLE 病程中有临床肾脏受累,肾活检显示 SLE 病人肾脏受累几乎为 100%。早期多无症状,随着病程进展,病人可出现大量蛋白尿、血尿、管型等,乃至肾衰竭。肾衰竭是 SLE 主要死亡原因之一。世界卫生组织对 LN 的病理分型对于估计预后和指导治疗有积极的意义,通常Ⅰ、Ⅱ型的预后较好,Ⅳ、Ⅵ型的预后较差。

(五) 心血管系统

1. 心包炎　最为常见,可为纤维蛋白性心包炎或渗出性心包炎,心脏压塞少见。

2. 心内膜炎　疣状心内膜炎是 SLE 的特殊表现之一,病变多位于二尖瓣后叶的心室面,多无相应的临床症状或体征,但疣状赘生物可因脱落引起栓塞,或并发感染性心内膜炎。

3. 心肌炎　约 10% 的病人有心肌损害,可有气促、心前区不适、心律失常,严重者可发生心力衰竭而致死。

4. 心肌缺血　部分 SLE 病人可有冠状动脉受累而出现心肌缺血的表现,表现为心绞痛和心电图 ST-T 改变,甚至出现急性心肌梗死。除冠状动脉炎可能参与心肌梗死的发病之外,长期使用糖皮质激素加速了动脉粥样硬化,部分病人存在抗磷脂抗体导致动脉血栓形成,可能是两个主要原因。

(六) 肺脏

约 35% 的病人出现双侧、中小量胸腔积液。SLE 所引起的肺间质性病变特点为急性、亚急性期的磨玻璃样改变和慢性期的纤维化,表现为活动后气促、干咳、低氧血症,肺功能检查常显示弥散功能下降。约 2% 的病人可并发弥散性肺泡出血,临床主要表现为咳嗽、咯血、低氧血症、呼吸困难,病情凶险,病死率高达50%以上,肺泡灌洗液或肺活检标本的肺泡腔中发现大量充满含铁血黄素的巨噬细胞,或肺泡灌洗液呈血性有助于诊断,还可出现肺动脉高压、肺梗死等。

(七) 神经、精神

轻者仅有偏头痛、性格改变、记忆力减退或轻度认知障碍;重者可表现为脑血管意外、昏迷、癫痫持续状态等。

1. 中枢神经系统表现　无菌性脑膜炎、脑血管病变、运动障碍、脊髓病、癫痫、急性意识错乱、焦虑状态、认知功能减退、情绪障碍及精神病。

2. 外周神经系统表现　吉兰-巴雷综合征、自主神经病、单神经病、重症肌无力、脑神经病变及神经丛病等。存在上述表现,并除外感染、药物等继发因素,结合影像学、脑脊液、脑电图等检查可诊断神经精神狼疮(NPSLE),也称狼疮脑病。

(八) 消化系统

SLE病人可有食欲减退、恶心、呕吐、腹痛、腹泻或腹水等消化系统症状,活动期SLE可出现肠系膜血管炎,表现类似急腹症,常被误诊为胰腺炎、肠穿孔、肠梗阻等。部分病人以上述症状为首发,不易鉴别,易误诊。SLE常见转氨酶升高,仅少数出现严重肝损害和黄疸。

(九) 血液系统

活动性SLE病人常有血红蛋白下降、白细胞和/或血小板减少。部分病人在起病初期或疾病活动期伴有无痛性轻或中度淋巴结肿大,少数病人有脾大。

(十) 眼部

SLE眼部受累包括干燥性角结膜炎、葡萄膜炎、眼底改变、视神经病变等。眼底检查时可发现视网膜出血、血管炎样病变、棉絮状斑点和硬性渗出。SLE病人也可出现巩膜外层炎,但虹膜炎极为罕见。

(十一) 其他

40%的SLE病人存在抗磷脂抗体,主要表现为动脉和/或静脉血栓形成、习惯性自发性流产、血小板减少、血清抗磷脂抗体检查多次呈阳性等。约30%的SLE病人伴有继发性干燥综合征,因外分泌腺受累,如唾液腺和泪腺等,可表现为口干、眼干等,并常有血清抗SSB、抗SSA抗体阳性。

四、辅助检查

(一) 一般检查

活动期SLE的血常规可表现为全血细胞减少、单纯性白细胞减少或血小板减少;蛋白尿、血尿及各种管型;红细胞沉降率在活动期常增高;肝肾功能异常等。

(二) 免疫学检查

抗核抗体谱(ANAs)免疫荧光抗核抗体检测是SLE的筛选检查,对SLE的诊断灵敏度为95%;ANAs包括一系列针对细胞核中抗原成分的自身抗体,其中,抗双链DNA抗体的特异度为95%,与疾病活动性及预后有关;抗Smith抗体的特异度高达95%,与疾病活动性无明显关系。

(三) 其他自身抗体

1. 抗磷脂抗体　与继发性抗磷脂综合征(APS)有关。

2. 抗神经元抗体　与 NPSLE 有关。

3. 细胞抗体　包括抗红细胞膜抗体,与溶血性贫血有关;抗血小板抗体,与血小板减少有关;抗中性粒细胞胞浆抗体,与白细胞减少有关等。

4. 其他　类风湿因子(RF)阳性等。

(四) 免疫病理学检查

包括皮肤狼疮带试验,表现为皮肤的表皮真皮交界处有免疫球蛋白(IgG、IgM、IgA 等)和补体(C3c、C1q 等)沉积,对 SLE 具有一定的特异性。

(五) 肾活检

LN 的肾脏免疫荧光多呈现多种免疫球蛋白和补体成分沉积,称为"满堂亮"。对狼疮性肾炎的诊断、治疗和预后估计均有价值。

(六) 其他

CT、X 线及心脏超声检查分别有利于早期发现出血性脑病、肺部浸润及心血管病变。

五、临床治疗

SLE 的治疗原则为早期、个体化治疗,最大程度地延缓疾病进展,降低脏器损害,改善预后。SLE 治疗的短期目标为控制疾病活动、改善临床症状,达到临床缓解或可能达到的最低疾病活动度;长期目标为预防和减少复发,减少药物不良反应,预防和控制疾病所致的脏器损害,实现病情长期持续缓解,降低病死率,提高病人的生活质量。SLE 病人宜早期诊断、早期治疗,且应在病因防治和一般治疗的基础上,根据病情的复杂性及严重程度选择不同的治疗方案。

(一) 糖皮质激素

糖皮质激素是目前治疗重症自身免疫病的首选药物,可显著抑制炎症反应,抑制抗原抗体的作用。一般选用泼尼松或甲泼尼龙。在诱导缓解期,根据病情,使用泼尼松 $0.5\sim1mg/(kg \cdot d)$,病情稳定后 2 周或疗程 6 周内,缓慢减量。如果病情允许,以 10mg/d 泼尼松的小剂量长期维持。存在重要脏器急性进行性损伤时(如肺泡出血、NPSLE 的癫痫发作或明显精神症状、严重溶血性贫血等)可应用激素冲击治疗,即用甲泼尼龙 $500\sim1~000mg$ 静脉滴注,每天 1 次,连用 $3\sim5$ 天为一疗程。如病情需要,$1\sim2$ 周后可重复使用,能较快控制病情活动,达到诱导缓解。

(二) 免疫抑制剂

使用免疫抑制剂有利于更好控制疾病活动,保护重要脏器功能,减少复发,以及减少长期激素的需要量和副作用。常用的是环磷酰胺(CTX)或硫唑嘌呤。在有重要脏器受累的 SLE 病人中,诱导缓解期建议首选环磷酰胺或霉酚酸酯治疗,如无明显副作用,建议应用 6 个月以上。在维持治疗中,可根据病情选择 $1\sim2$ 种免疫抑制剂长期维持。

(三) 非甾体抗炎药

主要用于发热、肌肉关节疼痛等的对症处理。常用药物有阿司匹林、吲哚美辛等。

(四) 抗疟药

此类药物主要积聚在皮肤,能抑制 DNA 和抗 DNA 抗体的结合,对皮疹、关节痛及轻型病人有效。常用的有羟氯喹。目前认为羟氯喹应作为 SLE 的背景治疗,可在诱导缓解和维持治疗中长期应用。

(五) 雷公藤总苷

对本病有一定疗效。一般剂量为每次 20mg,每天 3 次。

(六) 其他药物

对病情危重或治疗困难病例,可根据临床情况选择静脉输入大剂量免疫球蛋白、血浆置换等。近年来生物制剂也逐渐应用于 SLE 的治疗,目前用于临床和临床试验治疗 SLE 的生物制剂主要有 Belimumab(anti-BAFF)抗体和抗 CD20 单抗(利妥昔单抗,Rituximab)。

六、护理评估

1. 健康史

(1) 询问与本病有关的病因及诱因:如有无病毒感染、日光过敏、妊娠、药物、精神刺激,家族中有无此病等。

(2) 了解起病时间、病程及病情变化:评估早期不典型 SLE 是否有原因不明的反复发热,抗炎退热治疗往往无效;多发和反复发作的关节痛和关节炎,往往持续多年而不产生畸形;持续性或反复发作的胸膜炎、心包炎;不能用其他原因解释的皮疹、网状青紫、雷诺现象;皮肤黏膜的改变,有无皮疹、红斑、口腔溃疡等;肾脏疾病或持续不明原因的蛋白尿;血小板减少性紫癜或溶血性贫血;不明原因的肝炎;反复自然流产或深静脉血栓形成或脑卒中发作等。评估病人的生命体征、意识、瞳孔的变化及精神障碍;询问病人的月经史、妊娠史、家族史。

2. 身体评估　SLE 的临床表现多种多样,评估时需要特别关注有无前文所述症状和体征。

3. 心理社会状况　本病反复发作,迁延不愈,病人正常生活、工作和社会生活受到影响,加之长期治疗所造成的经济负担,可能使病人出现各种心理问题。注意评估病人的心理状态,有无紧张、焦虑、抑郁,甚至恐惧等;了解病人及其家属对疾病的认识程度、态度以及家庭经济状况、医疗保险情况等。

七、常用护理诊断/问题

1. 体温过高　与原发病有关。

2. 有皮肤完整性受损的危险　与 SLE 导致的皮疹与血管炎有关。

3. 疼痛:慢性关节疼痛　与自身免疫反应有关。

4. 体液过多　与无菌性炎症引起的多浆膜腔积液有关。

5. 气体交换受损　与低氧血症、肺血管阻力增高、肺泡出血等有关。

6. 潜在并发症:感染、出血、神经精神狼疮、排便异常、骨质疏松、狼疮性肾炎。

八、护理目标

1. 病人体温下降,感到舒适。

2. 病人皮肤黏膜保持完整。

3. 病人疼痛减轻或消失。

4. 病人保持体液平衡。

5. 病人呼吸困难缓解,血氧饱和度正常。

6. 病人未出现并发症或能及时发现并积极处理并发症。

九、护理措施

1. 一般护理　保持病室温湿度适宜,急性期嘱病人卧床休息,宜进食高热量、高维生素、低盐、低蛋白食物,准确记录 24 小时出入量,如肾脏受损,注意低盐饮食。SLE 病人是骨质疏松的高危人群,应注意补钙,活动时小心防磕碰,避免发生骨折。

2. 专科护理

(1)生活护理:监测体温,必要时遵医嘱给予物理或药物降温。降温过程中,勤换被服,保持病人皮肤清洁和舒适;多饮水,必要时补液,保证出入量平衡,满足病人生理需求。

(2)活动与休息:活动期病人应卧床休息,关节应保持功能位;慢性期或病情稳定的病人可以适当活动或工作,注意劳逸结合;高原地区常年气温较低,血流速度缓慢,关节炎发病率高于平原地区,嘱病人注意关节部位的保暖;教会病人日常生活中保护关节的方法,以减轻关节的疼痛与不适;协助病人摆放关节功能位,指导病人关节肌肉的功能锻炼,协助病人做好生活护理;关节疼痛者遵医嘱给予镇痛药,给予心理安慰。

(3)肾脏受累的护理

1)病情监测:定时测量生命体征、体重、腹围、腿围;评估病人的水肿程度、部位、范围以及皮肤状况;严格记录 24 小时出入量,使用利尿剂者,密切监测血清电解质浓度变化。

2)休息与卧位:急性期应卧床休息;协助水肿卧床病人定时更换体位,防止压力性损伤发生;出现胸腔积液、腹水、心包积液等多浆膜腔积液的病人给予半坐位或半卧位,保证呼吸通畅;下肢水肿的病人,抬高下肢,以利于静脉回流。

3)营养支持:肾功能不全者,应给予低盐、优质低蛋白饮食,限制水钠摄入,尿毒症病人应限制蛋白的摄入。必要时遵医嘱静脉补充足够营养。

(4)皮肤黏膜受累的护理

1)嘱病人避免日光照射,并教会病人避免将皮肤暴露于阳光的方法,如避免在上午 10 点至下午 3 点阳光较强的时间外出,禁止日光浴,外出穿长袖长裤,打伞、戴遮阳镜及遮阳帽等,以免引起光过敏,使皮疹加重。

2)嘱病人不烫发,不使用各类化妆品。最好用温水洗脸,宜用偏酸或中性的肥皂,禁用碱性强的肥皂清洁皮肤。

3)嘱病人不涂指甲油,剪指甲不要过短,防止损伤指甲周围皮肤。

4)注意个人卫生,特别是口腔、女性会阴部。有口腔黏膜破损时,每天用漱口水漱口 3 次;有口腔溃疡者,漱口后用中药冰硼散、锡类散等涂敷溃疡部,促进愈合;顽固腹泻者,保持肛周皮肤干燥清洁。

(5)血液系统受累的护理

1)白细胞下降:监测血常规变化,必要时给予保护性隔离;注意饮食卫生,保证"六洁",食物需要高压烹饪,不共用刀具切割生牛羊肉等,防止感染;限制探视,降低感染风险。

2）血小板下降:评估血小板降低的程度,血小板低时,嘱病人刷牙时用软毛牙刷,勿用手挖鼻腔;血小板低于 $20 \times 10^9/L$,遵医嘱给予绝对卧床,观察病人有无出血倾向,避免外伤;必要时,遵医嘱给予成分输血。

3）贫血:评估贫血的程度,必要时遵医嘱给予吸氧;指导病人适度活动,防止因头晕出现跌倒等不良情况;必要时遵医嘱给予成分输血,同时指导病人饮食,协助纠正贫血。

（6）肺脏受累的护理:相对于平原地区,高原地区海拔高,空气稀薄、空气氧含量低导致缺氧;病人气道黏膜干燥,痰液黏稠不易咳出;持久的低氧环境使久居者在静息状态下均存在一定程度的肺动脉高压,当疾病发生时,症状和表现要比平原地区更严重,增加了治疗护理难度。临床上应注意评估 SLE 病人的血氧,咳嗽、咳痰的性状,呼吸困难等情况,根据病人病情给予氧疗;协助病人排痰,必要时给予雾化吸入,加强翻身、拍背、咳痰,预防肺部感染。遵医嘱给予抗炎和/或抗凝治疗,监测用药疗效等;协助医生对有胸腔积液的病人进行胸腔穿刺;指导并协助肺栓塞及肺动脉高压的病人活动,警惕猝死。

（7）神经精神狼疮的护理:评估神经精神狼疮的程度,观察病情变化,遵医嘱给予脱水降低颅内压治疗,观察用药效果;对于躁动、抽搐病人注意安全防护,必要时给予约束,防止自伤、伤人行为;稳定病人及家属情绪,使其配合治疗及护理。

（8）心脏受累的护理

1）活动与休息:保证充足休息,心力衰竭病人宜采取高枕或半卧位,以减轻呼吸困难;同时加强二便护理,保证大小便通畅。

2）病情观察:注意评估心脏病变程度、血压、出入量,预防心力衰竭发生。SLE 心脏受累以心包炎最常见。应密切观察有无面色苍白、烦躁不安、大汗淋漓、胸闷、气促、心前区疼痛等症状,及时处理,以免耽误病情。大量心包积液的病人宜半卧位,给予吸氧,严重心律失常病人应心电监护,警惕猝死。

3）饮食护理:心脏受累者,应给予高维生素、低盐、低脂、低胆固醇饮食,少食多餐,避免过饱及刺激性食物;禁烟酒,不饮浓茶,多吃新鲜蔬菜、水果。

（9）消化系统受累的护理:饮食以高蛋白、富含维生素、营养丰富、易消化为原则,避免刺激性食物。肾功能损害者,宜给予低盐饮食,适当限水;尿毒症病人应限制蛋白质的摄入;吞咽困难者给予鼻饲;消化功能障碍者应给予无渣饮食,必要时给予肠内或肠外营养,以满足机体需要量。

3. 心理护理　SLE 为慢性病,目前尚不能根治。护士应加强与病人交流,使其了解本病的特点、治疗原则以及遵医嘱规律治疗的重要性,协助病人减轻焦虑和恐惧。必要时可用量表评估病人的心理状态,并根据病人的心理状态,采取转移法、同伴教育、家庭支持等不同方式对病人进行心理干预,提高其依从性,配合治疗。

十、护理评价

1. 病人体温是否下降,是否感到舒适。

2. 病人皮肤黏膜是否保持完整。

3. 病人疼痛是否减轻或消失。

4. 病人是否保持体液平衡。

5. 病人呼吸困难是否缓解,血氧饱和度是否正常。

6. 病人是否发生并发症或是否及时发现并积极处理并发症。

十一、健康教育

1. 疾病知识指导   指导病人正确认识 SLE,保持心情舒畅及乐观情绪,对疾病的治疗树立信心,做好长期治疗的思想准备,积极配合治疗;避免一切可能诱发或加重病情的因素,避免日晒和寒冷的刺激,外出使用防紫外线用品。避免情绪波动及各种精神刺激。避免过度疲劳,劳逸结合,坚持身体锻炼;预防感染,做好保暖,及时治疗上呼吸道感染。

2. 用药指导   严格遵医嘱治疗,按时按量服药,不可擅自停药、增药、减药,向病人介绍所用药物的名称、剂量、给药时间和方法等,教会其观察药物疗效及不良反应,必要时随诊治疗;并定期监测血常规、肝肾功能。

3. 皮肤护理指导   注意个人卫生及皮损处局部清洁,不滥用外用药或化妆品,切忌挤压、抓搔皮疹或皮损部位,预防皮损加重或发生感染。

4. 饮食指导   高原饮食以酥油茶、糌粑、土豆、牛肉为主,属于高脂、低维生素饮食,且大部分食物需要高压烹饪导致大量维生素丢失,指导病人改变饮食结构,摄入高蛋白、高维生素、低盐、无刺激性的食物,有肾功能不全时,限制蛋白质的摄入。忌食感光的食物,如无花果、紫云英、油菜、芹菜、蘑菇、香菇等。

5. 生育指导   女性病人须在医生指导下妊娠;一旦妊娠,应密切监测 SLE 活动情况,定期复诊。

第四节   类风湿关节炎

一、概述

类风湿关节炎(rheumatic arthritis,RA)是一种以慢性、进行性、侵袭性关节炎为主要表现的全身性自身免疫性疾病。如果不正规治疗,病情逐渐发展,最终导致关节畸形,功能丧失,具有很高的致残率。RA 分布于世界各地,研究显示,在不同的人群中发病率在 0.01%~0.05%,患病率为 0.18%~1.07%。RA 在各年龄段皆可发病,高峰年龄在 30~50 岁,一般女性发病多于男性。

二、病因

(一)自身免疫
病人的免疫系统误将自身正常的关节组织当作威胁,并对其进行攻击,导致软骨、滑膜、韧带和肌腱等组织发生一系列的炎症反应。

(二)遗传因素
本病有一定的遗传倾向,同卵双胎共同发病率为 15%~30%,而异卵双生同胞患病的发病率为 2%~5%,明显高于一般人群。

(三)感染

细菌、病毒、支原体等感染激发了 T 细胞活化和自身免疫反应,引起炎性细胞因子,自身抗体大量增多,导致关节组织的炎症损伤,滑膜增生,骨和软骨的结构破坏。

(四)环境因素

与 RA 的易感性明确相关,但还没有一个确定的主要致病因素。吸烟是 RA 重要的诱发因素。其他环境因素,如寒冷和潮湿的工作或者居住环境,可能导致 RA 发生或加重 RA 的病情。在寒冷、潮湿的状况下,病人疼痛最为明显,除此之外,某些化学物质、有机粉尘也影响 RA 的发病。

(五)其他

女性患病率比男性高,研究显示 RA 女性与男性的发病比例 2∶1~3∶1,可能雌激素在其中起到了作用。

三、临床表现

(一)关节表现

典型表现为多发性对称性多关节炎,受累的关节以小关节为主。

1. 关节痛　关节疼痛及触痛是类风湿关节炎的典型表现,也是病人就诊主要原因。多数 RA 病人在静息状态及活动时关节均有疼痛。关节疼痛常常因天气变化如潮湿、寒冷或急性感染而加重。

2. 关节肿胀　是类风湿关节炎的另一种典型表现,关节肿胀的主要原因是关节腔积液、滑膜增生及周围组织间隙水肿等。疾病早期的关节肿胀大多因为关节周围组织水肿及炎症细胞渗出导致关节腔积液所致,而疾病中、后期多因滑膜增生肥厚所致。临床以双手近端指间关节、掌指关节、腕和膝关节肿胀最常见。病情缓解后关节肿胀可减轻或消失。鉴别关节肿胀是因积液还是滑膜肥厚所致较为重要,滑膜肥大则触之有囊性感或"面团样"感,而关节腔积液(以膝关节为例),表现为髌骨下缘凹陷消失,浮髌征阳性。MRI 检查有助于 RA 的早期诊断,能直观地显示出关节滑膜增生和关节腔积液。

3. 晨僵　指病人晨间清醒后或长时间不活动后,关节出现的发僵和紧缩感,但该表现并不特异。晨僵的出现一般早于关节痛,晨僵最早出现的部位往往是手的指间关节,其他关节可先后受累,若病情持续进展,可能出现全身的僵硬感。晨僵的发生机制尚不清楚,可能与睡眠时滑膜和关节周围组织中的组织液聚集增多有关,当肌肉和关节活动增加时,炎性渗出和组织液则经淋巴管和静脉逐步回流到循环中,晨僵也随之逐渐好转。少数病人的晨僵症状并不明显,可能与滑膜和周围组织病变程度及个体对疼痛及发僵的感受程度不同有关。

4. 关节畸形　疾病早期未得到及时合理治疗的病人多数最终出现关节破坏和畸形。临床常见的关节畸形有手指的"钮扣花""天鹅颈"样畸形(文末彩图 4-5)、关节尺侧偏斜并半脱位及膝外翻畸形、踇外翻畸形(文末彩图 4-6)等。

某些病人虽经及时正规用药,但因未加强关节锻炼也可出现关节粘连强直、关节周围肌肉萎缩,甚至关节偏移脱位。关节畸形的发生率与病程成正相关。国内外文献报道,随着慢性作用抗风湿药及生物制剂的应用,RA 病人关节畸形发生率已呈下降趋势。

5. 关节功能的障碍　晨僵、关节肿痛和关节畸形往往导致不同程度的关节功能障碍,出现各种日常活动和工作受限,严重者会引起卧床不起。关节功能障碍常可分为以下 4 级:

Ⅰ级:能进行各种工作和日常活动。

Ⅱ级:能进行各种日常活动和某些特定工作,但参与其他项目活动受限。

Ⅲ级:能进行各种日常活动,但不能胜任工作。

Ⅳ级:各种日常生活和工作均受限制。

(二)关节外表现

1. 类风湿结节　RA 最具特征性的皮肤表现,结节直径由数毫米至数厘米不等,对称性分布,质硬,无压痛。其病理为炎性肉芽肿形成。

2. 类风湿血管炎　类风湿关节炎病人中血管炎的发生率低于 1%,常见于病情严重、血清学阳性及有类风湿结节的病人。皮肤表现是血管炎最常见的关节外表现,主要包括皮肤溃疡、瘀点或紫癜、指端梗死、指/趾端坏疽,其次为非特异性斑丘疹或结节红斑、出血性大疱、网状青斑、持久性隆起性红斑以及萎缩性白斑。常见的小血管病变包括甲周梗死、局部瘀斑或紫癜下出血以及甲皱襞梗死,后者具有特征性,又称为 Bywaters 征,表现为 0.5~1mm 的棕色到紫色的无痛性病变,常位于甲皱襞、甲缘或指腹处。

3. 重要脏器损伤　肺部受累很常见,以肺间质性病变最为常见;心脏受累以心包炎最常见;RA 眼部最常见的表现为巩膜炎、干燥性角膜病变等。

4. 肌肉　RA 病人常因关节疼痛及活动障碍出现失用性肌肉萎缩现象,导致肌肉功能低下和力量降低。对于 RA 病人来说,开门、爬楼梯和重复性的工作更加吃力。

5. 肾脏淀粉样病变　是 RA 病人肾衰竭的主要原因之一,多见于病情严重、病程较长的病例。其表现为蛋白尿、肾病综合征、肾衰竭。

四、辅助检查

(一)一般检查

血常规、尿常规、红细胞沉降率、C 反应蛋白、生化(肝肾功能)、免疫球蛋白、蛋白电泳、补体等。

(二)自身抗体

类风湿关节炎病人自身抗体的检出,是类风湿关节炎有别于其他炎性关节炎,如银屑病关节炎、反应性关节炎和骨关节炎的标志之一。目前临床常用的类风湿关节炎特异性抗体包括类风湿因子 IgM 抗体(RF-IgM)、抗环状瓜氨酸多肽(CCP)抗体、类风湿因子 IgG 及 IgA、抗核周因子、抗角蛋白抗体。

(三)影像学检查

1. X 线检查　关节 X 线检查可见软组织肿胀、骨质疏松及病情进展后的关节面囊性变、侵袭性骨破坏、关节面模糊、关节间隙狭窄、关节融合及脱位。

2. 超声检查　滑膜炎是 RA 病人的主要病理改变,其滑膜囊积液及滑膜增厚在超声图像中表现为关节腔内暗区增宽,其内可见低至中等回声增厚的滑膜。滑膜表面不平整可呈结节状凸起。

3. MRI 检查　滑膜充血是关节炎性反应的最早期表现。MRI 检查对显示充血具有一定的优势,而滑膜渗出发生于疾病早期,此期间其他放射学检查只能显示关节间隙增宽、周围软组织肿胀及关节周围脂肪垫移位间接征象,MRI 检查则能直接清晰地显示病变。

(四) 特殊检查

1. 关节穿刺术　对于有关节腔积液的关节,关节液的检查包括关节液培养、类风湿因子检测、抗 CCP 抗体检测、抗核抗体等,并做偏振光检测鉴别痛风的尿酸盐结晶。

2. 关节镜及关节滑膜活检　对类风湿关节炎的诊断及鉴别诊断很有价值,对于单关节难治性的类风湿关节炎有辅助治疗作用。

五、临床治疗

类风湿关节炎治疗的主要目的在于减轻关节炎症反应、抑制病变发展及不可逆骨质破坏,尽可能保护关节和肌肉的功能,最终达到病情完全缓解或降低疾病活动度的目标。治疗原则包括早期治疗、联合用药、个体化治疗以及功能锻炼。

1. 非甾体抗炎药　是类风湿关节炎治疗的一线药物。常见药物,如塞来昔布、布洛芬、吲哚美辛等,用于初发和轻症病人,具有镇痛、消肿、消炎及解热作用。

2. 抗风湿药　指能够控制 RA 病情的药物,常采取单药或多药联合治疗。临床上常用的有氨甲蝶呤、羟氯喹、来氟米特、环孢素等。青霉胺最早用于治疗 RA,但目前几乎不使用。

3. 糖皮质激素　甲波尼龙、泼尼松具有较强的抗炎作用,但不能控制疾病发展。停药后易复发,目前临床上糖皮质激素主要与抗风湿药联合用于部分 RA 病人的初始治疗,以迅速控制病情。

4. 生物制剂　目前在 RA 的治疗上,已经有多种生物制剂被批准上市,并取得了一定的疗效,特别在难治性 RA 的治疗中发挥了极其重要作用。目前国内应用较广泛的生物制剂有 IL-6 受体拮抗剂、CD20 单抗、CTLA4,以及小分子化合物 JAK 抑制剂等。

5. 功能锻炼　是 RA 病人关节功能得以恢复及维持的重要方法。一般说来,在关节肿痛明显的急性期,应适当限制关节活动。但是,一旦肿痛改善,应在不增加病人痛苦的前提下进行功能活动。对无明显关节肿痛,但伴有可逆性关节活动受限者,应鼓励其进行正规的功能锻炼。功能锻炼应在风湿病专科及康复专科医师的指导下进行。

6. 外科治疗　经内科治疗不能控制及严重关节功能障碍的 RA 病人,外科手术是有效的治疗手段。外科治疗包括腕管综合征松解术、肌腱撕裂后修补术、滑膜切除及关节置换术。

六、护理评估

1. 健康史

(1) 询问病人有无细菌、支原体、病毒、原虫等感染史,有无关节疼痛及损伤史。

（2）询问环境情况（阴暗、寒冷、潮湿等），有无营养不良和过度疲劳，有无不良心理状况等。

（3）询问关节以外的表现，如发热、心包炎及类风湿结节等。了解其诱发因素，如工作或家族史。

2. 身体评估　有无关节疼痛与肿胀、功能障碍、晨僵等情况。

七、常用护理诊断/问题

1. 疼痛　与关节滑膜炎症所致关节肿胀、肌肉痉挛有关。

2. 躯体移动障碍　与关节疼痛、僵硬及功能障碍有关。

3. 有失用综合征的危险　与关节肿痛、畸形引起的功能障碍有关。

4. 焦虑　与疾病久治不愈，导致残疾，影响生活质量有关。

5. 知识缺乏:缺乏疾病相关知识。

八、护理目标

1. 病人疼痛减轻。

2. 病人关节僵硬和受限程度减轻。

3. 病人肢体可维持正常功能。

4. 病人焦虑减轻。

5. 病人了解疾病相关知识,学会保护关节功能。

九、护理措施

1. 一般护理

（1）病室环境应干燥,安静,阳光充足。生活应规律,避免劳累,注意保暖,随季节变化调整穿着。

（2）饮食护理:类风湿关节炎病人常因关节疼痛、活动减少、常年服药等因素影响食欲与消化功能下降,造成营养及能量不能满足机体的需要,饮食调养对病人来说非常重要。根据病人饮食喜好,给予富含维生素、蛋白质、清淡易消化、低脂肪的饮食,但应避免辛辣刺激、冷硬的食物。也可根据病人病情而有所选择,对于服用非甾体抗炎药或糖皮质激素的病人,如有水肿或高血压并发症时,需要适当控制水分和盐的摄入;有贫血者,注意多食含铁丰富的食物等。

2. 专科护理　关节肿痛需了解病人关节疼痛部位、性质、持续时间、关节肿胀和活动受限程度。

（1）急性期:病人应卧床休息,保持关节功能位制动,处于休息状态。注意休息时的体位,避免关节受压,使关节尽量保持功能位,减少肢体挛缩等并发症的发生。症状缓解后,可让家属为其做四肢关节被动运动,或进行理疗如热浴、热敷、红外线等,以促进关节充血和水肿的吸收,使肌肉松弛。

（2）缓解期:护理原则是活动关节,维持关节活动度,主要包括关节活动度的训练、增强肌力的训练、保持伸屈肌力的平衡。在适当卧床休息的同时,应结合全面而主动的运动锻炼,维持和改进关节、肌肉的功能。如日常局部按摩等。

（3）慢性期：此期主要是预防和纠正畸形，保持良好的坐、走、躺姿势，合理安排作息时间，避免过度劳累，进行适中的功能锻炼，避免负重和过量活动，关节活动或用力要适当，以不引起关节明显疼痛为宜，尽量多让大关节、强关节为小关节、弱关节代劳，减轻关节负担。

（4）注意保暖：高原气候寒冷，避免受风、受寒、受潮。

3. 康复期的护理　指导病人进行关节活动度的恢复训练，以保持关节功能，提高病人自理能力。指导病人自行进行指、腕、肘、肩、膝、髋及踝关节的功能锻炼，根据病人对疼痛的耐受程度来确定具体的活动量，禁止过度剧烈的活动，活动量和时间可随着病情的好转进行调整，直至病情完全缓解。锻炼关节前可以辅以湿热疗法，促进局部血液循环。

4. 用药护理　是治疗类风湿关节炎的首选，使病人正确认识到坚持正规用药的重要性。严格按医嘱服药，告诉病人药物的不良反应和注意事项。如非甾体抗炎药，可以迅速减轻炎症引起的临床症状和体征，但长期服用可引起胃肠道反应、肾脏损害、血压升高、白细胞下降、转氨酶升高、脱发、皮疹、神经系统症状等，用药期间应告知病人饭后服用此类药物，饭前服用胃黏膜保护剂，预防感染，育龄女性服药期间应避孕，定期复查血尿常规、肝肾功能、红细胞沉降率、类风湿因子等。

5. 肾脏淀粉样病变护理　主要观察病人尿液，严格记录 24 小时尿量，严密观察肾功能，电解质。注意休息，避免感染。

6. 内脏血管炎护理　严格监测生命体征，评估病人临床表现，给予针对性的护理。

7. 心理护理　由于 RA 反复，病人会出现消极、低落、绝望等不良情绪，对治疗失去信心。对此给病人普及 RA 治疗进展知识，反复强调在进展期的治疗措施效果可能不明显，但是这并不代表治疗无效，并且邀请恢复良好的病人现身说法，主动与病人谈心，让病人树立治疗的信心。

十、护理评价

1. 病人疼痛是否减轻。

2. 病人关节僵硬和受限程度是否减轻。

3. 病人肢体是否能维持正常功能。

4. 病人焦虑是否减轻。

5. 病人是否了解疾病相关知识，是否学会保护关节功能。

十一、健康教育

1. 疾病知识指导　指导病人正确认识 RA，保持心情舒畅及乐观情绪，对疾病的治疗树立信心，做好长期治疗的思想准备，积极配合治疗；避免一切可能诱发或加重病情的因素，避免情绪波动及各种精神刺激。避免过度疲劳，劳逸结合。高原地区气温低，嘱病人避免风寒湿冷侵袭，防止受寒、淋雨和受潮，注意保暖，不穿湿衣、湿鞋、湿袜等。预防感染，做好保暖，及时治疗上呼吸道感染。

2. 用药指导　严格遵医嘱治疗，按时按量服药，不可擅自停药、增药、减药，向病人介绍所用药物的名称、剂量、给药时间和方法等,教会其观察药物疗效及不良反应,必要时随诊治疗;并定期监测血常规、肝肾功能。

3. 功能锻炼　急性期病人应卧床休息,限制活动,关节处于功能位;疼痛明显时可用热水袋热敷局部关节。恢复期可适当由床上逐步过渡到下床活动,晨僵的病人在服用镇痛药物后关节不僵时进行功能锻炼。适当参加运动,规律锻炼有助于减轻关节炎所致的疼痛。

4. 关节保护　日常生活中应注意保护关节。活动时使用大关节,避免小关节长时间负重,避免不良姿势,减少弯腰、爬高、蹲起等动作。

(格桑央金　龙　珍　关玉霞　李香风)

第五章

高原相关神经系统疾病的护理

第一节 脑 梗 死

一、概述

脑梗死又称缺血性脑卒中,指各种原因所致脑部血液循环障碍,缺血、缺氧所致的局限性脑组织的缺血性坏死或软化(图 5-1)。脑梗死是脑血管病中最常见的一种类型,约占全部急性脑血管病的 70%。

缺血性脑卒中的分型方法很多,牛津郡社区卒中计划的分型将其分为四型:全前循环梗死、部分前循环梗死、后循环梗死和腔隙性脑梗死。当前国际广泛使用 TOAST 分型,将缺血性脑卒中分为大动脉粥样硬化型、心源性栓塞型、小动脉闭塞型、其他明确病因型和不明原因型等。对缺血性脑卒中病人进行病因分型有助于判断预后、指导治疗和选择二级预防措施。

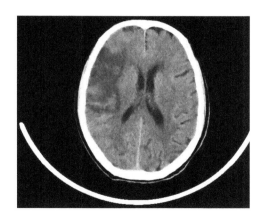

图 5-1 脑梗死

二、动脉粥样硬化性血栓性脑梗死

动脉粥样硬化性血栓性脑梗死是脑梗死中最常见的类型。在脑动脉粥样硬化等原因引起的血管壁病变的基础上,管腔狭窄、闭塞或有血栓形成,造成局部脑组织因血液供应中断而发生缺血缺氧性坏死,引起相应的神经系统症状和体征。

(一)病因与发病机制

病因主要是各种原因导致的颅内及颈部大动脉粥样硬化,也包括主动脉弓粥样硬化。动脉粥样硬化形成的过程比较复杂,反复的机械性或毒性动脉内膜损伤及脑血管病的危险因素如高血压、糖尿病及血脂异常等在动脉粥样硬化的形成过程中起着重要的作用。动脉粥样硬化容易发生在动脉分支附近,如颈动脉窦部及虹吸部、大脑中动脉近端及椎动脉近端等部位,与这些部位血液易发生湍流有关。大动脉粥样硬化导致脑梗死的机制主要包括血栓形成、动脉到动脉栓塞、载体动脉病变堵塞穿支动脉及低灌注。

1. 血栓形成　动脉粥样硬化病变可促进血小板的黏附、聚集和释放，进而导致血栓形成。随着动脉粥样硬化病变的发展和反复的血栓形成，最终导致管腔闭塞。

2. 动脉到动脉栓塞　指动脉粥样硬化病变部位脱落的栓子堵塞远端血管。脱落的栓子可以是动脉粥样硬化斑块碎片，也可以由动脉粥样硬化部位形成的血栓部分或完全脱落所形成。

3. 载体动脉病变堵塞穿支动脉　动脉粥样硬化斑块或血栓形成覆盖穿支动脉的开口，导致穿支动脉闭塞。

4. 低灌注　动脉粥样硬化病变导致管腔狭窄后，当出现低血压或血压波动时，引起病变血管的血流减少，病变血管远端位于动脉供血区之间的脑组织发生低灌注，严重时可导致脑组织缺血、缺氧性坏死。

5. 混合机制　同一病人可并存不同的发病机制，如对于动脉粥样硬化性颈内动脉严重狭窄的病人，其发生脑梗死的机制可以是动脉到动脉栓塞合并低灌注。

（二）病理

脑动脉闭塞的早期，脑组织改变不明显，肉眼可见的变化要在数小时后才能辨认。缺血中心区发生肿胀、软化，灰质白质分界不清。大面积脑梗死时，脑组织高度肿胀，可向对侧移位，导致脑疝形成。镜下可见神经元出现急性缺血性改变，如皱缩、深染及炎细胞浸润等，胶质细胞破坏，神经轴突和髓鞘崩解，小血管坏死，周围有红细胞渗出及组织间液的积聚。在发病后4~5天脑水肿达高峰，7~14天脑梗死区液化呈蜂窝状囊腔，3~4周后，小的梗死灶可被肉芽组织所取代，形成胶质瘢痕；大的梗死灶中央液化成囊腔，周围由增生的胶质纤维包裹，变成中风囊。

（三）临床表现

中老年病人多见，病前有脑梗死的危险因素，如高血压、糖尿病、冠心病及血脂异常等。常在安静状态下或睡眠中起病，部分病例在发病前可有短暂性脑缺血发作（transient ischemic attack，TIA）。临床表现取决于梗死灶的大小和部位，主要为局灶性神经功能缺损的症状和体征，如偏瘫、偏身感觉障碍、失语、共济失调等，部分可有头痛、呕吐、昏迷等全脑症状。病人一般意识清楚，发生基底动脉血栓或大面积脑梗死时，病情严重，出现意识障碍，甚至有脑疝形成，最终导致死亡。下面介绍不同部位脑梗死的临床表现。

1. 颈内动脉系统（前循环）脑梗死

（1）颈内动脉血栓形成：颈内动脉闭塞的临床表现复杂多样。如果侧支循环代偿良好，可以全无症状。若侧支循环不良，可引起TIA，也可表现为大脑中动脉和/或大脑前动脉缺血症状，或分水岭梗死（位于大脑前、中动脉或大脑中、后动脉之间）。临床表现可有同侧Horner征，对侧偏瘫、偏身感觉障碍、双眼对侧同向性偏盲，优势半球受累可出现失语，非优势半球受累可有体象障碍。当眼动脉受累时，可有单眼一过性失明，偶尔成为永久性视力丧失。颈部触诊发现颈内动脉搏动减弱或消失，听诊可闻及血管杂音。

（2）大脑中动脉血栓形成：大脑中动脉主干闭塞可出现对侧偏瘫、偏身感觉障碍和同向性偏盲，可伴有双眼向病灶侧凝视，优势半球受累可出现失语，非优势半球病变可有体象障碍。由于主干闭塞引起大面积的脑梗死,病人多有不同程度的意识障碍,脑水肿严重时可导致脑疝形成,甚至死亡。皮层支闭塞引起的偏瘫及偏身感觉障碍,以面部和上肢为重,下肢和足受累较轻,累及优势半球可有失语,意识水平不受影响。深穿支闭塞更为常见,表现为对侧偏瘫,肢体、面和舌的受累程度均等,对侧偏身感觉障碍,可伴有偏盲、失语等。

(3)大脑前动脉血栓形成:大脑前动脉近段阻塞时由于前交通动脉的代偿,可全无症状。非近段闭塞时,对侧偏瘫,下肢重于上肢,有轻度感觉障碍,主侧半球病变可有 Broca 失语,可伴有尿失禁(旁中央小叶受损)及对侧强握反射等。深穿支闭塞,出现对侧面、舌瘫及上肢轻瘫(内囊膝部及部分内囊前肢)。双侧大脑前动脉闭塞时,可出现淡漠、欣快等精神症状,双下肢瘫痪,尿潴留或尿失禁及强握等原始反射。

2. 椎基底动脉系统(后循环)脑梗死

(1)大脑后动脉闭塞:临床症状变异很大,动脉的闭塞位置和 Willis 环的代偿功能在很大程度上决定了脑梗死的范围和严重程度。

主干闭塞的表现:对侧偏盲、偏瘫及偏身感觉障碍,丘脑综合征,优势半球受累可伴有失读。

皮质支闭塞的表现:出现双眼对侧视野同向偏盲(但有黄斑回避),偶为象限盲,可伴有视幻觉、视物变形和视觉失认等,优势半球受累可表现为失读、命名性失语等症状,非优势半球受累可有体象障碍。基底动脉上端闭塞,尤其是双侧后交通动脉异常细小时,会引起双侧大脑后动脉皮层支闭塞,表现为双眼全盲,光反射存在,有时可伴有不成形的幻视发作;累及颞叶的下内侧时,会出现严重的记忆力损害。

深穿支闭塞的表现:①丘脑膝状体动脉闭塞出现丘脑综合征,表现为对侧偏身感觉障碍(以深感觉障碍为主),自发性疼痛,感觉过度,轻偏瘫,共济失调,舞蹈手足徐动症。②丘脑穿支动脉闭塞出现红核丘脑综合征,表现为病灶侧舞蹈样不自主运动、意向性震颤、小脑性共济失调,对侧偏身感觉障碍。③中脑脚间支闭塞出现 Weber 综合征,表现为同侧动眼神经麻痹,对侧偏瘫,或 Benedikt 综合征,表现为同侧动眼神经麻痹,对侧不自主运动。

(2)椎动脉闭塞:若两侧椎动脉的粗细差别不大,当一侧闭塞时,通过对侧椎动脉的代偿作用,可以无明显的症状。约 10% 的病人一侧椎动脉细小,脑干仅由另一侧椎动脉供血,此时供血动脉闭塞引起的病变范围等同于基底动脉或双侧椎动脉阻塞后的梗死区域,症状较为严重。

延髓背外侧综合征在小脑后下动脉或椎动脉供应延髓外侧的分支闭塞时发生。临床表现为眩晕、恶心、呕吐、眼球震颤(前庭神经核受损);声音嘶哑、吞咽困难及饮水呛咳(疑核及舌咽、迷走神经受损);病灶侧小脑性共济失调(绳状体或小脑损伤);交叉性感觉障碍,即病灶同侧面部痛、温觉减退或消失(三叉神经脊束核受损),病灶对侧偏身痛、温觉减退或消失(对侧交叉的脊髓丘脑束受损);病灶同侧 Horner 征(交感神经下行纤维损伤)。由于小脑后下动脉的解剖变异很大,除上述症状外,还可能有一些不典型的临床表现。

(3)基底动脉闭塞:基底动脉主干闭塞,表现为眩晕、恶心、呕吐、眼球震颤、复视、构音障碍、吞咽困难及共济失调等,病情进展迅速可出现延髓性麻痹、四肢瘫、昏迷、中枢性高热、应激性溃疡,常导致死亡。基底动脉分支的闭塞会引起脑干和小脑的梗死,表现为各种临床综合征,下面介绍几种常见的类型。

1）脑桥前下部综合征：Millard-Gubler 综合征是基底动脉的短旋支闭塞，表现为同侧面神经和展神经麻痹，对侧偏瘫；Foville 综合征是基底动脉的旁正中支闭塞，表现为两眼不能向病灶侧同向运动，病灶侧面神经和展神经麻痹，对侧偏瘫。

2）闭锁综合征（locked-in syndrome）：脑桥基底部双侧梗死，表现为双侧面瘫，延髓性麻痹，四肢瘫，不能讲话，但因脑干网状结构未受累，病人意识清楚，能随意睁闭眼，可通过睁闭眼或眼球垂直运动来表达自己的意愿。

3）基底动脉尖综合征（top of the basilar syndrome，TOBS）：基底动脉尖端分出两对动脉，大脑后动脉和小脑上动脉，供血区域包括中脑、丘脑、小脑上部、颞叶内侧和枕叶。临床表现为眼球运动障碍，瞳孔异常，觉醒和行为障碍，可伴有记忆力丧失，病灶对侧偏盲或皮质盲，少数病人可出现大脑脚幻觉。

三、心源性脑栓塞

脑栓塞指血液中的各种栓子（如心脏内的附壁血栓、动脉粥样硬化的斑块、脂肪、肿瘤细胞、纤维软骨或空气等）随血流进入脑动脉阻塞血管，当侧支循环不能代偿时，引起该动脉供血区脑组织缺血性坏死，出现局灶性神经功能缺损。如果引起脑栓塞的栓子来自心脏，则称为心源性脑栓塞（cardiogenic cerebral embolism）。

（一）病因与发病机制

引起心源性脑栓塞的心脏疾病有心房颤动、心房扑动、心脏瓣膜病、人工心脏瓣膜、感染性心内膜炎、心肌梗死、心肌病、心力衰竭、心脏黏液瘤等。存在以上疾病时，心脏内壁和瓣膜形成的血栓或赘生物脱落后可阻塞脑动脉，引起脑栓塞。一些存在右向左分流的心脏病，如卵圆孔未闭等，可导致静脉系统的栓子不经过肺循环而直接进入左心，并随血流到达脑动脉，引起反常性栓塞。心房颤动是心源性脑栓塞中最常见的原因。

（二）病理

心源性脑栓塞可以发生在脑的任何部位，由于左侧颈总动脉直接起源于主动脉弓，故栓塞部位以左侧大脑中动脉的供血区较多，其主干是最常见的发病部位。由于脑栓塞常突然阻塞动脉，易引起脑血管痉挛，加重脑组织的缺血程度。因心源性栓子通常相对较大，易阻塞较大血管，加上起病迅速，无足够的时间建立侧支循环，所以心源性脑栓塞与动脉粥样硬化性血栓性脑梗死相比，病变范围大，临床症状较重。

（三）临床表现

任何年龄均可发病，多有心房颤动或风湿性心脏病等病史。一般发病无明显诱因，也很少有前驱症状。心源性脑栓塞是起病速度最快的一类脑卒中，症状常在数秒或数分钟之内达到高峰，多为完全性卒中。偶尔病情在数小时内逐渐进展，症状加重，可能是脑栓塞后有逆行性血栓形成。

起病后多数病人有意识障碍，但持续时间常较短。当颅内大动脉或椎基底动脉栓塞时，脑水肿导致颅内压增高，短时间内病人出现昏迷。心源性脑栓塞造成急性脑血液循环障碍，引起癫痫发作，其发生率高于动脉粥样硬化性血栓性脑梗死。发生于颈内动脉系统的脑栓塞约占80%，发生于椎基底动脉系统的脑栓塞约占20%。临床症状取决于栓塞的血管及阻塞的位置，表现为局灶性神经功能缺损。大约 30% 的脑栓塞为出血性梗死,可出现意识障碍突然加重或肢体瘫痪加重,应注意识别。

病人可有心房颤动、风湿性心内膜炎、心肌梗死等疾病的表现,或有心脏手术及介入性治疗等病史。部分病人有皮肤、黏膜栓塞或其他脏器栓塞的表现。

四、小动脉闭塞性脑梗死

小动脉闭塞性脑梗死主要指大脑半球或脑干深部的小穿支动脉,在高血压等各种疾病的基础上,血管壁发生病变,导致管腔闭塞,形成小的梗死灶。常见的发病部位有壳核、尾状核、内囊、丘脑及脑桥等。

(一)病因与发病机制

病因主要为高血压引起的脑部小动脉玻璃样变、动脉硬化性病变及纤维素样坏死等。部分病人有糖尿病史,进而发生小血管病变。另外,小穿支动脉粥样硬化、血管炎及遗传性疾病等也可导致小穿支动脉闭塞。病变血管是直径 100~200μm 的深穿支,多为终末动脉。血管壁的病变引起管腔狭窄,当血栓形成或微栓子脱落阻塞血管时,由于侧支循环差,发生缺血性梗死。梗死灶多为直径 0.2~15mm 的囊性病灶,呈多发性,小梗死灶仅稍大于血管管径。坏死组织被吸收后,可残留小囊腔。

(二)临床表现

多见于中老年人,多有长期高血压病史。急性起病,一般无头痛,也无意识障碍。小动脉闭塞性脑梗死多数表现为腔隙性脑梗死,Fisher 将腔隙性脑梗死的症状归纳为 21 种综合征。临床较为常见的有 4 种。

1. 纯运动性轻偏瘫 是最常见的类型,约占 60%。偏瘫累及同侧面部和肢体,瘫痪程度大致均等,不伴有感觉障碍、视野改变及语言障碍。病变部位在内囊、放射冠或脑桥等处。

2. 构音障碍-手笨拙综合征 约占 20%,表现为构音障碍、吞咽困难、病变对侧面瘫、手轻度无力及精细运动障碍。病变常位于脑桥基底部或内囊。

3. 纯感觉性卒中 约占 10%,表现为偏身感觉障碍,可伴有感觉异常,病变位于丘脑腹后外侧核。

4. 共济失调性轻偏瘫 表现为轻偏瘫,合并有瘫痪侧肢体共济失调,下肢常重于上肢。病变多位于脑桥基底部、内囊或皮质下白质。

本病常反复发作,引起多发性腔隙性脑梗死,常累及双侧皮质脊髓束和皮质脑干束,出现假性延髓性麻痹、认知功能损害、痴呆、帕金森综合征等表现。

五、脑分水岭梗死

脑分水岭梗死又称边缘带梗死,指脑内相邻供血区之间的边缘带发生的脑梗死。约占全部脑梗死的 10%,大多数是大动脉粥样硬化型的一种类别。

(一)病因与发病机制

脑边缘带的供血动脉是终末血管。在体循环低血压和有效循环血量减少时,边缘带最先发生缺血性改变。脑分水岭梗死是在脑动脉狭窄的基础上,发生血流动力学异常,如血容量减少及体循环低血压等情况导致的。常见病因有各种原因引起的休克、麻醉药过量、降压药使用不当、心脏手术合并低血压及严重脱水等。颈内动脉狭窄(>50%)或闭塞时,血管远端压力会受到影响。由于大脑前、中动脉的交界区血供相对薄弱,故容易出现边缘带梗死。其他原因有血管内微栓子随血液进入脑动脉皮层支,或构成 Willis 环的后交通动脉直径小于 1mm 或缺如等。

(二)病理

脑分水岭梗死最常见的发病部位是大脑中动脉与大脑后动脉之间的分水岭区,其次为大脑前、中动脉之间,大脑前、中、后动脉之间,偶见于基底节、侧脑室旁白质及小脑。皮质梗死的病灶呈楔形改变,尖端向侧脑室,底部向软脑膜面,以皮层损害为主。大脑前、中、后动脉之间的梗死灶位于大脑皮质,由前至后呈 "C" 形分布,与矢状缝平行。皮质下的病灶多呈条索状。

(三)临床表现

发病年龄多在 50 岁以上,发病前可有高血压、糖尿病、血脂异常及冠心病等,部分病人有 TIA 发作史。皮质前型表现为以上肢为主的中枢性偏瘫及偏身感觉障碍,可伴有额叶症状,如精神障碍、强握反射等,优势半球受累有经皮质运动性失语。皮质后型以偏盲最常见,可有皮质感觉障碍、轻偏瘫等,优势半球受累有经皮质感觉性失语,非优势半球受累有体象障碍。皮质下型可累及基底节、内囊及侧脑室体部等,主要表现为偏瘫及偏身感觉障碍等症状。

后循环分水岭梗死主要发生于小脑交界区,多在小脑上动脉和小脑后下动脉之间,表现为轻度小脑性共济失调。脑干的分水岭梗死常见于脑桥被盖部和基底部连接处的内侧区,可表现为意识障碍、瞳孔缩小及双眼向病灶对侧凝视等。

六、辅助检查

(一)血液化验及心电图检查

血液化验包括血常规、凝血功能、血糖、血脂、肝功能、肾功能和血电解质等,血液化验和心电图检查有助于明确病人的基本情况,部分检查结果还有助于判断脑梗死的危险因素。

(二)头颅 CT

头颅 CT 平扫是最常用的检查,对于识别早期脑梗死和脑出血很重要。在发病超早期阶段(发病 3 小时内)CT 可以发现一些细微的改变;发病 2 周左右,由于病灶水肿减轻和吞噬细胞浸润,导致病灶与周围正常组织等密度,CT 上难以分辨,称为 "模糊效应"。CT 对急性期的小梗死灶不敏感,特别是脑干和小脑的小梗死灶。

(三)头颅 MRI

头颅 MRI 在识别急性小病灶及后循环(小脑、脑干)的梗死灶方面明显优于头颅 CT。弥散加权成像(DWI)能够在症状出现数分钟内发现梗死灶,并可早期确定病灶大小、部位及时间。灌注加权成像(PWI)可显示脑血流动力学状态。部分特殊情况下可应用 DWI、PWI 等多模式影像学检查,为动脉取栓治疗提供依据。

(四)血管病变检查

颅内外血管检查有助于了解发病机制和病因,指导选择治疗方法。常用的检查包括颈动脉超声、经颅多普勒超声（TCD）、磁共振脑血管造影（MRA）、高分辨磁共振（HRMRI）、CT血管造影（CTA）及数字减影血管造影（DSA）等。DSA准确性最高，仍是当前血管病变检查的金标准，缺点是有创和有一定风险。目前MRA或CTA已成为临床上诊断血管狭窄或闭塞的常用检查方法。

七、临床治疗

一旦发生脑梗死应积极治疗，脑梗死急性期治疗原则为改善脑循环，防止血栓进展，挽救缺血半暗带，减少梗死范围，减少脑水肿，防止并发症。目前建立再灌注的措施主要采取直接手术或血管成形术和溶栓药物治疗，解除局部狭窄或阻塞病灶。脑梗死病人还需要长期的康复治疗来改善病情。

（一）一般治疗

1. 呼吸与吸氧 应维持氧饱和度>94%，必要时给予吸氧；气道功能严重障碍者应给予气道支持（气管插管或气管切开）及辅助呼吸。

2. 心脏监测与心脏病变处理 脑梗死后24小时内常规检查心电图，持续心电监护，以便发现心房颤动或严重心律失常等心脏病变。避免或慎用增加心脏负担的药物。

3. 体温控制 寻找和处理发热原因，如存在感染应给予抗感染治疗，体温大于38℃给予退热措施。

4. 血压控制 约70%的缺血性脑卒中病人急性期血压升高，多数病人在卒中后24小时内血压自发降低。目前针对卒中后早期是否应立即降压、降压目标值、卒中后何时开始恢复原用降压药及降压药物的选择等问题的研究进展不多，尚缺乏充分可靠研究证据。卒中后低血压很少见，原因有主动脉夹层、血容量减少以及心输出量减少等。应积极查明原因，给予相应处理。

5. 血糖 约40%的病人存在卒中后高血糖，对预后不利，应进行控制。

（二）特异性治疗

1. 改善脑部血液循环

（1）静脉溶栓：是目前最主要的恢复血流的措施，药物包括重组组织型纤溶酶原激活剂（rt-PA）、尿激酶和替奈普酶，现认为有效挽救半暗带组织的时间窗为4.5小时内或6小时内。病人应收入重症监护病房或卒中单元进行监护，定期进行血压和神经功能检查，如出现严重头痛、高血压、恶心或呕吐，或神经症状体征恶化，应立即停用溶栓药物并行脑CT检查。如收缩压≥180mmHg或舒张压≥100mmHg，应增加血压监测次数，并给予降压药物。鼻饲管、导尿管及动脉内测压管在病情许可的情况下应延迟安置。溶栓24小时后，给予抗凝药或抗血小板药物前应复查颅脑CT或MRI。

（2）血管内治疗：包括血管内机械取栓、动脉溶栓、血管成形术。血管内机械取栓是近年急性缺血性脑卒中治疗最重要的进展，可显著改善急性大动脉闭塞导致的缺血性脑卒中病人预后。动脉溶栓使溶栓药物直接到达血栓局部，理论上血管再通率应高于静脉溶栓，且出血风险降低。然而其益处可能被溶栓启动时间的延迟所抵消。血管成形术包括急诊颈动脉内膜剥脱术（CEA）和颈动脉支架置入术（CAS），对于治疗症状性颈动脉狭窄，有助于改善脑血流灌注。

（3）抗血小板聚集治疗：急性期对于不符合溶栓适应证且无禁忌证的缺血性脑卒中病人应

在发病后尽早给予口服阿司匹林 150~300mg/d,急性期后可改为预防剂量 50~150mg/d。溶栓治疗者,阿司匹林等抗血小板药物应在溶栓 24 小时后开始使用。对不能耐受阿司匹林者,可考虑选用氯吡格雷等。

（4）抗凝治疗:急性期抗凝治疗虽然已经应用 50 多年,但一直存在争议。主要药物包括肝素、低分子肝素、类肝素、口服抗凝剂和凝血酶抑制剂等。对大多数急性缺血性脑卒中病人,不推荐无选择地早期进行抗凝治疗。

（5）其他改善脑循环的药物:急性缺血性脑卒中的治疗目的除了恢复大血管再通外,脑侧支循环代偿程度与急性缺血性脑卒中预后密切相关,目前常用的药物有丁基苯酞和人尿激肽原酶。

2. 他汀类药物　可改善急性缺血性脑卒中病人的预后。

3. 神经保护剂　理论上神经保护剂可保护脑细胞,提高对缺血缺氧的耐受性。常用的有依达拉奉、胞磷胆碱、钙拮抗剂、高压氧和亚低温治疗。

4. 中医中药治疗　多种药物如三七、丹参、红花、水蛭、地龙、银杏叶制剂等国内常有应用。

5. 出血转化的治疗　脑梗死出血转化发生率为 8.5%~30%,其中有症状的为 5%~15%。心源性脑栓塞、大面积脑梗死、占位效应、早期低密度征、年龄大于 70 岁、伴有糖尿病的病人,应用抗栓药物(尤其是抗凝药物)或溶栓药物等会增加出血转化的风险。症状性出血转化时应停用抗栓治疗。

6. 外科或介入治疗　对大脑半球的大面积脑梗死,可施行开颅减压术和/或部分脑组织切除术。较大的小脑梗死,尤其是影响到脑干功能或引起脑脊液循环阻塞的,可行后颅窝开颅减压和/或直接切除部分梗死的小脑,以解除脑干压迫,伴有脑积水或具有脑积水危险的病人应进行脑室引流。脑梗死后出血量大时如无禁忌证可手术治疗。颈动脉狭窄超过 50% 的病人可根据具体情况考虑颈动脉内膜切除术。介入性治疗包括颅内外血管经皮腔内血管成形术及血管内支架置入等,其与溶栓治疗的结合已经越来越受到重视。

7. 康复治疗　康复的目标是减轻脑卒中引起的功能缺损,提高病人的生活质量。急性期,首先是抑制异常的原始反射活动,重建正常运动模式,其次才是加强肌肉力量的训练治疗,此外,还应注意语言、认知、心理、职业与社会康复等。

八、护理评估

1. 健康史
（1）起病情况:起病的时间、方式、有无明显的前驱症状和伴发症状。

（2）病因和危险因素:年龄、性别,有无动脉狭窄、糖尿病、高血压、高脂血症及 TIA 病史,是否遵医嘱正确服用降压、降糖、降脂及抗凝药物及治疗效果,以及目前用药情况。

（3）生活方式与饮食习惯:注意是否长期摄入高钠盐、高脂肪,有无烟酒等特殊嗜好,是否进行体育锻炼,有无家族史。

2. 身体评估
（1）生命体征:监测血压、脉搏、呼吸、体温。

（2）意识状态:评估意识障碍水平。意识障碍根据程度可分为嗜睡、昏睡、浅昏迷、深昏迷。

1）正常（清醒）：意识清晰,定向力正常,反应敏锐精确,思维和情感活动正常,语言流畅、准确,表达能力良好。

2）嗜睡：病人处于持续的睡眠状态,可被唤醒,并能正确回答问题和做出各种反应,一旦刺激去除则又迅速再入睡。

3）昏睡：病人处于熟睡状态,不易唤醒。虽在强烈刺激下,如大声唤其名字、摇动身体或压迫眶上神经等,勉强可唤醒,但毫无表情,答非所问,很快又再入睡。

4）浅昏迷：任何刺激均不能唤醒病人,强烈刺激仅能引起病人肢体的简单防御性运动,自发性运动少见。病人的角膜反射、瞳孔对光反射存在,血压、脉搏、呼吸等生命体征稳定。

5）深昏迷：病人对外界一切刺激均无反应,各种反射消失（包括角膜反射、瞳孔对光反射、病理反射）,生命体征存在,但可出现不同程度的障碍。

（3）头颈部检查：检查病人双侧瞳孔大小、是否等大等圆、对光反射是否正常；视野有无缺损；有无眼球震颤、运动受限及眼睑闭合障碍；有无面部表情异常、口角歪斜和鼻唇沟变浅；有无听力下降或耳鸣；有无饮水呛咳、吞咽困难或咀嚼无力；有无失语及其类型；颈动脉搏动强度、有无杂音。

（4）四肢脊柱检查：检查病人有无肢体运动和感觉障碍；有无步态不稳或不自主运动；四肢肌力、肌张力,有无肌萎缩或关节活动受限；皮肤有无水肿、多汗、脱屑或破损；括约肌功能有无障碍。肌力的评估分级如下：

0级：肌肉无任何收缩（完全瘫痪）。

1级：肌肉可轻微收缩,但不能产生动作（不能活动关节）。

2级：肌肉收缩可引起关节活动,但不能抵抗重力抬起。

3级：肢体能抵抗重力离开床面,但不能抵抗阻力。

4级：肢体能做抗阻力动作,但未达到正常。

5级：正常肌力。

（5）其他：神经功能缺损评估（NIHSS评分）、吞咽功能评估、感觉功能评估、神经反射评估、其他神经系统缺损评估。

九、常用护理诊断/问题

1. **躯体移动障碍**　与运动中枢损害致肢体瘫痪有关。
2. **吞咽障碍**　与意识障碍或延髓麻痹有关。
3. **言语沟通障碍**　与语言中枢损害有关。
4. **自理能力缺陷**　与肢体活动障碍有关。
5. **便秘**　与卧床、活动减少有关。
6. **潜在并发症**：出血、肺部感染、泌尿系感染、下肢深静脉血栓、压力性损伤。

十、护理目标

1. 病人躯体活动能力逐步增强。

2. 病人吞咽功能逐渐恢复。

3. 病人语言表达能力逐步增强。

4. 病人日常生活需要得到满足。

5. 病人排便规律通畅。

6. 病人未发生并发症或能及时发现并积极处理并发症。

十一、护理措施

1. 一般护理

（1）急性期应卧床休息,头部不宜抬过高,以利于脑部血液供应。

（2）根据病人的病情和自理能力实施基础护理,保持病人口腔、头发、手足、皮肤、会阴、床单位的干净整洁。

（3）给予低盐、低脂饮食,多食富含粗纤维的食物,每日按摩腹部,增加肠蠕动,必要时遵医嘱给予缓泻药,保证大便通畅。

（4）做好跌倒、坠床等的评估与健康宣教,给予床挡保护,烦躁病人给予保护性约束,保障病人安全。

2. 专科护理

（1）病情观察:严密观察意识水平、生命体征、肌力的变化。

（2）静脉溶栓术的护理

1）术前护理:①消除病人恐惧,使做好溶栓前的准备。②备好物品及药品。③建立两条静脉通道,防止药物外渗。

2）术中护理:①遵医嘱准确、熟练用药。②静脉溶栓治疗中及结束后,每30分钟测量1次血压,进行1次神经功能评估,持续6小时,以后每小时测量1次直至治疗后24小时,如有异常,及时通知医生。③密切观察意识及生命体征变化,做好抢救准备。④详细记录给药时间及剂量。

3）术后护理:①准备床单位、监护仪、氧气装置。②密切观察意识、生命体征变化,尤其是血压。注意病人肌力、语言的变化,如有异常及时通知医生。③认真听取病人主诉,观察尿液颜色,有无颅内出血、消化道出血、牙龈出血、皮肤黏膜出血等情况,做好护理记录。

（3）并发症的预防:每2小时给予病人翻身拍背,保持瘫痪肢体的功能位,防止关节变形和肌肉韧带挛缩。长期卧床病人应勤拍背,预防坠积性肺炎;可使用气垫床或减压贴,并加强翻身,预防压力性损伤的发生;增加下肢的主动与被动活动,预防下肢深静脉血栓;对于无禁忌的病人,给予充足入量,预防泌尿系感染,保证营养摄入。

（4）吞咽障碍的护理:吞咽困难所致营养不良等可明显增加不良预后的风险,吞咽障碍所致的误吸也会影响病人的预后,病人入院后应尽早评估吞咽障碍程度。吞咽困难者起病48~72小时后仍不能自行进食,遵医嘱予以胃管鼻饲,并做好留置胃管的护理。告知家属营养供给的重要性,取得其配合。如发生呛咳、呕吐,应立即让病人头偏向一侧,及时清理口鼻分泌物和呕吐物,以免发生误吸。

（5）饮食护理：指导病人进食高蛋白、低盐、低脂的清淡饮食，改变不良的饮食习惯，少量多餐，提供充足的进餐时间。戒烟戒酒。

（6）康复护理：应尽早启动脑梗死病人个体化长期康复训练计划，因地制宜采用合理的康复措施（图5-2）。

（7）心理护理：加强病人情绪变化的观察，提高对病人抑郁、焦虑的认识，及时发现病人的心理问题，加强沟通，必要时心理医生给予干预，消除病人的思想顾虑，稳定情绪，增强战胜疾病的信心。

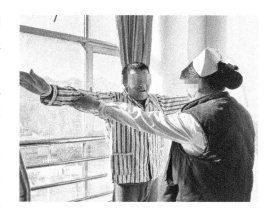

图5-2　康复功能锻炼

十二、护理评价

1. 病人躯体活动能力是否逐步增强。

2. 病人吞咽功能是否逐渐恢复。

3. 病人语言表达能力是否逐步增强。

4. 病人日常生活需要是否得到满足。

5. 病人排便是否规律通畅。

6. 病人是否发生并发症或是否及时发现并积极处理并发症。

十三、健康教育

1. 用药指导　按医嘱正确服药，积极治疗高血压、动脉硬化、糖尿病、高脂血症、心脏病、高同型半胱氨酸血症，服药期间注意有无肝肾功能异常。

2. 生活指导

（1）进食高蛋白、低盐、低脂的清淡饮食，改变不良的饮食习惯，少量多餐，戒烟戒酒，控制体重。

（2）保持心情愉快，情绪稳定，避免精神紧张。改变不良生活方式，适当运动，合理休息和娱乐，提高日常生活能力。

（3）病人起床、起立或低头等体位变换时动作宜慢，转头不宜过猛、过急，洗澡时间不宜过长，防止跌倒。做好安全防护，防止跌倒。

（4）气候变换时，注意保暖，预防感冒。

（5）养成良好的排便习惯，保持大便通畅。

3. 预防疾病复发　脑梗死复发可严重削弱病人的日常生活和社会功能，而且可明显增加病死率。为此，应进行规范化的二级预防，保持健康生活方式，积极控制危险因素，遵医嘱正确服用降压、降糖和降脂药物；定期门诊检查，动态了解血压、血脂、血糖、同型半胱氨酸的变化，定期随访脑部及脑血管变化情况；出现肢体麻木、头晕、头痛、视物模糊、语言表达困难等症状时应引起重视，及时就医。

第二节　脑　出　血

一、概述

脑出血（intracerebral hemorrhage，ICH）指原发性非外伤性脑实质内出血，占全部脑卒中的20%~30%。年发病率为60~80/10万人，急性期病死率为30%~40%，是急性脑血管病中病死率最高的。在脑出血中大脑半球出血约占80%，脑干和小脑出血约占20%。本节重点介绍最常见的高血压性脑出血。

二、病因与病理生理

（一）病因

最常见的病因是高血压合并细小动脉硬化，其他病因包括脑动静脉畸形、动脉瘤、血液病（白血病、再生障碍性贫血、血小板减少性紫癜、血友病和镰状细胞贫血）、梗死后出血、脑淀粉样血管病（cerebral amyloid angiopathy，CAA）、烟雾病（moyamoya病）、脑动脉炎、抗凝或溶栓治疗、瘤卒中等。

（二）病理生理

脑内动脉壁薄弱，中层肌细胞和外膜结缔组织较少，而且无外弹力层。长期高血压使脑细小动脉发生玻璃样变及纤维素性坏死，管壁弹性减弱，血压骤然升高时血管易破裂出血。在血流冲击下，血管壁病变也会导致微小动脉瘤形成，当血压剧烈波动时，微小动脉瘤破裂而导致脑出血。高血压性脑出血的发病部位以基底节区最多见。

脑出血的常见部位是壳核，占全部脑出血的30%~50%。其次为丘脑、脑叶、脑桥、小脑及脑室等。不同病因的脑出血，出血方式不同。高血压病、CAA、颅内动脉瘤和脑动静脉畸形等常导致血管破裂，出血量大，病情较重；血液病、脑动脉炎及部分梗死后出血常表现为点状、环状出血，出血量小，症状相对较轻。

出血侧大脑半球肿胀，脑回宽，脑沟浅，血液可破入脑室系统或流入蛛网膜下腔。脑出血后由于血肿的占位效应及血肿周围脑组织水肿，引起颅内压升高，使脑组织受压移位。幕上半球的出血，血肿向下挤压丘脑下部和脑干，使其变形、移位和继发出血；如中线结构下移，可形成中心疝；如颅内压增高明显或小脑大量出血时可发生枕骨大孔疝。脑疝是导致病人死亡的直接原因。

新鲜的出血呈红色，红细胞降解后形成含铁血黄素且带棕色。血块溶解，吞噬细胞清除含铁血黄素和坏死的脑组织，胶质增生，小出血灶形成胶质瘢痕，大出血灶形成中风囊，囊腔内有含铁血黄素等血红蛋白降解产物及黄色透明黏液。

三、临床表现

脑出血常发生于50岁以上病人，多有高血压病史。在活动中或情绪激动时突然起病，少数在安静状态下发病。病人一般无前驱症状，少数可有头晕、头痛及肢体无力等。发病后症状在数分钟至数小时内达到高峰。血压常明显升高，并出现头痛、呕吐、肢体瘫痪、意识障碍、脑膜刺激征和癫痫性发作等。临床表现的轻重主要取决于出血量和出血部位。

（一）基底节区出血

其中壳核是高血压性脑出血最常见的出血部位，占 50%~60%，丘脑出血约占 24%，尾状核出血少见。

1. 壳核出血　主要是豆纹动脉尤其是其外侧支破裂引起。血肿常向内扩展波及内囊。临床表现与血肿的部位和血肿量有关，但是损伤内囊引起的对侧偏瘫是较常见的症状。还可表现为双眼向病灶侧凝视，病灶对侧偏身感觉障碍，同向性偏盲，优势半球受累可有失语。出血量大时病人很快出现昏迷，病情在数小时内迅速恶化。出血量较小则可表现为纯运动或纯感觉障碍，仅凭临床表现无法与脑梗死区分。

2. 丘脑出血　主要是丘脑穿通动脉或丘脑膝状体动脉破裂引起。出血侵及内囊可出现对侧肢体瘫痪，多为下肢重于上肢。感觉障碍较重，深、浅感觉同时受累，但深感觉障碍明显，可伴有偏身自发性疼痛和感觉过度。优势半球出血的病人，可出现失语，非优势半球受累，可有体象障碍及偏侧忽视等。丘脑出血可出现精神障碍，表现为情感淡漠、视幻觉及情绪低落等，还可出现丘脑语言（言语缓慢不清、重复言语、发音困难、复述差、朗读正常）和丘脑痴呆（记忆力减退、计算力下降、情感障碍、人格改变）。

丘脑出血向下扩展到下丘脑或中脑上部时，可引起一系列眼位异常，如垂直凝视或侧视麻痹、双眼分离性斜视、凝视鼻尖、瞳孔对光反射迟钝、假性展神经麻痹及会聚障碍等。血肿波及丘脑下部或破入第三脑室，表现为意识障碍加深，瞳孔缩小，中枢性高热及去大脑强直等症状。

3. 尾状核头出血　较少见。一般出血量不大，多经侧脑室前角破入脑室。临床表现为头痛、呕吐、对侧中枢性面瘫、轻度项强；也可无明显的肢体瘫痪，仅有脑膜刺激征，与蛛网膜下腔出血的表现相似。

（二）脑叶出血

脑叶出血占脑出血的 5%~10%。常见原因有 CAA、脑动静脉畸形、血液病、高血压、moyamoya病等。血肿常局限于一个脑叶内，也可同时累及相邻的两个脑叶，一般以顶叶最多见，其次为颞叶、枕叶及额叶。与脑深部出血相比，一般血肿体积较大。临床可表现为头痛、呕吐等，癫痫发作比其他部位出血常见，肢体瘫痪较轻，昏迷较少见。根据累及脑叶的不同，出现局灶性定位症状和体征。

（三）脑干出血

脑干出血约占脑出血的 10%，绝大多数为脑桥出血，由基底动脉的脑桥支破裂导致。偶见中脑出血，延髓出血极为罕见。

脑桥出血临床表现为突然头痛、呕吐、眩晕、复视、眼球不同轴、侧视麻痹、交叉性瘫痪或偏瘫、四肢瘫等。出血量少时，病人意识清楚，可表现为一些典型综合征，如 Foville 综合征、Millard-Gubler 综合征、闭锁综合征等。大量出血（>5ml）时，血肿波及脑桥双侧基底和被盖部，病人很快进入意识障碍，出现针尖样瞳孔、侧视麻痹、四肢瘫痪、呼吸障碍、去大脑强直、应激性溃疡、中枢性高热等中线症状，常在 48 小时内死亡。

中脑出血少见，轻症病人表现为突然出现复视、眼睑下垂、一侧或两侧瞳孔扩大、眼球不同轴、水平或垂直眼震、同侧肢体共济失调，也可表现 Weber 或 Benedikt 综合征。严重者很快出现意识障碍、四肢瘫痪、去大脑强直,常迅速死亡。

延髓出血更为少见,临床表现为猝倒、意识障碍、血压下降、呼吸节律不规则、心律失常,继而死亡。轻症病人可表现为不典型的 Wallenberg 综合征。

(四) 小脑出血

小脑出血约占脑出血的10%。最常见的出血动脉为小脑上动脉的分支,病变多累及小脑齿状核。发病突然,眩晕和共济失调明显,可伴有频繁呕吐及后头部疼痛等。当出血量不大时,主要表现为小脑症状,如眼球震颤、病变侧共济失调、站立和步态不稳、肌张力降低及颈项强直、构音障碍和吟诗样语言,病人无偏瘫。出血量增加时,还可表现为脑桥受压体征,如展神经麻痹、侧视麻痹、周围性面瘫、吞咽困难及出现肢体瘫痪和/或锥体束征等。大量小脑出血,尤其是蚓部出血时,病人很快进入昏迷,双侧瞳孔缩小呈针尖样,呼吸节律不规则,有去脑强直发作,最后导致枕骨大孔疝而死亡。

(五) 脑室出血

脑室出血占脑出血的 3%~5%。分为原发性和继发性脑室出血。原发性指脉络丛血管出血或室管膜下 1.5cm 内出血破入脑室,继发性指脑实质出血破入脑室。在此仅描述原发性脑室出血。出血量较少时,仅表现头痛、呕吐、脑膜刺激征、无局限性神经体征。临床上易误诊为蛛网膜下腔出血,需要通过头颅 CT 扫描来确定诊断。出血量大时,病人很快进入昏迷或昏迷逐渐加深,双侧瞳孔缩小呈针尖样,四肢肌张力增高,病理反射阳性,早期出现去脑强直发作、脑膜刺激征,常出现丘脑下部受损的症状及体征,如上消化道出血、中枢性高热、大汗、应激性溃疡、急性肺水肿、血糖增高、尿崩症,预后差,多迅速死亡。

四、辅助检查

(一) 头颅 CT 检查

临床疑诊出血性卒中时首选 CT 检查,脑出血可显示圆形或卵圆形均匀高密度血肿,发病后即可显示边界清楚的新鲜血肿,并可确定血肿部位、大小、形态及是否破入脑室,血肿周围水肿带和占位效应等;如脑室大量积血可见高密度铸型,脑室扩张;蛛网膜下腔出血可显示为在脑沟、纵裂区以及侧裂区域内、环池、桥前池等部位可见明显高密度影,部分可在脑室内有高密度影或者形成血肿(图 5-3)。1 周左右后血肿周围可见环形增强,血肿吸收后变为低密度或囊性变,CT 动态观察可发现脑出血的病理演变过程,并在疾病治疗过程中病情变化时第一时间指导临床治疗。

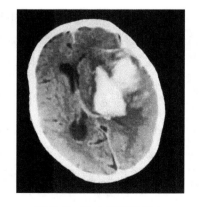

图 5-3　脑水肿及脑出血

(二) MRI 检查

可发现 CT 不能确定的脑干或小脑小量出血,能分辨病程 4~5 周后 CT 不能辨认的脑出血,区别陈旧性脑出血与脑梗死,显示血管畸形流空现象,还可以大致判断出血时间,是否多次反复出血等。

（三）全脑血管造影检查

脑血管造影曾是脑出血的重要诊断手段,包括经动脉顺行性造影和经静脉窦逆行造影,但 DSA 检查为有创检查,在临床应用受到一定限制。但 DSA 在脑出血原因的鉴别上仍意义重大,因其可直观看到脑血管的走行及形态,故怀疑脑血管畸形或动脉瘤破裂的病人 DSA 检查仍作为一线诊断方法。

（四）脑脊液检查

脑出血诊断明确者一般不做脑脊液检查,以防脑疝发生,但在无条件做脑部 CT 扫描或 MRI 检查时,脑脊液检查仍有一定诊断价值。脑出血后由于脑组织水肿,颅内压一般较高,80% 的病人在发病 6 小时后,血液可自脑实质破入脑室或蛛网膜下隙而呈血性脑脊液,所以脑脊液多数呈血性或黄色,少数脑脊液清亮。因此,腰穿脑脊液清亮时,不能完全排除脑出血的可能,术前应给脱水剂降低颅内压,有颅内压增高或脑疝可能时,应禁忌做腰穿。

五、临床治疗

（一）内科治疗

1. 一般治疗　采取积极合理的治疗,以挽救病人生命,减少神经功能残疾程度和降低复发率。主要包括:卧床休息 2~4 周,严密观察体温、脉搏、呼吸和血压等生命体征,注意观察瞳孔和意识变化,保持呼吸道通畅,根据病人情况给予吸氧、鼻饲等支持治疗,同时预防肺部和泌尿系感染的发生,保持水电解质平衡。

2. 降低颅内压　积极控制脑水肿、降低颅内压是脑出血急性期治疗的重要环节。常用药物有 20% 甘露醇和甘油果糖,以减轻脑水肿,降低颅内压,防止脑疝的发生。

3. 调控血压　脑出血急性期收缩压>180mmHg,或舒张压>100mmHg,可给予平稳降压治疗,并严密监测血压的变化。

4. 亚低温治疗　局部亚低温治疗是脑出血的一种新的辅助治疗方法,能够减轻脑水肿,促进神经功能缺损的恢复,改善病人预后,无不良反应,越早应用越好。

5. 纠正凝血异常　对于严重凝血因子缺乏或严重血小板减少的病人,推荐补充凝血因子和血小板;因口服华法林导致脑出血的病人,应立即停用华法林,给予维生素 K,可静脉输注新鲜冰冻血浆或凝血酶原复合物;因应用肝素引起的脑出血,应立即停用肝素,给予鱼精蛋白。

6. 预防并发症　应积极预防肺部感染、癫痫性发作、应激性溃疡、稀释性低钠血症、中枢性高热、下肢深静脉血栓形成等并发症的发生。

（二）手术治疗

外科手术以其快速清除血肿、降低颅内压、解除机械压迫的优势成为高血压性脑出血治疗的重要方法。但临床上不推荐无选择性地进行手术治疗,仅对一些特殊临床情况,如出血量大、脑干受压等,可个体化考虑选择开颅手术或微创手术治疗。

（三）康复治疗

早期将患肢置于功能位,如病情允许,危险期过后,应及早进行肢体功能、言语障碍及心理康复治疗。

六、护理评估

1. 健康史

（1）起病情况：了解病人是在活动时还是安静状态下发病；发病前有无情绪激动、活动过度、疲劳、用力排便等诱因和头晕、头痛、肢体麻木等前驱症状；发病时间及病情发展的速度；是否存在剧烈头痛、喷射性呕吐、意识障碍、烦躁不安等颅内压增高的表现及其严重程度。

（2）病因和危险因素：年龄、性别，有无高血压、糖尿病、高脂血症、动脉粥样硬化、血液病和家族史，是否遵医嘱正确服用降压、降糖、降脂及抗凝药物及治疗效果，以及目前用药情况。

（3）生活方式与饮食习惯：了解病人的性格特点、生活习惯与饮食结构。

2. 身体评估

（1）生命体征：评估病人血压升高程度；有无中枢性高热和呼吸节律、频率和深度的异常；脉搏和脉率。

（2）意识状态：评估病人有无意识障碍及其程度。

（3）其他：评估病人有无肢体瘫痪及其类型、性质和程度；有无吞咽困难和饮水呛咳；有无排便、排尿障碍；有无颈部抵抗等脑膜刺激征和病理反射；病人机体营养状况。

七、常用护理诊断/问题

1. 意识障碍   与脑出血、脑水肿有关。

2. 疼痛   与颅内压增高有关。

3. 有失用综合征的危险   与卧床、肌力减退、活动无耐力有关。

4. 潜在并发症：脑疝、上消化道出血、肺部感染、泌尿系感染、下肢深静脉血栓形成、压力性损伤。

八、护理目标

1. 病人意识障碍无加重或程度减轻。

2. 病人疼痛缓解。

3. 病人肢体活动能力较前改善。

4. 病人未发生并发症或能及时发现并积极处理并发症。

九、护理措施

1. 一般护理

（1）脑出血病人早期应尽量保持安静，蛛网膜下腔出血病人早期应绝对卧床，避免不必要的搬动。病人头部可放一软枕，抬高 15°~30°，以促进静脉回流，减轻脑水肿，降低颅内压。

（2）行动不便的病人应有专人陪护，早期绝对卧床，在床上活动，2~3 周后待出血吸收后，可在床上坐起。

（3）根据病人的病情和自理能力实施基础护理，保持病人口腔、头发、手足、皮肤、会阴、床单位的干净整洁。

2. 专科护理

（1）病情观察：严密观察意识、瞳孔和生命体征的变化，包括意识水平的改变、瞳孔的直接对光反射和间接对光反射、体温、脉搏、呼吸和血压等。

（2）呼吸道的护理：预防肺部感染，保持呼吸道通畅。病情稳定后，鼓励病人尽早坐起来。卧床病人，要每2~3小时给予翻身、拍背，有条件者可使用拍背机，通过体位引流和震动排痰引流痰液。气管切开病人，及时吸痰，保持呼吸道通畅。同时注意观察病人痰液性质、量、颜色、气味的变化。

（3）消化道的护理：保持口腔清洁，疾病早期，病人处于绝对卧床状态，给予病人口腔护理，帮助病人清除口腔内的食物，减少误吸风险，预防感染。病人病情稳定后，抬高床头，协助或鼓励病人刷牙，以便更好地清洁口腔。存在面瘫和吞咽障碍的病人，要经过专业的评估，以免病人在漱口时引起误吸。对于大便的管理，更多的是让病人建立一个正常的排便习惯，增加饮食中的膳食纤维，给予腹部顺时针按摩，必要时给予缓泻剂和开塞露等通便药物，避免便秘的发生。腹泻时，肛周护理很重要，要保持肛周皮肤的干燥，可以应用皮肤保护剂和造口粉，避免失禁性皮炎发生；同时找到腹泻的原因，给予药物治疗。

（4）饮食护理：以清淡、易消化为主要原则，同时注意补充膳食纤维。脑出血病人多存在高血压、高血糖、高血脂等既往史，注意根据病人情况给予低盐、低脂或糖尿病饮食。饮食量根据病人体质差异、活动量大小等具体情况而定，切勿暴饮暴食。戒烟戒酒。

（5）用药护理：做好降压、脱水、降低颅内压等药物的护理，达到治疗及稳定病情的目的。

（6）预防下肢深静脉血栓：避免在瘫痪肢体进行穿刺，鼓励病人主动活动，早期进行床上直腿抬高和踝泵运动，瘫痪病人可应用气压泵装置，如出现下肢肿胀，平卧并抬高患肢，在不明病人是否有血栓发生时，避免进行肢体按摩，以防发生栓子脱落。

（7）心理护理：积极主动地给予病人心理疏导，安慰病人，消除不良情绪刺激。

（8）恢复期治疗护理：病人意识清楚，生命体征平稳，病情不再进展48小时后即可进行康复训练。恢复期的治疗目标是减轻脑出血引起的功能障碍，提高病人的生活质量，给病人提供健康舒适的环境。急性期，保持病人处于功能位，给予病人床上运动指导。疾病恢复期，督促病人进行系统的康复训练，把握患病后6个月的黄金康复期。同时与病人及其家属多交流，增强病人治疗信心，使其身心都能恢复健康。

十、护理评价

1. 病人意识障碍是否加重或程度减轻。

2. 病人疼痛是否缓解。

3. 病人肢体活动能力是否较前改善。

4. 病人是否发生并发症或是否及时发现并积极处理并发症。

十一、健康教育

1. 疾病预防指导　指导高血压病人避免使血压骤然升高的各种因素，如保持情绪稳定和心态平和,避免过分喜悦、愤怒、焦虑、恐惧、悲伤等不良心理;建立健康的生活方式,保证充足睡眠,适当运动,避免体力或脑力过度劳累和突然用力;低盐、低脂、高蛋白、高维生素饮食;戒烟戒酒;养成定时排便的习惯,保持大便通畅。

2. 用药指导与病情监测　告知病人和家属关于疾病的基本病因、主要危险因素和治疗原则,如遵医嘱正确服用降压药物,维持血压稳定。教会病人及家属测量血压的方法和对疾病早期表现的识别,发现血压异常波动或无诱因的剧烈头痛、晕厥、肢体麻木、乏力或语言交流困难等症状,应及时就医。

3. 康复指导　教会病人和家属自我护理的方法和康复训练技巧,如向健侧和患侧的翻身训练、桥式运动等肢体功能训练及语言和感觉功能训练的方法;使病人和家属认识到坚持主动或被动康复训练的意义。

第三节　颅内动脉瘤

一、概述

颅内动脉瘤是局部动静脉异常改变产生的颅内动静脉瘤样突起,大多数颅内动脉瘤(约85%)位于前循环,主要在 Willis 环,常见部位包括前交通动脉与大脑前动脉交界处、后交通动脉与颈内动脉交界处,以及大脑中动脉分叉部。后循环部位通常包括基底动脉尖,基底动脉与小脑上动脉或小脑前下动脉交界处,以及椎动脉与小脑后下动脉交界处。动脉瘤好发于女性,病人中女性占 54%~61%。这些动脉位于脑底的脑池中,所以动脉瘤破裂出血引起动脉痉挛、栓塞及蛛网膜下腔出血(subarachnoid hemorrhage,SAH)等。主要见于中年人。因动脉瘤破裂所致 SAH 约为 70%。脑血管意外中,因动脉瘤破裂出血仅次于脑血栓和高血压性脑出血,居第 3 位。临床表现为突然头痛、呕吐、意识障碍、癫痫样发作、脑膜刺激征等。以手术治疗为主,常采用动脉瘤栓塞术、开颅动脉瘤夹闭术及穿刺栓塞动脉瘤。

二、病因与病理生理

(一) 病因
不同动脉瘤分型具有不同的发病机制。

1. 囊性动脉瘤　不是先天性病变,是获得性的,是颅内动脉形成的薄壁凸起,由一层非常薄的中膜和严重断裂的内弹力层构成,也可能不含中膜或内弹力层,大多数蛛网膜下腔出血(SAH)由此型引起。

2. 梭形动脉瘤　是受累血管整个管腔周长的增大或扩张,部分原因可能是动脉粥样硬化。

3. 感染性动脉瘤　占 0.5%~2.0%,通常由感染性心内膜炎形成的感染栓子所致。

(二) 病理生理
囊性动脉瘤呈球形或浆果状,外观紫红色,瘤壁极薄,瘤顶部最薄弱,98% 的动脉瘤出血位于瘤顶。巨大动脉瘤内常有血栓形成,甚至钙化,血栓分层呈"洋葱状"。直径小的动脉瘤出血机会较多。

三、临床表现

(一) 前驱症状

发生率为 15%~60%,包括头痛、恶心、呕吐、头晕等。约半数前驱症状在大出血 1 周内发生,90% 在 6 周内发生。

(二) 出血症状

动脉瘤破裂是引起蛛网膜下腔出血最多见的原因。蛛网膜下腔出血主要表现为突发性剧烈头痛,同时伴有恶心呕吐、面色苍白、全身冷汗等。还可出现项背疼痛。半数病人出现精神症状,如烦躁不安、意识模糊、定向力障碍等。以一过性意识障碍多见,严重者可出现昏迷,甚至发生脑疝而死亡。20%~30% 的病人出血后合并脑积水。此外,SAH 病人还可出现局限性脑神经功能障碍,以一侧动眼神经麻痹常见,占 6%~20%,表现为患侧上眼睑下垂,眼球向内、向上及向下活动受限或者外斜视和复视,并有瞳孔散大等。

(三) 局灶症状

由动脉瘤本身对邻近神经、血管的压迫而致,多与动脉瘤的体积和部位有关。

1. 颈内-后交通动脉瘤　常引起患侧动眼神经麻痹,眼睑下垂,瞳孔扩大,眼球外斜,甚至视力下降。

2. 前交通动脉瘤　常引起丘脑下部功能紊乱,尤见于出血时,有意识障碍、智能障碍、消化道出血等表现。

3. 大脑中动脉瘤　有时引起癫痫、轻偏瘫。

4. 基底动脉瘤　可出现肢体不对称的瘫痪,锥体束征,甚至可出现吞咽困难、声音嘶哑等症状。

(四) 脑积水

巨型动脉瘤压迫第三脑室后部和导水管,可出现梗阻性脑积水的症状。动脉瘤破裂出血还易引起急性脑积水,导致意识障碍。对有症状者,应行脑室引流术。

四、辅助检查

(一) CT

CT 是诊断颅内动脉瘤破裂引起蛛网膜下腔出血的首选方法。在蛛网膜下腔出血 48 小时内,CT 诊断率达 95%。出血 1 周后蛛网膜下腔的出血逐渐吸收,CT 可能显示不清,可以进行脑脊液检查(图 5-4)。

(二) CTA

CTA 具有快速、便捷、风险低的优点,发现直径 2.2mm 动脉瘤的灵敏度达 95%,特异度达 83%。CTA 检查也适用于蛛网膜下腔出血的病人。

(三) MRI

MRI 在颅底 Willis 环的动脉瘤检出率,颅后窝、脑室系统少

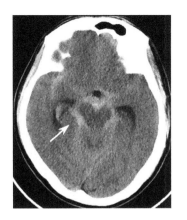

图 5-4　颅内动脉瘤 CT 检查

量出血及动脉瘤内血栓形成,判断多发动脉瘤破裂瘤体方面优于 CT。

(四) DSA

DSA 是确定 SAH 病因的"金标准",应尽早实施。对判断动脉瘤的位置、数目、形态、内径、有无血管痉挛、痉挛的范围及程度和确定手术方案非常重要。

(五) 腰椎穿刺

腰椎穿刺是诊断 SAH 最敏感的方法。头部 CT 检查阴性、怀疑 SAH 的病人可行腰椎穿刺,进行脑脊液检查,但颅内压增高者应慎用。

五、临床治疗

颅内动脉瘤的治疗原则是防止再出血及控制动脉血管痉挛,维持脑组织正常血运,包括非手术治疗及手术治疗。非手术治疗适用病人全身情况不能耐受手术、诊断不明确需要进一步检查及病人拒绝手术的病人。手术治疗主要包括动脉瘤夹闭术、动脉瘤栓塞术。对于破裂动脉瘤或者高危未破裂动脉瘤,开颅夹闭动脉瘤蒂是首选治疗方法。

(一) 一般治疗

动脉瘤破裂出血期应绝对卧床休息,抬高床头 30°,严密观察病人生命体征,有明显意识障碍者,应送往重症监护病房。卧床期间应预防深静脉血栓形成。

(二) 镇静镇痛

适当给予镇静镇痛,保持大便通畅,保持安静,减少不良的声光刺激,避免情绪激动。头痛剧烈者给予止痛剂。

(三) 降低颅内压

使用甘露醇及呋塞米、甘油果糖等药物。目前认为,SAH 急性期,如颅内压不超过 20~30mmHg,一般不需要降低颅内压。

(四) 控制血压

预防和减少动脉瘤再次出血的措施之一,如血压降得过多可能引起脑供血不足,通常降低 10% 即可。

(五) 控制及预防癫痫的发作

SAH 后癫痫发生率为 4%~26%,是再出血的潜在危险因素,出血早期预防性应用抗癫痫药。

(六) 脑血管痉挛的防治

1. 防治脑血管痉挛。

2. 纠正血管狭窄。

3. 防止由血管狭窄引起的脑缺血损害。

4. 纠正脑缺血。

5. **防止脑梗死**　目前主张早期使用尼莫地平改善微循环,一般在 SAH 后 3 天内使用,愈早用愈好。有条件者,应行经颅多普勒超声(TCD)检查,以监测脑血流变化。

(七) SAH 后低钠血症

SAH 后经常发生低钠血症和低血容量,与尿钠增多和利尿有关。文献报道,动脉瘤性 SAH

发生低钠血症的概率为 10%~30%。发生的原因可能与抗利尿激素分泌异常有关,低钠血症病人 SAH 后迟发性脑梗死的发生率是血钠正常病人的 3 倍。对低钠血症的治疗要注意同脑性耗盐综合征鉴别。

(八) 脑积水

动脉瘤破裂合并脑积水有症状者应行脑室引流术。由于基底池粘连也会引起慢性交通性脑积水,需要行侧脑室-腹腔(V-P)分流术。

六、护理评估

1. 健康史

(1)了解病人一般情况:病人饮食,睡眠排便习惯,评估病人自理能力。

(2)询问病人既往是否患有原发性高血压、糖尿病、心脏病等慢性病。询问病人症状出现的时间及原因,是否有头痛、呕吐、意识障碍、癫痫发作、脑膜刺激征等。

2. 身体评估　颅内动脉瘤临床表现多样,需要特别注意评估前文所述症状与体征。

3. 心理社会状况　了解病人家庭生活是否和谐,家庭成员对病人关爱程度,患病后,病人心理应激反应等。

七、常用护理诊断/问题

1. 有感染的危险　与手术创伤有关。

2. 睡眠型态紊乱　与疾病创伤有关。

3. 便秘　与手术后卧床有关。

4. 疼痛　与手术损伤有关。

5. 有受伤的危险　与手术可能诱发癫痫有关。

6. 自理能力缺陷　与术后卧床时间长有关。

7. 有皮肤完整性受损的危险　与长期卧床有关。

8. 恐惧/焦虑　与手术及担心预后有关。

八、护理目标

1. 病人未发生感染。

2. 病人夜间可以安静入睡。

3. 病人保持大便通畅。

4. 病人疼痛减轻或消失。

5. 病人未受伤。

6. 病人日常生活需要得到满足。

7. 病人皮肤保持完整。

8. 病人恐惧/焦虑减轻或消失。

九、护理措施

1. 术前护理

（1）病人绝对卧床,SAH病人急性期绝对卧床休息4~6周,避免一切可能使病人血压和颅内压增高的因素,包括移动头部、用力咳嗽及大便、情绪激动等。有精神症状如躁动时,加床栏。同时应避免一切外来的刺激。躁动不安可使血压上升,增加再出血的可能,适当给予镇静剂。

（2）严密观察病情变化,预防复发。及时测量体温、血压、脉搏、呼吸、神志、瞳孔变化。如出现剧烈头痛、呕吐、抽搐,甚至昏迷等,应警惕再出血;如出现意识障碍加深,呼吸、脉搏变慢,瞳孔散大等,提示脑疝形成,应立即通知医生,给予及时抢救处理。

（3）胃肠道的管理:合理饮食,勿食用易导致便秘的食物;可给予缓泻剂,保持排便通畅,必要时应注意低压灌肠。

（4）尿失禁的病人,给予留置导尿。

（5）病人避免用力打喷嚏或咳嗽,以免增加腹压,反射性增高颅内压引起颅内动脉瘤破裂。

（6）保持呼吸道通畅,神志不清者头偏向一侧,勤吸痰,防异物及痰液堵塞。定时翻身、拍背,预防吸入性肺炎和肺不张。

（7）伴发癫痫者,注意安全,防止发作时受伤;保持呼吸道通畅,同时给予吸氧,记录抽搐时间,遵医嘱给予抗癫痫药。

（8）协助做好脑血管造影、介入、手术等检查和治疗准备。

（9）术前准备除按常规术前准备外,介入栓塞治疗者还应进行双侧腹股沟备皮。动脉瘤位于Willis环前部的病人,应在术前进行颈动脉压迫试验及练习,以建立侧支循环。

2. 术后护理

（1）体位:清醒病人床头抬高30°,利于减轻脑水肿。介入栓塞治疗后,穿刺点加压包扎,病人卧床休息24小时。定期为病人更换体位,预防皮肤损伤。

（2）病情观察:监测病人生命体征,特别是意识、瞳孔的变化,尽量使血压维持在稳定水平。持续低流量给氧,保持脑细胞的供氧。观察肢体活动及感觉情况,并与术前对比有无改变。

（3）用药:遵医嘱给予甘露醇及甲基泼尼松龙泵入,减轻脑水肿,或泵入尼莫地平以减轻脑血管痉挛。

（4）引流管护理:保持引流管通畅,避免打折,观察引流液的色、量及性质,如短时间内出血过多,应通知医生及时处理。更换引流袋时,保证无菌原则,避免感染的发生。

（5）保持呼吸道通畅,防止肺部感染的发生。

（6）疼痛管理:及时倾听病人主诉,观察病人疼痛时表现,有无恶心呕吐、有无强迫体位。不能耐受疼痛者,及时通知医生进行药物治疗,并观察用药反应及镇痛效果。

（7）饮食指导:手术恢复期应多进高蛋白食物,加强营养,增强机体的抵抗力。

（8）减少刺激,防止癫痫发作,尽量将癫痫发作时的损伤减到最小,装好床挡,备好抢救用品,防止意外发生。

（9）保持大便通畅,准确记录出入量,保证出入量平衡。

十、护理评价

1. 病人是否发生感染。

2. 病人夜间是否可以安静入睡。

3. 病人是否保持大便通畅。

4. 病人疼痛是否减轻或消失。

5. 病人是否受伤。

6. 病人日常生活需要是否得到满足。

7. 病人皮肤是否保持完整。

8. 病人恐惧/焦虑是否减轻或消失。

十一、健康教育

1. 鼓励病人坚持康复训练,循序渐进,以不感觉到累为标准;保持乐观的情绪和心态;避免剧烈体育运动;保持充足的睡眠时间。指导病人避免情绪激动。

2. 遵医嘱定时监测血压,按时、按量服用降压药、抗癫痫病药,不可随意减量或停药。

3. **伤口护理** 保持头部清洁,避免用手抓伤口,防止伤口感染。发现伤口愈合不良及时就诊。

4. **定期复查** 遵医嘱定期复查,如出现头痛、呕吐、发热、意识障碍、语言/肢体活动障碍等及时就诊。

第四节 继发性头痛

一、概述

头痛是临床常见症状,通常指局限于头颅上半部,包含眉弓、耳轮上缘和枕外隆突连线以上的疼痛。头痛可大致分为原发性和继发性两类。前者不能归因于某一确切病因,常见的如偏头痛和紧张性头痛;后者由某些疾病诱发,病因可涉及各种颅内病变,如脑血管疾病、颅内感染、颅脑外伤;全身性疾病,如发热、内环境紊乱以及滥用精神活性药物等。

二、病因与病理生理

(一) 病因

1. **感染** 颅脑感染,如脑膜炎、脑膜脑炎、脑炎、脑脓肿、颅内寄生虫感染(如囊虫、棘球蚴)等;急性感染,如流行性感冒、肺炎等疾病。

2. **血管病变** 蛛网膜下腔出血、脑出血、脑血栓形成、脑栓塞、高血压脑病、脑供血不足、脑血管畸形等。

3. **占位性病变** 颅脑肿瘤、颅内转移癌、炎性脱髓鞘假瘤等。

4. **全身系统性疾病** 高血压病、贫血、肺性脑病、中暑等。

5. 颅脑外伤 脑震荡、脑挫伤、硬膜下血肿、颅内血肿及脑外伤后遗症。

6. 毒物及药物中毒 乙醇、一氧化碳、有机磷、药物（如颠茄、水杨酸类）等中毒。

7. 内环境紊乱及精神因素 月经期及绝经期头痛、神经症躯体化障碍及癔症性头痛。

8. 其他 高原性红细胞增多症、低颅压性头痛等。

（二）病理生理

继发性头痛的发病机制复杂，主要是由于颅内、外痛敏结构内的痛觉感受器受到刺激，经痛觉传导通路传导到达大脑皮层而引起。头面部血管、神经、脑膜、静脉窦、头面部皮肤、皮下组织、黏膜等构成头部痛敏结构，当其受到机械牵拉、化学、生物刺激或内环境发生改变时引发头部疼痛。

高原的大气氧分压仅为海平面的 70%，在低氧的影响下，世居及长期居住的居民外周血中红细胞数量可代偿性比低海拔地区居民明显增高，血小板聚集增强，血液黏稠度增高，血流缓慢；同时影响血小板反应素与血小板凝血酶敏感蛋白，进而改变凝血状态，可能引起或加重脑缺氧，引发头痛。

三、临床表现

继发性头痛病因复杂多样，疼痛的程度有轻有重、时间有长有短，疼痛的形式多种多样，常见胀痛、闷痛、撕裂样痛、电击样疼痛、针刺样痛，部分伴有血管搏动感及头部紧箍感，以及恶心、呕吐、头晕等症状，或可伴有其他系统性疾病的症状或体征，如感染性疾病常伴有发热，血管病变常伴偏瘫、失语等神经功能缺损症状等。继发性头痛病因不同，发生疼痛的程度各异，因此产生不同危害，病情严重可使病人丧失生活和工作能力。

四、辅助检查

（一）常规检查

1. 血液检查 感染性头痛，白细胞计数和中性粒细胞占比可增高。寄生虫所致头痛，嗜酸性粒细胞增高。

2. 尿常规、便常规检查 肾病所致头痛，查尿常规有助诊断。脑囊虫头痛，应查便绦虫卵和节片。

（二）颈椎 X 线检查

对颈部疾病的头痛诊断具有参考意义。

（三）神经影像学检查

1. 头部 CT 便捷迅速，能较确切地显示病变的位置、性质，有助于器质性疾病的诊断，是急诊筛查神经系统病变的最常用检查，对于诊断部分颅内病变可作为首选检查方法，如颅内出血、颅脑外伤等。

2. 头颅 MRI 寻找继发性头痛原因，对于肿瘤性病变、炎症性病变、脑水肿、被颅骨包围的后颅窝和眶周、鼻窦的病变，MRI 最适合。

3. 数字减影血管造影（DSA） 常采用股动脉穿刺插管法，行全脑血管造影，是目前临床常用的血管造影技术,能清楚地显示血管走行、狭窄、闭塞、移位及血流异常,是诊断与头痛相关血管疾病,如脑梗死、动脉瘤、动静脉畸形、静脉和静脉窦病变的金标准。

(四)脑脊液检查

怀疑感染、脑膜疾病或颅内压等所致头痛时,脑脊液检查有一定帮助。

(五)脑电图

脑电图是癫痫所致头痛诊断的客观方法。对颅内血肿、脑炎、脑脓肿、中毒性脑病引起的头痛诊断有参考价值。

(六)经颅多普勒超声(TCD)检查

经颅多普勒超声(TCD)检查是利用超声波的多普勒效应检查脑血管及血流动力学的技术。对血管源性头痛,如血管痉挛,有较大的参考价值。

(七)眼、耳、鼻、口腔检查

一些疾病均可引起头面痛,根据临床诊断需要进行相应的辅助检查。

五、临床治疗

首要治疗原则是对引发头痛的病因进行治疗;其次,对症减轻或终止头痛发作,预防头痛的复发。

(一)病因治疗

最根本的治疗手段是病因治疗。很多继发性头痛者在去除病因后,头痛症状会自然缓解或消失。

(二)对症治疗

若病人的头痛症状在去除病因后仍然存在,或者对于病因不明的原发性头痛者,可以采取对症治疗方法,应用有效的镇痛药物和中西医结合治疗方法,如因高原缺氧导致头痛,及时吸氧并减少活动可缓解或消除头痛症状。

六、护理评估

1. 健康史

(1)询问病史:有无脑血管疾病、颅内感染、颅脑外伤,有无全身性疾病如发热、内环境紊乱以及滥用精神活性药物,以及进入高原的时间等。

(2)一般评估:评估病人的生命体征、意识、瞳孔变化及精神状态。询问病人的月经史、妊娠史、家族史。

2. 身体评估

(1)疼痛性质:初次出现时间,整个过程疼痛特性的变化,疼痛的部位、分布、强度、性质、时间特性,持续性或周期性再现,每次持续时间。

(2)相关的感觉现象:感觉异常、感觉障碍及麻木,伴随症状如肌萎缩、消瘦、乏力、出汗、流泪、鼻塞、眼花、头晕、视力障碍、恶心呕吐、内脏功能障碍。

(3)诱发疼痛的因素:不同体位、体力活动、社交活动、情绪、药物等。

（4）睡眠：疼痛对睡眠的影响,包括入睡时间、时长及醒后精神状态等。

（5）用药史：包括止痛和其他治疗史。

3. 心理社会状况　注意评估病人的心理状态,有无紧张、焦虑、抑郁,甚至恐惧等；了解病人及其家属对疾病的认识程度、态度以及家庭经济状况等。

七、常用护理诊断/问题

1. 疼痛　与颅内压异常、脑膜刺激征或颅内外血管病变,高原海拔高、缺氧有关。

2. 焦虑　与头痛反复发作、原发疾病得不到有效控制有关。

3. 睡眠型态紊乱　与头痛长期、反复发作和/或焦虑等情绪改变有关。

八、护理目标

1. 病人头痛发作次数减少或程度减轻。

2. 病人焦虑减轻或消失。

3. 病人得到充分休息,维持正常睡眠。

九、护理措施

1. 一般护理

（1）饮食护理：指导病人改变饮食结构,宜摄入高蛋白、高维生素、低盐、无刺激性的食物。有肾功能不全时,应限制蛋白质的摄入。适量补充 B 族维生素和钙,戒烟戒酒。

（2）卧位与活动：急性期应卧床休息,减少头部运动,高颅压性头痛应尽量卧床休息,可将床头抬高 30°,以利于脑静脉回流而降低颅内压；恢复期注意劳逸结合,避免过重的体力劳动和脑力劳动。如由于海拔过高引起头痛,应尽快转移到低海拔地区。

2. 专科护理

（1）避免诱因,告知病人可能诱发或加重头痛的因素,如海拔过高、缺氧、情绪紧张、进食某些食物、饮酒、月经、用力性动作、频繁使用止痛药物等。

（2）保持环境安静,光线柔和。

（3）头痛剧烈者应卧床休息,变换体位时动作缓慢。

（4）保证病人充足的休息和良好的睡眠质量,避免过度的疲劳。

（5）避免头颈部肌肉长时间保持一个姿势,减少紧张型头痛发作。

（6）头部低位可促进血液循环,但颅内压高者应抬高头部,避免颅内压上升而引起头痛。

3. 病情观察　观察头痛的起病方式、发作频率、发作时间、性质、部位、是否伴有其他症状或体征,如出现呕吐、视力降低、肢体抽搐、意识障碍等。观察血压及血氧变化。

4. 心理护理　长期反复发作的头痛,病人可能出现焦虑、紧张心理,要关心体贴病人,帮助病人消除发作因素,保持情绪稳定。

5. 用药护理　告知止痛药物的作用与不良反应,让病人了解药物依赖性或成瘾性的特点。指导病人遵医嘱正确服药。

十、护理评价

1. 病人头痛发作次数是否减少或程度是否减轻。

2. 病人焦虑是否减轻或消失。

3. 病人是否得到充分休息,是否维持正常睡眠。

十一、健康教育

1. **疾病知识指导**　正确认识继发性头痛,告知病人病因及疾病相关疾病知识,保持心情舒畅及乐观情绪,对疾病的治疗树立信心,积极配合治疗;避免一切可能诱发或加重病情的因素,避免情绪波动及各种精神刺激。避免过度疲劳,劳逸结合,坚持身体锻炼。

2. **用药指导**　严格遵医嘱治疗,按时按量服药。告知病人所用药物的名称、剂量、给药时间和方法等,教会其观察药物疗效及不良反应,必要时随诊治疗;并定期监测血常规、肝肾功能、CRP 等。

3. **饮食指导**　高原饮食属于高脂、低维生素饮食,且大部分食物需要高压烹饪导致大量维生素丢失。指导病人改变饮食结构,给予高蛋白、高维生素饮食,忌食生肉、加工不彻底等肉制品,避免棘球蚴病。

4. **复诊**　定期复查,不适随诊。

第五节　癫　　痫

一、概述

癫痫(epilepsy)是一种慢性脑部疾病,是多种原因导致的脑部神经元高度同步化异常放电所致的临床综合征,临床表现具有发作性、短暂性、重复性和刻板性的特点。异常放电神经元的位置不同及异常放电波及的范围差异,导致病人的发作形式不一,可表现为感觉、运动、意识、精神、行为、自主神经功能障碍或兼有之。高原地区,气候复杂多变,空气寒冷干燥、氧气含量低、紫外线强烈、昼夜温差大,多种因素极易引发脑功能损害,尤其对大脑记忆、感觉、思维等的影响极其显著。

二、病因与病理生理

(一) 病因

癫痫是一组疾病或综合征。导致癫痫的病因非常复杂,依据病因不同,癫痫可分为三大类。

1. **原发性癫痫**　又称特发性癫痫,其真正的原因不明,一旦明确病因就应归于继发性癫痫中。但目前临床上倾向于将由基因突变和某些先天因素所致,有明显遗传倾向,须用分子生物学方法才能发现病因的癫痫和目前仍不清楚病因的癫痫都称为特发性癫痫。特发性癫痫的另一个主要特征是到目前为止,人类仍然没有发现其脑部有足够引起癫痫发作的结构性损伤或生化异常。

2. 继发性癫痫　又称症状性癫痫,由各种明确的中枢神经系统结构损伤或功能异常引起,如颅脑损伤、脑炎和脑膜炎、脑血管病、脑外伤、脑肿瘤、寄生虫病、蛛网膜下腔出血等脑部损害或尿毒症、肝性脑病、大出血、阿-斯综合征、一氧化碳中毒等全身性疾病。

3. 隐源性癫痫　表现为症状性癫痫,病因不明确,也可能在特殊的年龄段发病,但无特定的临床表现和脑电图特征。

(二) 病理生理

癫痫的病因错综复杂,病理改变亦呈多样化。通常将癫痫病理改变分为两类,即引起癫痫发作的病理改变(癫痫发作的病因)和癫痫发作引起的病理改变(癫痫发作的后果),这对于明确癫痫的致病机制以及寻求外科手术治疗具有十分重要的意义。

目前关于癫痫的病理研究大部分来自难治性癫痫病人手术切除的病变组织,在这类病人中,海马硬化具有一定的代表性。它既可以是癫痫反复发作的结果,又可能是导致癫痫反复发作的病因,与癫痫治疗成败密切相关。而对于非海马硬化的病人,反复的癫痫发作是否一定发生神经元脱失等神经病理改变,尚无定论。

三、临床表现

(一) 癫痫发作的分类

癫痫的分类非常复杂,通常情况下用两种不同的方法分别对癫痫发作类型和癫痫综合征进行分类。发作类型分类的依据是发作时的临床表现和脑电图特征,癫痫综合征的分类则是将癫痫的病因、发病机制、临床表现、疾病演变过程、治疗效果等放到一起进行综合分类。目前最新的是 2017 年国际抗癫痫联盟发布的癫痫发作分类(表 5-1)。

表 5-1　2017 年国际抗癫痫联盟发布的癫痫发作分类

局灶性发作		全面性发作	不明原因发作
意识清楚	意识受损	运动性	运动性
运动性 非运动性		强直-阵挛发作 其他运动性 非运动性(失神)	强直-阵挛发作 其他运动性 非运动性
局灶性进展为双侧强直-阵挛性			不能归类

(二) 全面性发作

1. 全身强直-阵挛性发作　意识丧失、双侧强直后紧跟有阵挛的序列活动是全身强直-阵挛性发作的主要临床特征。可由局灶性发作演变而来,也可一起病即表现为全身强直-阵挛性发作。早期发生意识丧失、跌倒,随后的发作分为三期。

(1)强直期:表现为全身骨骼肌持续性收缩,提上睑肌收缩出现眼睑上牵,眼肌收缩出现眼球上翻或凝视;咀嚼肌收缩出现口强张,之后猛烈闭合,可咬伤舌头;喉肌收缩使声门变小,随后的呼吸肌强直性收缩使气流强行通过狭窄的声门致病人尖叫一声,咽喉肌收缩阻止唾液内流,面颊肌收缩将唾液挤出口腔出现口吐白沫;颈部和躯干肌肉强直性收缩使颈和躯干先屈曲后反张,持续 10~20 秒进入阵挛期。

（2）阵挛期：病人从强直转为阵挛，每次阵挛后都有一短暂间歇，阵挛频率逐渐变慢，间歇期延长，在一次剧烈阵挛后发作停止，进入发作后期。以上两期都伴有呼吸停止，血压升高，瞳孔扩大，口腔分泌物增多。

（3）发作后期：此期尚有短暂阵挛，可引起牙关紧闭和大小便失禁。呼吸首先恢复，随后瞳孔、血压、心率恢复至正常。肌张力降低，意识逐渐恢复。醒后病人常感到头痛、全身酸痛、嗜睡，部分病人有意识模糊。

2. 强直性发作　强直性发作多见于有弥漫性脑部损伤的病人，表现为局部或全身骨骼肌强烈而持续性地收缩，这种持续性的收缩可将病人固定于某一体位，颈肌受累，则出现强直性的屈颈或伸颈，眼肌受累出现双眼上翻，肢带肌受累则出现耸肩、抬腿、举手等。

3. 阵挛性发作　主要见于新生儿和婴儿，首先有意识丧失，随后出现双侧肌阵挛，类似全身强直-阵挛性发作中阵挛期的表现，但很少有自主神经症状。

4. 失神发作　突然发生和迅速终止的意识丧失是失神发作的特征。典型失神发作表现为活动突然停止、发呆、呼之不应、手中物体掉落，部分病人可机械重复原有的简单动作，每次发作持续数秒钟，每天可发作数十、上百次，发作后立即清醒，无明显不适，可继续先前的活动。醒后不能回忆。不典型失神发作的起始和终止都较典型失神缓慢，除意识丧失外，常伴肌张力降低，偶有肌阵挛。

5. 肌阵挛性发作　肌阵挛是一种突发的、短暂的、触电样的，由于肌肉收缩或运动抑制产生的不自主运动，表现为快速、短暂、触电样肌肉收缩，可遍及全身，也可局限于某个肌群，常成簇发生，声光刺激可诱发。

6. 失张力发作　是姿势性张力丧失所致。部分或全身肌肉张力突然降低导致垂颈（点头）、张口、肢体下垂（持物坠落）或躯干失张力跌倒或猝倒发作，持续数秒至 1 分钟，时间短者意识障碍可不明显，发作后立即清醒和站起。

（三）局灶性发作

新的局灶性癫痫发作类型包括自动症、自主神经发作、行为终止、认知性发作、情绪性发作、过度运动、感觉性发作以及局灶性进展为双侧强直-阵挛性发作，失张力性发作、阵挛性发作、癫痫性痉挛、肌阵挛性发作和强直性癫痫发作可以是局灶性起源，也可以是全面性起源。

（四）其他发作

"不明原因的发作"不是真正独立的发作类型，而只是为那些起源未知的发作预留的位置。"不能分类的发作"意味着该发作起源的性质缺乏特异性，没有运动性或非运动性特征，知觉状态也不清楚。如果知道了上述任何一个特征，就可以对发作进行一定的划分。新的分类并不代表根本的变化，但是允许在命名的类型上更灵活和更透明。

四、辅助检查

（一）脑电图检查

脑电图检查是诊断癫痫最重要的辅助检查方法。脑电图对发作性症状的诊断有很大价值，有助于明确癫痫的诊断及分型和确定特殊综合征（图 5-5）。目前应用 24 小时长程脑电图监测和视频脑电图，发现癫痫样放电的可能性大大提高，发作时记录的脑电图诊断意义最大。脑电图也可以用以区别发作类型和明确病灶部位。癫痫脑电图的典型表现是棘波、尖波、棘-慢或尖-慢复合波。

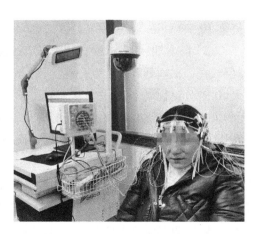

图 5-5　脑电图检查

（二）CT 和 MRI 检查

明确病因，协助定位病灶。

五、临床治疗

（一）病因治疗

对继发性癫痫应积极治疗原发病，进行病因治疗。

（二）药物治疗

无明确病因或有明确病因但不能根除者，考虑药物治疗。

1. 癫痫发作间期的药物治疗

（1）正确选择用药时间：癫痫诊断一旦明确，除一些良性的癫痫综合征以外，都应该立即开始治疗。发作次数稀少者，如半年以上发作一次，可在告知抗癫痫药可能的副作用和不治疗可能的后果的情况下，根据病人和家属意愿，酌情选择用或不用抗癫痫药。

（2）抗癫痫药的选择：依据癫痫发作的类型、副作用的大小、药物来源、价格、病人年龄、性别等多种因素来决定。

（3）药物的剂量：从小剂量开始，逐渐增加，以达到既能有效控制发作，又没有明显副作用为止。如不能达此目的，宁可满足部分控制，也不要出现副作用。单一药物治疗是应遵循的基本原则，如治疗无效，换用另一种单药，但换药期间应有 5~10 天的过渡期。下列情况可考虑进行合理的多药治疗：

1）有多种发作类型，如伴有失神发作的眼肌阵挛性发作、有多种发作类型的癫痫综合征等。

2）对部分单药治疗无效的病人可考虑联合用药。

（4）如何服药：根据药物的性质可将日剂量分次服用。半衰期长者每日 1~2 次，如苯妥英钠、苯巴比妥等；半衰期短者每日服 3 次。由于多数抗癫痫药为碱性，因而饭后服药可减轻胃肠道反应。

（5）观察副作用：大多数抗癫痫药都有不同的副作用，因而除常规体检，用药前查肝肾功能、血尿常规外，用药后的首月还需要复查，以后则按药物的不同副作用不定期、有目的地检查相应器官的功能，至少持续半年。

（6）何时终止治疗：除 25% 的自发性缓解外，余下病人的 50% 经正规治疗后可终身不再发病，因而多数病人不需要长期服药。一般来说，全身强直-阵挛性发作、强直性发作、阵挛性发作完全控制 4~5 年后，失神发作停止半年后可考虑停药。

2. 癫痫发作期的治疗　癫痫发作有自限性，多数病人不需要特殊处理。病人发作时可辅助病人卧倒,防止跌倒或伤人,解开衣领、腰带,以利于呼吸通畅。抽搐发生时,在关节部位垫上软物可防止发作时的擦伤;不可强压病人肢体,以免引起骨折和脱臼。发作停止后,可将病人头部转向一侧,让分泌物流出,防止窒息。多次发作者,可考虑肌内注射苯巴比妥,每次 0.2g,每日 2 次。

3. 癫痫持续状态的治疗 癫痫持续状态是内科常见急症,若不及时治疗可因高热、循环衰竭、电解质紊乱或神经元兴奋、毒性损伤导致永久性脑损害,致残率和病死率均很高。任何类型的癫痫均可出现癫痫持续状态。癫痫持续状态治疗的目的:保持稳定的生命体征和进行心肺功能支持;终止持续状态的癫痫发作;减少发作对脑部神经元的损害;寻找并尽可能根除病因及诱因;处理并发症。

(1)控制发作:首选地西泮 10~20mg 静脉注射,每分钟不超过 2mg,复发者可在 30 分钟内重复应用,或地西泮 60~100mg 溶于 5% 葡萄糖生理盐水中,于 12 小时内缓慢滴注。儿童首次静脉注射量为 0.25~0.5mg/kg,一般不超过 10mg。地西泮偶尔会抑制呼吸,须停止注射,必要时应用呼吸兴奋药;也可用地西泮 10~20mg 静脉注射,取得疗效后,再用苯妥英钠 0.3~0.6g 加入生理盐水 500ml 静脉滴注,速度不超过 50mg/min,用药中如出现血压下降或心律不齐,须减缓静脉滴注速度或停药;部分病人也可单用苯妥英钠,计量和方法同上;10% 水合氯醛 20~30ml 加等量植物油保留灌肠,每 8~12 小时一次,适合肝功能不全或不宜使用巴比妥药物者。

(2)对症治疗:保持呼吸道通畅,吸氧,必要时行气管插管或气管切开,对病人进行心电、脑电监测,定时进行血生化、动脉血气分析等检查;查找诱发癫痫持续状态的原因并进行治疗;必要时建立静脉通路。

(3)防治并发症:脑水肿者用 20% 甘露醇 125ml 快速静脉滴注,应用抗生素控制感染;高热病人予以物理降温;纠正代谢紊乱(如低血糖、低血钠、低血钙、高渗状态等)和酸中毒;加强营养支持治疗。

4. 耐药性癫痫的治疗 耐药性癫痫最为突出的特征就是对一线抗癫痫药耐药,因为用传统的治疗方法很难奏效,因而对这种癫痫的治疗应更多地选用多种药物的联合应用或使用新的抗癫痫药,如仍无效则需要考虑手术治疗。

六、护理评估

1. 健康史 评估病人有无癫痫发作的家族史,有无先天性脑疾病、颅脑外伤、颅内感染、脑血管疾病、脑缺氧病史。

2. 身体评估 评估癫痫发作的类型、频率、时间、地点,有无前驱症状,有无癫痫持续状态等表现,检查病人有无因癫痫发作伴发的舌咬伤、跌伤、尿失禁等。

3. 心理社会状况 评估病人及家属对疾病的认识和心理状态。

七、常用护理诊断/问题

1. 有窒息的危险 与癫痫发作时意识丧失、喉头痉挛支气管分泌物增多有关。
2. 有受伤的危险 与癫痫发作时意识突然丧失、判断力失常有关。

3. 知识缺乏：缺乏癫痫发作及正确服药的相关知识。

4. 焦虑　与担心疾病再发作与预后有关。

5. 气体交换受损　与癫痫持续状态、喉头痉挛致呼吸困难或肺部感染有关。

6. 潜在并发症：脑水肿、酸中毒、电解质紊乱。

八、护理目标

1. 病人癫痫发作时不发生窒息。

2. 病人未受伤。

3. 病人及家属了解癫痫发作及正确服药知识。

4. 病人焦虑减轻。

5. 病人呼吸困难得到有效缓解。

6. 病人未发生并发症或能及时发现并积极处理并发症。

九、护理措施

1. 癫痫发作期护理　告知病人有前驱症状时立即平卧，采取保护措施，避免出现意外受伤；活动状态时发作，陪伴者应立即将病人缓慢置于平卧位，防止外伤，切忌用力按压病人抽搐肢体，以防骨折和脱臼；在关节部位垫上软物可防止发作时的擦伤；癫痫持续状态、极度躁动或发作停止后意识恢复过程中有短时躁动的病人，应由专人看护，加保护性床挡，必要时用约束带适当约束。遵医嘱用药，注意观察用药效果及不良反应。

2. 发作间歇期护理　给病人创造安全、安静的休养环境，保持室内光线柔和，无刺激；床旁桌上不放置热水瓶、玻璃杯等危险物品。对于有癫痫发作史、外伤史的病人，在室内显著位置放置"谨防跌倒"的指示牌，随时提醒病人、家属及医护人员做好防止发生意外的准备。

3. 用药护理　向病人和家属强调遵医嘱长期甚至终身服药的重要性，告知病人和家属少服或漏服药物等不遵守药物治疗原则的行为是导致癫痫发作、成为难治性癫痫或发生癫痫持续状态的最重要的危险因素。

4. 心理护理　向病人解释本病的特征和诱发因素，帮助病人正确认识疾病。护士应仔细观察病人的心理反应，关心、理解、尊重病人，鼓励病人表达自己的心理感受，消除负性心理，采取积极应对方式，配合长期药物治疗，增强治愈信心。

十、护理评价

1. 病人癫痫发作时是否发生窒息。

2. 病人是否受伤。

3. 病人及家属是否了解癫痫发作及正确服药知识。

4. 病人焦虑是否减轻。

5. 病人呼吸困难是否得到有效缓解。

6. 病人是否发生并发症或是否及时发现并积极处理并发症。

十一、健康教育

1. 疾病知识指导　向病人及其家属介绍有关本病的基本知识和发作时家庭紧急救助方法，如出现先兆时，立即就地平躺、头下垫软物，发作时不强行按压肢体，以防受伤；头偏一侧，松解领扣和裤带，以保持呼吸道通畅。指导病人培养好的生活习惯，注意劳逸结合，避免极度劳累、睡眠不足、情感不稳等诱发因素；食物应清淡且富营养，避免辛、辣、咸，不宜进食过饱，多吃蔬菜、水果，戒除烟酒；鼓励病人承担力所能及的社会工作，鼓励参加有益的社交活动，使病人在自我实现中体会到自身的价值作用，进而提升自信心和自尊感，减轻心理负担，保持情绪平稳。

2. 用药指导与病情监测　告知病人应按时服药，不可自行停药、间断或不规则用药，注意有无药物的不良反应，一旦发现立即就医以调整用药；定期做好血象、血药浓度和肝肾功能的监测。

3. 安全与婚育　告知病人平时应随身携带简要的病情诊疗卡，注明姓名、地址、病史、联系电话等，以备发作时及时得到有效的处理；禁止从事有危险的活动，如攀高、游泳、驾驶等；特发性癫痫且有家族史的女性病人，婚后不宜生育，双方均有癫痫或一方有癫痫，另一方有家族史者不宜结婚；女性癫痫病人发作频繁，病情较重者不宜生育，服药期间不宜怀孕，以免药物引起胎儿畸形，应治愈后考虑怀孕。

第六节　高原相关性睡眠障碍

一、概述

人的一生大约有 1/3 的时间在睡眠中度过，睡眠作为生命所必需的过程，是机体复原、整合和巩固记忆的重要环节，是健康不可缺少的组成部分。据世界卫生组织调查，27% 的人有睡眠问题。全世界每 4 个人中就有 1 个人患有或轻或重的失眠症。睡眠障碍全球患病率为 9%~15%，是涉及全人类的重要医疗卫生公共问题。常见的睡眠障碍分为五大类：①失眠障碍；②阻塞性睡眠呼吸暂停低通气综合征（OSAHS）；③发作性睡病；④不宁腿综合征和周期性肢体运动障碍；⑤异态睡眠。

睡眠呼吸暂停综合征指每晚 7 小时睡眠中，呼吸暂停反复发生 30 次以上，每次气流中止 10s 以上，或平均每小时低通气次数（睡眠呼吸紊乱指数（AHI））≥5 次，引起慢性低氧血症及高碳酸血症的临床综合征。临床表现为夜间睡眠打鼾、呼吸暂停和白天嗜睡，并伴有动脉血氧饱和度降低、低氧血症、高血压及肺动脉高压。分为阻塞性、中枢性和混合性三种类型，临床上以阻塞性最常见。在高原低氧、低压、寒冷等特殊自然环境条件下，机体神经、呼吸调节功能和昼夜节律均发生变化，随着海拔的升高，将会引起睡眠结构的紊乱和呼吸模式的改变。

二、病因与病理生理

（一）病因与病理生理

高原相关性睡眠障碍主要是睡眠时上呼吸道的阻塞或狭窄造成的。因此，从前鼻孔到气管上口，任何一个部位的狭窄或阻塞，都可能导致呼吸暂停，常见于下列疾病：

1. 鼻部疾病　各种原因造成的鼻腔狭窄或阻塞,如急慢性鼻炎、鼻窦炎,前、后鼻孔闭锁,鼻中隔偏曲、血肿、脓肿,鼻腔粘连,鼻息肉,鼻腔、鼻旁窦肿瘤及其他占位性病变,前、后鼻孔填塞等。

2. 鼻咽部疾病　常见的有腺样体肥大、鼻咽部肿瘤、鼻咽腔闭锁、鼻咽部填塞、颅底肿瘤等(文末彩图 5-6)。

3. 口咽部疾病　如扁桃体肥大,软腭低垂、肥厚,腭垂过长、肥大,咽侧索肥厚,口咽腔瘢痕狭窄,咽旁间隙的肿瘤、脓肿等。

4. 下咽部疾病　如舌根淋巴组织增生、舌根肿瘤,巨大会厌囊肿、脓肿、会厌肿瘤,下咽后壁或侧壁的脓肿、肿瘤等。

5. 口腔科疾病　如舌体肥大或巨舌,舌体、舌根、口底的肿瘤,颌下脓肿,先天性小下颌或下颌后缩等。

6. 其他疾病　病理性肥胖、肢端肥大症、甲状腺功能减退、颈部巨大肿瘤等。

(二)诱发因素

1. 肥胖　体重超过标准体重的 20%,即体重指数大于 $28kg/m^2$。

2. 年龄　成年后随着年龄增加,患病率增加,尤其女性绝经期后患者增多。

3. 饮酒、吸烟　长期大量饮酒者发生阻塞性睡眠呼吸暂停低通气综合征风险较高。

4. 高血压　该病容易继发于高血压,病人常主诉打鼾以及白天嗜睡。

5. 家族史　本病具有一定的遗传性和家族聚集性,如儿童腺样体过度增生、咽扁桃体肥大等因素具备一定的遗传倾向,患病风险可提高。

6. 上气道结构异常　若存在鼻中隔偏曲、鼻甲肥大、腺样体增生、舌体肥大、咽腔狭窄等问题,也会导致气道不顺畅,最终引起本病。

三、临床表现

阻塞性睡眠呼吸暂停低通气综合征的典型症状是打鼾、白天嗜睡、记忆力减退、晨起口干、夜尿次数增多,严重者会不可抑制嗜睡,影响正常生活和工作,甚至有夜间憋醒、睡眠猝死发生。

(一)典型症状

1. 睡眠打鼾、呼吸暂停　随着年龄和体重的增加,鼾声可逐渐增加,同时鼾声呈间歇性,出现反复的呼吸节律紊乱和呼吸暂停的现象,严重者可有夜间憋醒现象。多数病人该症状在仰卧位时加重,睡眠时多动不安,睡眠行为异常,如磨牙、惊恐、幻听等。

2. 白天嗜睡　轻者表现为轻度困倦、乏力,对工作、生活无明显的影响,重者可有不可抑制的嗜睡,在驾驶甚至谈话过程中出现入睡现象。病人入睡很快,睡眠时间延长,但睡后精神体力无明显恢复。

3. 记忆力减退　随着病情发展出现,同时还会伴发注意力不集中、反应迟钝。

4. 晨起口干　早期出现,主要与夜间张口呼吸相关,还可有咽喉异物感、晨起后头痛、血压升高。

5. 夜尿次数增加　加重后甚至遗尿。

（二）其他症状

部分重症病人可出现性功能障碍,烦躁、易怒或抑郁等性格改变,一般见于病程较长的病人。儿童病人还可出现颌面发育畸形、生长发育迟缓、胸廓发育畸形、学习成绩下降等表现。

（三）并发症

1. 心脑血管疾病　阻塞性睡眠呼吸暂停低通气综合征容易并发心脑血管疾病,如高血压、冠心病、心功能不全、脑卒中、心律失常等,常见症状有头晕、心慌、胸闷、胸痛、呼吸困难等,应及时就诊明确原因。

2. 内分泌系统疾病　包括糖尿病、甲状腺功能减退等,如出现糖尿病典型的"三多一少"症状,或有畏寒、乏力等甲状腺功能减退症状,应警惕是否为并发症。

3. 呼吸系统疾病　可引起慢性咳嗽、肺动脉高压、肺栓塞、间质性肺疾病、慢性肺源性心脏病等,甚至诱发呼吸衰竭、加重哮喘。

4. 泌尿生殖系统疾病　夜尿次数增多,还可引起勃起功能障碍、性欲下降等。

5. 神经系统疾病　儿童主要出现注意力、认知能力下降,成人主要出现焦虑、抑郁等。

四、辅助检查

（一）多导睡眠图监测

多导睡眠图监测（PSG）是诊断本病的金标准,可以发现睡眠呼吸暂停低通气指数或呼吸紊乱指数增高（图 5-7）。通过监测不仅可了解睡眠呼吸障碍的严重程度、低氧血症的情况,还有利于了解睡眠呼吸障碍的病因、类型。中枢性者呼吸冲动消失,胸腹均无呼吸活动,气道无气流通过。阻塞性者中枢性呼吸冲动存在,有胸、腹式呼吸活动存在,但气道无气流通过。混合性者首先出现气道阻塞、气流停止,继之出现呼吸动作停止。

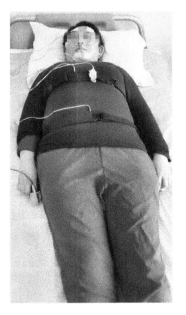

（二）血气分析

不同程度的低氧血症和二氧化碳分压增高。

（三）其他检查

1. CT、MRI 检查。

2. 血常规、血电解质、血糖、尿素氮。

3. 心电图、腹部 B 超。

图 5-7　多导睡眠图监测

五、临床治疗

治疗原则为早发现、早诊断、早治疗,这对于改善症状、预防并发症极其重要,尤其对于高危人群（如中年男性、肥胖者、家族史、高血压、动脉粥样硬化、糖尿病等）,要定期进行筛查,最大程度地延缓疾病进展,降低脏器损害,改善预后。

（一）持续气道正压通气（CPAP）

CPAP 是最常见、最有效的方式。如无效或依从性较差,可考虑改用双水平气道正压通气

（BiPAP）。CPAP 是大部分有主观嗜睡症状者的治疗选择,对无嗜睡症状者的依从性差。CPAP 对塌陷的上气道施加正压而保持上气道开放（图 5-8）。有效的压力一般为 $3\sim15cmH_2O$,疾病严重程度与所需压力无相关性。如果临床症状改善不显著,可重复做多导睡眠图而调整压力。不良反应有鼻部干燥及疼痛,一些病例可在气体加温加湿后缓解;面罩不合适也可引起不适。

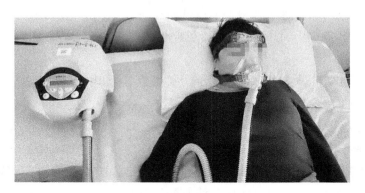

图 5-8　持续气道正压通气治疗

（二）口腔矫治器

应用矫治器治疗打鼾和 OSAHS 已得到认可。口腔矫治器设计为前拉下颌,或至少防止睡眠时下颌后移;一些矫治器也设计为前拉舌体（图 5-9）。与应用 CPAP 的对照研究发现,在治疗轻度及中度 OSAHS 方面,两者效果相似。

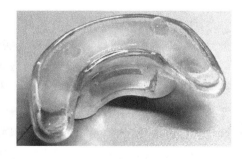

图 5-9　口腔矫正器

（三）上气道手术

1. 悬雍垂腭咽成形术（UPPP）　最常用的术式,切除包括腺样增殖体在内的扁桃弓至杓会厌部的黏膜下组织以扩大上气道。病态肥胖或有气道解剖狭窄者可能 UPPP 治疗失败。此外,因为 UPPP 术后打鼾消失,不易发现睡眠呼吸暂停。但这些"无声"的阻塞可能与术前的呼吸暂停发作一样严重。

2. 气管切开术　是阻塞性呼吸暂停最有效的治疗措施,但也是最后的治疗手段。气管切开术绕开了睡眠时的阻塞部位。这项手术适用于阻塞性睡眠低通气非常严重的病人（如有肺源性心脏病的病人）。

（四）物理治疗

对大脑进行低频重复电磁刺激可促使神经功能活化,降低或减轻睡眠障碍,改善睡眠,调节脑内多种神经递质代谢。

（五）保守治疗

1. 体位疗法（侧卧位）　为了减少重力的影响,侧卧睡觉,可以减轻 OSAHS 症状。

2. 减肥　超重和肥胖是 OSAHS 的独立危险因素,因而确诊为 OSAHS 的超重和肥胖者均应有效控制体重,包括饮食控制、加强锻炼。

3. 戒烟戒酒　吸烟会刺激鼻咽腔黏膜水肿,产生慢性炎症。乙醇会麻痹神经,降低肌肉张力,加重 OSAHS 夜间症状。所以,OSAHS 病人戒烟戒酒能有效避免症状的加重。

六、护理评估

1. 健康史　评估病人是否有口腔狭窄、上气道扩张、肌力异常及肥胖、甲状腺功能减退、糖尿病等致病因素;病人夜间打鼾程度、憋醒频率和时间、家族史。

2. 身体评估　本病临床表现多种多样,需要特别关注前文所述症状和体征。

3. 心理社会状况　重点评估病人睡眠情况、性格特征、情绪状况、社交水平及对疾病的认知程度。

七、常用护理诊断/问题

1. 焦虑　与健康受到威胁、担心治疗效果有关。

2. 气体交换受损　与呼吸道狭窄等原因影响通气有关。

3. 睡眠型态紊乱　与呼吸道阻塞引起憋气觉醒有关。

4. 潜在并发症:脑卒中、心肌梗死、呼吸衰竭、睡眠中猝死。

5. 有受伤的危险　与病人白天过度嗜睡有关。

八、护理目标

1. 病人焦虑减轻或消失。

2. 病人通气状况改善,气体交换正常。

3. 病人睡眠情况有所改善。

4. 病人未发生并发症或能及时发现并积极处理并发症。

5. 病人未受伤。

九、护理措施

1. 一般护理　保持病室适宜的温度、湿度,环境安静,避免不必要的灯光照射,睡前勿大量进食及饮酒、饮浓茶、咖啡等,避免剧烈运动及其他可导致情绪激动的因素。

2. 专科护理

(1)肥胖:是 OSAHS 发展的一个重要危险因素,体重适度减轻 5%~10%,可明显改善睡眠呼吸暂停,也可减轻上气道的塌陷。因此,根据病人实际情况指导其合理膳食,加强运动锻炼,积极减重。

(2)体位指导:病人采用正确的睡姿,避免仰卧、俯卧等体位,尽量采取侧卧位或抬高床头与水平位成 30°~45°。

(3)呼吸机治疗的护理:①保持病人鼻腔通畅,有鼻炎等应积极治疗,在保证鼻腔通气良好的情况下使用呼吸机治疗。②正确选择、佩戴合适的鼻面罩,注意观察使用过程中有无漏气、面罩周围的皮肤有无破损;对于鼻腔干燥者,遵医嘱使用相关药物湿润鼻腔黏膜。③正确连接管路,注意有无挤压弯折。④根据病室湿度,选择合适的湿化程度。⑤保持呼吸机与病人床头高度水平。

（4）口腔矫治器的护理:①指导病人正确佩戴,避免随意调节。②指导病人正确清洁牙齿,保持早晚各清洁一次。③定期口腔科随诊。

（5）悬雍垂腭咽成形术的护理:①注意保持呼吸道通畅。②进食饮水应少量多次慢咽,避免呛咳及误吸。③注意保持口腔清洁。④注意观察术后创面有无开裂及渗血等。

（6）气管切开的护理

1）环境:保持病房清洁、安静,室温 20~22℃,湿度 60%~70%,保持空气流通,每日紫外线消毒 1~2 次。

2）体位:取平卧位或半卧位,颈部略垫高,保持呼吸道通畅。

3）口腔护理:每日行口腔护理 2 次,根据口腔 pH 选择合适的漱口液。

4）湿化气道:遵医嘱行雾化治疗,保持气道湿润,以利于分泌物排出。

5）吸痰护理:根据病人病情,选择合适的压力,及时吸痰,做到轻、提、转、快。

6）皮肤护理:观察切口有无渗血、感染等,保持皮肤清洁,每日消毒并更换敷料 2 次,如有分泌物污染及时更换;观察套管周围皮肤及黏膜有无破损;定时协助翻身,观察受压部位皮肤情况。

3. 心理护理 护士应加强与病人及家属交流,使其了解本病的特点、治疗原则以及遵医嘱规律治疗的重要性,协助病人减轻焦虑和恐惧。必要时可用量表评估病人的心理状态,并根据病人的心理状态,采取同伴教育、家庭支持等不同方式对病人进行心理干预,提高其治疗的依从性,配合治疗。

十、护理评价

1. 病人焦虑是否减轻或消失。
2. 病人通气状况是否改善,气体交换是否正常。
3. 病人睡眠情况是否有所改善。
4. 病人是否发生并发症或是否及时发现并积极处理并发症。
5. 病人是否受伤。

十一、健康教育

1. 向病人及家属介绍疾病基本知识,提高病人及家属对本病的认识,减少危险性行为,如吸烟、饮酒等。
2. 指导病人加强运动锻炼,适当减轻体重,提高免疫力。
3. 指导病人避免服用过度抑制呼吸兴奋性或神经兴奋性的药物,避免睡眠过程中出现呼吸抑制及肌肉过度松弛。
4. 对于既往患有 OSAHS 的病人,从低海拔地区进入高海拔地区后可加重睡眠呼吸障碍,因此要向病人介绍高原环境对睡眠的影响,缓解其因环境变化导致的担心忧虑,鼓励病人坚持治疗,配合吸氧。

5. 室内的温度、湿度、光照等均会对睡眠产生影响。一般适宜温度为 18~23℃,夏天以 25~28℃为宜。在高原由于空气干燥,室内可用加湿器,或用盆盛水放在室内以增加空气的湿度。尽量避免放置过多的电器,确保大脑在深度睡眠过程中不受到太多外界的干扰。

（霍晓鹏　龙　珍　边巴琼吉　拉仓卓玛　蒋　茜）

第六章

高原相关血液与内分泌系统疾病的护理

第一节　缺铁性贫血

一、概述

缺铁性贫血(iron defiency anemia,IDA)是因体内大量铁元素缺乏而影响血红蛋白合成所引起的一种小细胞低色素性贫血。机体缺铁可分为三个主要阶段:储备性血铁耗竭;缺铁性红细胞生成;缺铁性贫血。缺铁性贫血是各种贫血中最常见的一种。由于病人机体的异常缺铁与对活性磷酸钙的吸收利用功能受到严重阻碍,从而严重影响了机体血红蛋白合成。

二、病因与病理生理

(一)病因

1. 需铁量增加而铁摄入量不足　常见于婴幼儿、青少年、妊娠和产后哺乳期的成年女性。婴幼儿生长发育迅速,铁需求量剧增,如果不立即补充含铁量较高的辅食,容易造成机体内铁的缺乏;处于生长发育期的青少年,铁需求量增大;妊娠后期的妇女,需铁量高达 3~7mg/d,哺乳期的女性需要额外增加 0.5~1mg/d,补充不足均会导致铁的负平衡。

2. 铁的吸收障碍　主要见于胃大部切除术后,胃酸分泌不足,而且食物迅速进入空场,绕过十二指肠(铁吸收的部位),从而使铁吸收减少。除此之外,胃肠功能紊乱或某些药物作用,导致胃酸缺乏而抑制铁的吸收,如长期无缘由的腹泻、慢性肠炎、克罗恩病等。

3. 铁丢失过多　成人缺铁性贫血最常见和最重要的病因有慢性失血。持续少量或者反复多次的失血,如消化性溃疡或肿瘤、肠息肉、钩虫病、痔疮出血、女性月经量过多(子宫肌瘤、宫内放置节育环、功能失调性子宫出血)等,均可增加铁的丢失,如果没有得到及时适量的补充,可使体内储存铁逐渐耗竭而发生贫血。其他,如短期反复多次献血、血液透析等。此外频繁发作的阵发性睡眠性血红蛋白尿亦可因大量血红蛋白经尿中排出而导致缺铁。

(二)病理生理

1. 缺铁对铁代谢的影响　当体内贮存的铁逐渐降低,不足够弥补功能状态下的铁需求量时,则可出现铁的代谢异常,包括储铁指标(含铁血黄素、铁蛋白)、血清铁和转铁蛋白饱和度的降低;未结合的转铁蛋白升高;红细胞内缺铁、组织缺铁。

2. 缺铁对造血系统的影响　红细胞内缺铁,造成血红蛋白合成障碍,大量原卟啉不能与铁结合成为血红蛋白,多以原卟啉的形式积累在红细胞内或与锌原子结合成为锌原卟啉,血红蛋白生成减少,从而发生红细胞细胞质少、体积小的小细胞低色素性贫血;严重时粒细胞、血小板的生成也受影响。

3. 缺铁对组织细胞代谢的影响　缺铁可导致黏膜组织病变和外胚叶组织的营养障碍,从而引起缺铁性贫血的一些特殊临床表现。此外,缺铁可致组织细胞内含铁酶及铁依赖酶的活性降低,进而影响病人的免疫功能、精神、行为、体力,以及少年儿童的生长发育与智力等。

三、临床表现

(一)缺铁原发病的表现

如慢性胃炎、消化性溃疡、溃疡性结肠炎、克罗恩病、痔疮出血、结核、恶性肿瘤、女性功能失调性子宫出血及黏膜下子宫肌瘤等疾病相应的临床表现。主要包括腹痛或腹部不适、黑便或便血、持续腹泻、呕血和咯血、不明原因消瘦及女性月经量增加等。

(二)一般贫血共有的表现

如易倦、乏力、头痛、头晕、心悸、气促、眼花、耳鸣、食欲减退及面色苍白、心率加快等。

(三)缺铁性贫血的特殊表现

1. 组织缺铁表现　如皮肤干燥、角化、萎缩、无光泽,毛发过于干枯、易脱落,指/趾甲扁平、不光整、脆薄,容易造成断裂,甚至会出现匙状甲或反甲;黏膜损害多表现为口角炎、舌炎、口角皲裂、舌乳头萎缩,可有食欲减退,严重者可发生吞咽困难。

2. 神经、精神异常　儿童较明显,如过分兴奋、易激惹、好动、难以充分集中注意力、发育迟缓、体力下降。少数病人可有异食癖,如喜吃生米、冰块、泥土、石子等。约 1/3 的病人可发生末梢神经炎或神经疼痛,严重者可出现智力发育障碍等。

四、辅助检查

(一)血生化检查

典型血象呈小细胞低色素性贫血。平均红细胞血红蛋白浓度(MCHC)小于 32%,平均红细胞体积(MCV)低于 80fl,平均红细胞血红蛋白含量(MCH)小于 27pg。血涂片中可见中央淡染区扩大、红细胞体积小。白细胞和血小板计数正常或减低。网织红细胞计数正常或轻度增高。

(二)骨髓象

增生活跃或明显活跃;以红系增生为主,尤以中、晚幼红细胞为主,其体积小、核染色质致密、细胞质少偏蓝色、边缘不整齐,血红蛋白形成不良,呈"核老浆幼"现象。粒系、巨核系无明显异常。

(三)铁代谢

血清铁(ST)低于 8.95μmol/L,总铁结合力(TIBC)升高,大于 64.44μmol/L。血清铁蛋白(SF)低于 12μg/L,是早期诊断储存铁缺乏的一个常用指标。转铁蛋白饱和度(TS)降低,小于 15%;

骨髓涂片用亚铁氰化钾染色（普鲁士蓝反应）后，在骨髓小粒中无深蓝色的含铁血黄素颗粒；幼红细胞内铁小粒减少或消失，铁粒幼红细胞少于15%。骨髓铁染色反映单核吞噬细胞系统中的储存铁，因此可作为诊断缺铁的金指标。

（四）红细胞内卟啉代谢

游离原卟啉（FEP）>0.9μmol/L（全血），锌原卟啉（ZPP）>0.96μmol/L（全血），FEP/Hb>4.5μg/L。

（五）血清转铁蛋白受体测定

血清转铁蛋白受体（sTfR）是至今反映缺铁性红细胞生成的最佳指标。一般sTfR浓度>26.5nmol/L（>2.25μg/ml）可诊断为缺铁。

（六）其他检查

主要是病因或原发病诊断的相关检查。

五、临床治疗

（一）病因治疗

尽可能去除导致缺铁的病因。

（二）补充铁剂

铁剂补充以口服为主，每日元素铁150~200mg左右即可。常用亚铁制剂（如硫酸亚铁）、右旋糖酐铁及多糖铁复合物，于进餐时或饭后服用，可大大减少药物对人体胃肠道所产生的不良刺激和副作用。铁剂忌与茶同服，否则易与茶叶中的鞣酸结合，形成不溶解的沉淀物，不易被吸收。补充铁剂后病人不适症状可以很快缓解，网织红细胞计数一般3~4天上升，7天内即可达到最佳值。血红蛋白浓度于2周后明显上升，1~2个月左右即可达到正常值。血红蛋白恢复正常后，铁剂应继续服用，待血清铁蛋白恢复到50μg/L后再停药。若病人对口服铁剂不能耐受，不能吸收或失血速度快须及时补充，可予以胃肠外给药。常用硫酸亚铁、右旋糖酐铁或山梨醇铁，肌内注射。治疗总剂量的简化计算方法是：所需补充铁量（mg）=（150−病人Hb值）×体重（kg）×0.33，公式中：Hb的单位为g/L。首次注射量应为5mg，如无不良反应，第二次可增加到10mg，以后每周注射2~3次，直到完成治疗总量。有5%~13%的病人于注射后可发生局部肌肉疼痛、头晕、发热、淋巴结炎、头痛、荨麻疹及关节痛等，多为轻度及暂时的。少数（约2.6%）出现过敏性休克，会有生命危险，故注射时应有急救设备，备好肾上腺素、氧气及复苏设备。

六、护理评估

1. 健康史

（1）患病及治疗经过：询问与自身疾病密切相关的疾病原因、诱因。有无健康人群膳食结构不合理、年龄特点导致的各种造血原材料摄入不足，如受到气候、环境、海拔、文化风俗等因素的影响，蛋类、豆类、蔬菜、水果和坚果等的摄取量比较少；有无使用特殊药物或者理化物质接触史等。询问主要症状与体征，包括贫血的一般表现及其伴随症状与体征，如头晕、头痛、面色苍白、心悸、气促、呼吸困难，有无神经、精神障碍的症状，出血与感染的表现、尿量与尿液颜色的变化等。有关的检查结果（尤其血象及骨髓检查）、治疗方法、用药情况及治疗效果等，以准确判贫血的发生时间、进展速度、严重程度与根源。

（2）既往史、家族史和个人史：了解病人的既往史、家族史和个人史,有助于贫血原因的判断。

（3）目前状况：了解患病后病人体重、食欲、睡眠、排便习惯等的变化及营养支持、自理能力与活动耐力状况等。

2. 身体评估　重点评估与贫血严重程度密切相关的临床体征,如病人皮肤黏膜的苍白程度、有无心脏杂音及心力衰竭的表现等。还要特别注意贫血病人是否存在各种类型贫血的特殊体征和原发病的体征,如缺铁性贫血的反甲、溶血性贫血的黄疸、巨幼细胞贫血的末梢神经炎、再生障碍性贫血的出血与感染,恶性血液病的肝大、脾大、淋巴结肿大等。

3. 心理社会状况　了解病人及其家属对贫血的认识与理解程度、心理反应、治疗与护理上的配合等。

七、常用护理诊断/问题

1. 营养失调:低于机体需要量　与铁摄入不足、吸收不良、需要量增加或丢失过多有关。

2. 活动无耐力　与贫血引起全身组织缺氧有关。

3. 口腔黏膜完整性受损　与贫血引起口腔炎、舌炎有关。

4. 有感染的危险　与贫血引起营养缺乏和衰弱有关。

5. 潜在并发症:贫血性心脏病。

八、护理目标

1. 病人获取足够营养,满足机体需要。

2. 病人活动耐力增强,完成日常基础活动。

3. 病人口腔黏膜未发生破损。

4. 病人未发生感染。

5. 病人未发生并发症或能及时发现并积极处理并发症。

九、护理措施

1. 一般护理　保持病房温湿度适宜,干净、整洁,定期通风,保持病房空气流通,提高病人舒适度。急性期嘱病人绝对卧床休息,宜进食高维生素、高蛋白、易消化食物,多食含铁丰富的饮食,准确记录24小时出入量。缺铁性贫血病人出血风险极大,活动时防磕碰,避免出血。

2. 专科护理

（1）饮食护理

1）纠正不良饮食习惯:指导病人保持均衡膳食,养成良好进食习惯,避免出现偏食或挑食;定时、定量,细嚼慢咽,必要时可以少量多餐,尽可能降低刺激性超标食物摄入。

2）增加含铁丰富食物的摄取:鼓励病人多吃一些含铁丰富且吸收较好的食物(如动物肝脏与豆类、蛋黄、肉类、血、黑木耳、海带等),或一些含有铁强化食物(主要包括铁强化酱油、铁强化处理的食用大米、面粉等);适当选择多食维生素 C 含量丰富的膳食(包括黄瓜、草莓、橙子、葡萄等新鲜蔬菜和水果)。

3)进食促进铁吸收的食物:不合理的膳食结构和营养搭配不利于铁的吸收,如膳食中由于蔬菜种类过多而致蛋白质不足。铁吸收易受植酸、草酸、茶多酚、鞣酸等具有络合和螯合能力的铁吸收抑制剂的影响。牛奶会直接改变肠道内的酸性环境,浓茶和咖啡中的鞣酸也能够与食物中的铁相互结合从而阻碍食物中铁的消化和吸收。因此,补铁的同时应避免牛奶、咖啡、浓茶等食物。

(2)铁剂的治疗与护理:合理使用铁剂,密切观察并预防不良反应。

1)口服铁剂的指导:向病人说明服用铁剂的目的,并给予必要的指导。①口服铁剂的常见不良反应有胃部不适、恶心、呕吐和排出黑色大便等,严重时导致多数病人难以忍受而被迫停用药物。若无不良反应,病人空腹口服铁剂比餐后口服铁剂吸收效果更为明显。为预防或有效减轻对胃肠道的反应,建议病人饭后或餐中均匀服用铁剂,反应太过强烈者适当减少剂量或从最低剂量入手。②口服液体铁剂时必须使用吸管,避免牙染黑。③日常饮食中,避免铁剂与牛奶、浓茶、咖啡同服。为了有效促进钙和铁的消化和吸收,还要尽量避免同时大量使用抗酸药(主要包括碳酸钙和硫酸镁)以及 H_2 受体拮抗剂,可以适当地服用维生素 C、乳酸或稀盐酸等一些酸性药物或其他酸性食品。④服用铁剂期间,粪便可能变为黑色,这是因为铁与肠内硫化氢相互作用生成黑色的硫化铁而致,应及时对病人解释原因,消除顾虑。⑤特别强调按照一定的剂量、按时进行服用,定期进行实验室检查,以确保有效治疗、充分补足贮备铁,避免因为药物使用过量而引起中毒或其他相关病变的发生。

2)注射铁剂的护理:①铁剂注射后局部皮肤会出现肿痛、硬结形成,皮肤颜色变黑。为了有效减少以上情况发生,应选择深部肌内注射,并经常更换注射部位。为避免药液溢出引起皮肤染色,可采取以下措施:不在皮肤暴露部位注射;抽取完病人所需的注射药液后,更换一个针头;采用 Z 形注射法。②静脉注射铁剂有可能引起过敏反应,包括可能危及生命的全身性过敏反应。一般会直接表现为面色潮红、头痛、关节痛和荨麻疹,严重时极可能出现过敏性休克。首次临床使用必须先采用 0.5ml 的试验剂量进行深部肌内注射,同时还要准备好肾上腺素,做好急救准备。如果用药 1 小时后病人没有任何药物过敏反应,即可按照医嘱给予常规剂量治疗。③部分病人会出现心悸、头晕、颈背痉挛、肝损害,输注过快或预防性使用苯海拉明等抗过敏药物时可出现低血压。④药液外渗可引起局部组织疼痛、炎症反应,严重者可发生坏死。

(3)原发病的治疗与护理:原发病的治疗与护理是有效根治缺铁性贫血的前提和基础。

(4)病情观察:观察治疗效果和药物不良反应,密切关注病人的临床表现。重视原发病及慢性贫血的症状和体征;饮食治疗与药物相互作用的状况;红细胞计数及血红蛋白浓度、网织红细胞计数;铁与红细胞代谢的相关浓度;铁代谢相关指标的改变等。

3. 休息与运动　指导病人合理休息与活动,减少机体耗氧量。与病人一起按照贫血严重程度、发生发展速度及原发病等制订休息与活动方案,逐步提高病人的活动耐力和自理能力。轻度贫血者,不必太限制,但要注意劳逸结合。中度贫血者,增加卧床休息时间,如果病情允许,应积极鼓励病人进行简单日常活动,以不加重症状为度。指导病人活动中自我监测脉搏变化,若出现脉搏≥100 次/min 或明显的心悸、气促,应立即停止活动。引导病人进行医疗活动时,给予必要的支持和帮助,防止其跌倒。重度贫血者,大部分伴有严重贫血性心脏病,缺氧症状明显,病人宜采取舒适体位(如半坐卧位)以达到减少回心血量、增加肺泡通气量的作用和目的,从而有效缓解病人的呼吸困难或严重缺氧症状。待病情好转后,即可逐渐增大活动量。

4. 输血或成分输血的护理　遵医嘱输血或浓缩红细胞以减轻贫血和缓解机体的缺氧症状。输注前必须认真做好查对工作,输血时注意控制输注速度,严重贫血者输入速度应低于 1ml/(kg·h),以防心脏负荷太大而诱发心力衰竭,同时密切观察病人的病情变化,及时发现和处理输血反应。重症病人,特别是白细胞计数减少者,应注意预防感染。

5. 心理护理　缺铁性贫血病人病程长,生活质量下降,易出现焦躁不安等不良情绪。医护人员应多倾听病人的心声,多进行语言沟通和信息交流,了解其当前身体心理状态和情绪变化,并详细介绍疾病相关知识,引导病人以积极主动的心态正确面对疾病,积极配合治疗,做好日常护理工作,有效帮助病人尽快恢复健康。

6. 给氧　严重贫血病人应予以常规氧气吸入,以改善组织缺氧。

十、护理评价

1. 病人是否能获取足够营养,是否满足机体需要。
2. 病人活动耐力是否增强,能否完成日常基础活动。
3. 病人口腔黏膜是否保持完整。
4. 病人是否发生感染。
5. 病人是否发生并发症或是否及时发现并积极处理并发症。

十一、健康教育

1. 疾病预防指导

(1)饮食指导:提倡均衡饮食、合理搭配,以保证足够蛋白质、热量、维生素及其他有益的营养素(尤其是铁)的摄入。为增加对食物中铁的消化和吸收,可同时服用弱酸类食物,避免进食抑制铁消化和吸收的食品或药物。家庭烹饪时建议使用铁制器皿,可以获得一定数量的无机铁。

(2)易患人群预防性补充铁:婴幼儿需要及时补给富铁辅食,包括鸡蛋黄、肝泥、肉末和蔬菜泥等;积极开展青少年营养与身体生长发育的监测,加强健康知识宣教、行为指导,注意补充含铁丰富的食物,避免挑食或偏食;妊娠与哺乳期的女性应增加食物铁的补充,必要时可考虑预防性补充铁剂,特别是妊娠期的妇女,每天可口服元素铁 10~20mg。在大力倡导母乳喂养的同时,指导父母正确添加辅食,纠正挑食、偏食,有效降低高原地区儿童贫血患病率,提升健康程度。

(3)预防和治疗:预防和治疗长期腹泻、消化性溃疡、慢性胃炎、痔疮出血或女性月经过多等疾病,不仅是缺铁性贫血治疗的关键,也是预防的重点。

2. 疾病知识指导　提高对缺铁性贫血的基本认识,如原因、临床表现、治疗、护理等方面知识,让病人及家属都能主动参与到缺铁性疾病的诊断、治疗和康复中来。

3. 病情监测指导　监测自觉症状、安静情况下呼吸和心率变化、有无水肿、能否平卧及尿量变化等。若症状加重,呼吸、心率加快,不能平卧,下肢水肿或者尿量减少,提示病情加重或并发贫血性心脏病,应及时就医。

第二节　糖　尿　病

一、概述

糖尿病(diabetes mellitus,DM)是由于胰岛素分泌不足或作用缺陷所引起的以慢性高血糖为主,合并脂肪和蛋白质代谢紊乱为特征的综合征,主要症状为多食、多饮、多尿、烦渴、善饥、消瘦和疲乏无力等,严重者可并发高渗综合征等。血糖控制不佳者病程延长,易并发心、脑、肾、视网膜及神经系统的病变。世界卫生组织(WHO)于1999年将糖尿病分为1型糖尿病、2型糖尿病、其他特殊糖尿病及妊娠糖尿病。

二、病因与病理生理

(一)病因

1. 1型糖尿病

(1)自身免疫系统缺陷:在1型糖尿病病人的血液中可查出多种自身免疫抗体,这些异常的自身抗体可以损伤胰岛β细胞。

(2)遗传因素:目前研究提示遗传缺陷是1型糖尿病的发病基础,这种遗传缺陷表现在人第六对染色体的HLA抗原异常上。

(3)病毒感染:可能是诱因。

2. 2型糖尿病

(1)遗传因素:在2型糖尿病病人中已发现多种明确的基因突变。

(2)肥胖:是导致2型糖尿病发病的重要因素,腹型肥胖者比其他部位肥胖者更易罹患。

3. 妊娠糖尿病

(1)妊娠期激素分泌特点:妊娠中晚期,体内拮抗胰岛素的激素,如人胎盘催乳素、雌激素、垂体前叶激素、肾上腺皮质激素等分泌增加,导致孕妇对胰岛素的敏感性下降。当孕妇胰岛功能储备不足或分泌下降时便可发生妊娠糖尿病。

(2)高危因素:糖尿病家族史、肥胖、年龄>30岁、巨大儿分娩史、无原因反复自然流产史、死胎死产史、足月新生儿呼吸窘迫综合征分娩史、胎儿畸形史等。

4. 其他特殊糖尿病　如单基因突变导致胰岛素发育、合成及分泌作用受损。

(二)病理生理

1. 氧化应激　大量研究显示,人体在高血糖和高游离脂肪酸(free fatty acid,FFA)的刺激下可产生大量自由基,进而启动氧化应激。氧化应激信号通路的激活会导致胰岛素抵抗(insulin resistance,IR)、胰岛素分泌受损和糖尿病血管病变。由此可见,氧化应激不仅参与了2型糖尿病的发病过程,也是糖尿病晚期并发症的发病机制。

2. 胰岛素抵抗 指单位浓度的胰岛素细胞效应减弱,即胰岛素作用的靶细胞对胰岛素敏感性下降或其作用降低的现象。在 IR 状态下为维持血糖稳定,胰岛 β 细胞不得不代偿性分泌更多胰岛素,导致高胰岛素血症,从而引发一系列代谢紊乱。目前认为 IR 是 2 型糖尿病和肥胖等多种疾病发生的原因。

三、临床表现

糖尿病的症状可分为两大类:一类是与代谢紊乱有关的表现,尤其是与高血糖有关的"三多一少";另一类是各种急性、慢性并发症的表现。

(一)代谢紊乱相关表现

1. 多尿 由于血糖过高超过肾糖阈(8.89~10.0mmol/L),经肾小球滤出的葡萄糖不能完全被肾小管重吸收形成渗透性利尿。血糖越高,尿糖排泄越多,尿量越多,24 小时尿量可达 5 000~10 000ml。

2. 多饮 由于高血糖使血浆渗透压明显增高,加之多尿造成水分丢失过多,引起细胞内脱水,刺激口渴中枢出现烦渴、多饮,饮水量增多又进一步加重多尿。

3. 多食 由于尿糖大量丢失,机体处于半饥饿状态,从而引起食欲亢进。同时因高血糖刺激胰岛素分泌,病人易产生饥饿感。

4. 体重下降 胰岛素绝对或相对缺乏导致机体不能充分利用葡萄糖产生能量,导致脂肪和蛋白质分解加强,消耗过多,体重逐渐下降甚至出现消瘦。

(二)其他症状

糖尿病相关并发症,如视力下降、皮肤瘙痒、乏力、术后伤口不愈合等。

四、辅助检查

(一)静脉血糖测定

1. 空腹血糖 一般是在禁食 8 小时后测定的血糖。正常人的空腹血糖为 3.9~6.1mmol/L。

2. 餐后 2 小时血糖 餐后 2 小时血糖应从进食第一口饭开始计时,2 小时后测定,正常人餐后 2 小时的血糖为 3.9~7.8mmol/L。

(二)口服葡萄糖耐量试验

简称糖耐量试验,将葡萄糖(成人为 75g 无水葡萄糖,儿童以 1.75g/kg 计算总量不超过 75g)溶于不超过 300ml 的温水中,匀速服下。采集空腹及服糖后 30 分钟、60 分钟、120 分钟、180 分钟的血标本,监测各时间点的血糖、血浆胰岛素水平及血浆 C 肽水平。试验前 3 天,每日进食碳水化合物不得少于 150g。试验开始前应禁食 10~16 小时,可以饮水,但不可喝茶或咖啡。试验前部分药物应停止服用,如烟酸、水杨酸钠等至少停药 3~4 天;口服避孕药停药 1 周;单胺氧化酶抑制剂应停药 1 个月以上。

(三)糖化血红蛋白

反映采血前 2~3 个月平均血糖水平。

（四）糖尿病相关抗体

抗胰岛素自身抗体（IAA）、胰岛细胞抗体（ICA）、谷氨酸脱羧酶抗体（GAD）及酪氨酸磷酸酶抗体（IA-2）等。

（五）糖尿病并发症筛查

尿常规、尿白蛋白/肌酐值、眼底检查、神经病变检查等。

五、临床治疗

（一）饮食治疗

饮食治疗是糖尿病病人进行血糖控制的基石。其原则包括：①合理控制能量。能量供给根据病情、血糖、尿糖、年龄、性别、身高、体重活动量大小以及有无并发症来确定。②保证碳水化合物的摄入，碳水化合物占总能量的 50%~60% 为宜。③限制脂肪和胆固醇，脂肪占总能量的 20%~30%。④适量的蛋白质，蛋白占总能量的 15%~20%，推荐摄入量约 0.8g/（kg·d）。⑤充足的维生素、合适的矿物质、丰富的膳食纤维。

（二）运动治疗

运动可以减轻胰岛素抵抗（抗阻力无氧运动效果更显著），改善脂肪代谢，减少血栓形成的风险，并且有利于控制体重，改善心肺功能（有氧运动效果更显著），有助于缓解心理压力。基本原则如下：

1. 时间　餐后 1 小时左右开始运动为宜，每周至少 150 分钟，每次大于 30 分钟。

2. 强度　中等强度为主，以保持 50%~70% 的最大心率（210－年龄）为宜，有氧与无氧运动相结合。

3. 评估　运动前评估血糖、身体一般状况、场地等。禁忌证：①严重心脑血管疾病（不稳定型心绞痛、严重心律失常、一过性脑缺血发作）。②严重低血糖。③严重低血压。④合并急性感染。⑤增殖性视网膜病变。

4. 运动因人而异　在专业人员的指导下制订适合的运动方案。

（三）健康教育

健康教育在糖尿病治疗中的作用越来越大。健康教育可以是多种形式的，包括个体教育、集体教育以及远程教育等。糖尿病病人可通过专家讲座、读报刊、阅读相关图书等方式了解糖尿病相关知识，培养自我管理能力。

（四）药物治疗

1. 口服药物　适用于饮食和运动干预下血糖控制效果不理想的病人。目前主要的口服降糖药包括：促胰岛素分泌剂（磺脲类、格列奈类、DPP-4 抑制剂）；减轻胰岛素抵抗类药物（双胍类、噻唑烷二酮类药物、α-葡萄糖苷酶抑制剂）；减少肾小管对葡萄糖的重吸收来增加肾脏葡萄糖排除（SGLT-2 抑制剂）。

2. 胰岛素　适用于 1 型糖尿病、急慢性并发症以及经饮食、运动、口服药物干预后血糖控制效果不理想的病人。

（五）自我监测

糖尿病病人定期进行身体检查非常重要。糖尿病病人应定期进行相关检查,如血糖、血压、血脂、体重等。通过检查可以及时发现身体异常情况,并能够采取有效措施抑制病情发展,这是降低糖尿病病人致残率和病死率最有效的措施。

六、护理评估

1. 健康史　询问年龄、家族史、诱因(创伤、手术、感染、精神刺激)、有无体力活动少、饮食不当、肥胖等情况。

2. 身体评估　评估有无代谢紊乱;有无多食、多尿、多饮、体重减轻;有无慢性并发症(动脉粥样硬化、冠心病)、周围神经病变等。

3. 心理社会状况　评估病人有无焦虑、抑郁等心理反应。

七、常用护理诊断/问题

1. 有感染的危险　与代谢紊乱、营养不良、微循环障碍等因素有关。

2. 活动无耐力　与严重代谢紊乱、蛋白质分解增加有关。

3. 自理能力缺陷　与视力障碍有关。

4. 潜在并发症:低血糖、酮症酸中毒、高渗性昏迷。

5. 焦虑　与糖尿病慢性并发症、长期治疗导致经济负担加重有关。

八、护理目标

1. 病人未发生感染。

2. 病人活动耐力增强,逐渐增加活动量。

3. 病人日常基本生活需求得到满足。

4. 病人未发生并发症或能及时发现并积极处理并发症。

5. 病人焦虑减轻或消失。

九、护理措施

1. 饮食护理

（1）制订总热量:标准体重(kg)= 身高(cm)−105,计算每日所需热量。成年人休息状态下每天每千克标准体重给予热量 105~125.5kJ(25~30kcal),孕妇、乳母、营养不良和消瘦、伴消耗性疾病者在理想体重上酌情增加 21kJ(5kcal),超重病人每千克体重减少 21kJ(5kcal),对于超重或肥胖的糖尿病病人指导减重 5%。

（2）食物组成和分配:碳水化合物占每日总热量的 50%~60%,尽量选择低升糖指数的食物;蛋白含量不超过总热量的 15%~20%,以优质蛋白为主;脂肪占 20%~30%,尽量减少反式脂肪酸的摄入。主食的分配应定时定量,早、中、晚餐分别占 1/5、2/5、2/5 或各占 1/3。

（3）严格限制各种甜食,同时增加膳食纤维的摄入量。

（4）食盐摄入量限制在每天 6g 以下，合并高血压的病人更应严格限制摄入量。

（5）戒烟限酒，同时警惕乙醇可能诱发的低血糖。

（6）手术期间病人的饮食：病人能承受的情况下，早日恢复高热量、高蛋白、易消化的饮食。

2. 运动指导

（1）运动方式：遵循个体化原则，与年龄、病情、喜好相适应。

（2）运动类型：有氧运动联合抗阻运动可获得更好的代谢改善。抗阻运动每周最好进行 2 次，每次间隔 48 小时以上。中等强度有氧运动包括快走、太极拳、骑车、打羽毛球、打乒乓球；较高强度运动包括游泳、踢足球、快节奏舞蹈等。

（3）注意事项：运动前评估糖尿病的控制情况，根据病人具体情况决定运动方式、时间以及所采用的运动量，预防意外发生。随身携带糖果，当出现饥饿感、心慌、出冷汗、头晕、四肢无力或颤抖等低血糖症状时及时食用；身体状况不良时应暂停运动；运动中若出现胸闷、胸痛、视物模糊等，应立即停止并及时处理；运动时随身携带糖尿病卡，卡上写有本人的姓名、年龄、家庭住址、电话号码和病情，以备急需；运动后应做好运动日记，以便观察疗效和不良反应。

3. 口服药物指导

（1）指导病人正确了解各类降糖药物的作用、剂量、用法、不良反应和注意事项。

（2）磺脲类降糖药治疗应从小剂量开始，早餐前半小时口服。该药的主要不良反应是低血糖。

（3）双胍类药物的不良反应有腹部不适、口中金属味、恶心、食欲减退、腹泻等，偶有过敏反应。餐中或餐后服药，或从小剂量开始服药，可减轻不适症状。

（4）α-葡萄糖苷酶抑制剂应与第一口饭同时服用，服用后常有腹部胀气等症状。

（5）瑞格列奈应餐前立即服用，不良反应极少，但不进餐不服药。

（6）噻唑烷二酮类药物的主要不良反应为水肿，有心力衰竭倾向，活动性肝病或转氨酶超过正常上限 2.5 倍者、严重骨质疏松病人禁用。

4. 胰岛素注射的护理

（1）注意事项

1）注射部位：上臂外侧、臀部外上侧、大腿外侧、腹部等。

2）轮换：注射部位要经常更换，包括不同注射部位间的轮换和同一注射部位内的轮换。长期注射同一部位可能导致局部皮下脂肪萎缩或增生，局部产生硬结。

3）如在同一区域注射，必须距上一次注射部位的针眼 1cm 以上，选择无硬结的部位。

4）未开封的胰岛素放于冰箱冷藏保存（4~8℃）。正在使用的胰岛素在常温下（15~30℃以内）可使用 30 天，勿放入冰箱，还应避免过冷、过热、太阳直晒。

5）使用胰岛素期间，注意监测血糖，如发现血糖波动过大或持续高血糖应及时通知医生。

6）准确执行医嘱，做到制剂、种类正确，剂量准确，按时注射，使用方法正确。如短效胰岛素应于饭前半小时皮下注射，预混胰岛素使用前摇匀、冰箱内放置的胰岛素应提前取出恢复室温等。

7）注射胰岛素时应严格无菌操作，防止发生感染。

（2）胰岛素注射并发症及处理

1）过敏反应：表现为注射部位瘙痒，继而出现荨麻疹样皮疹。全身性荨麻疹少见。如病人出现胰岛素过敏，可行脱敏治疗，并服用抗过敏药物。

2）皮下脂肪增生或萎缩：皮下脂肪增生是胰岛素注射中最常见的并发症，脂肪萎缩相对少见。采用多点、多部位皮下注射可预防其发生。若发生，停止该部位注射后可缓慢自然恢复。

3）疼痛：与针头长度、针头直径、针头重复使用、乙醇未待干、体毛根部注射等因素有关，因此注射时应充分考虑以上影响因素。

5. 并发症的护理

（1）感染

1）注意观察病人体温、脉搏等的变化。

2）预防上呼吸道感染：注意保暖防感冒。避免与肺炎、肺结核等呼吸道感染者接触。病室内每日开窗通风，减少人员探视。

3）预防泌尿系感染：鼓励病人多饮水，每日清洁外阴。

4）预防皮肤感染：保证皮肤湿润，避免抓挠，避免使用碱性强的清洁用品；指甲修剪不宜过短；破损处皮肤应做好消毒工作，血糖维持在良好水平。

（2）糖尿病足

1）指导病人每天检查一次双足，观察足部皮肤颜色、温度改变，注意检查趾甲、趾间、足底部皮肤，有无胼胝、鸡眼、甲沟炎、甲癣、红肿、青紫、水疱、溃疡、坏死等（文末彩图 6-1）。

2）评估足部有无感觉减退、麻木、刺痛，足背动脉搏动情况，皮肤温度。

3）指导病人每天对自己所穿的鞋进行检查，包括异物、趾甲屑、里衬的平整情况。如有视力障碍，应在亲友的协助下检查足部，修剪指甲不要自己操作。

4）如果足部出现水疱和疼痛，必须及时到有关专科就诊。

5）保持足部清洁，勤换鞋袜。

6）指导病人不要赤脚走路，以防刺伤；外出时不可穿拖鞋以免踢伤；选择轻巧柔软、前头宽大的鞋子袜子，以弹性好、透气及散热性好的棉毛质地为佳；冬天使用电热毯或烤灯时谨防烫伤；及时治疗鸡眼、胼胝、脚癣等；修剪指甲避免太短，应与脚趾平齐。

7）积极控制血糖和戒烟。

（3）低血糖

1）指导病人及家属了解低血糖知识。出现心悸、出汗、手抖、饥饿感、头晕、意识不清时，应立即测量血糖。血糖低于 3.9mmol/L 且意识清醒时，可进食 15g 含糖食物，15 分钟后复测血糖，如血糖仍低于 3.9mmol/L，应继续进食。血糖升至 3.9mmol/L 以上且距离下次进餐时间 1 小时以上应给予淀粉或蛋白质类食物。出现意识障碍的病人立即给予 50% 葡萄糖注射液 20~40ml 静脉注射，每 15 分钟检测一次血糖，循环操作，直至意识转清。

2）充分了解病人使用的降糖药物，告知病人和家属不要误用或过量使用。

3）老年糖尿病病人血糖不宜控制过严，一般空腹血糖不超过 7.8mmol/L，餐后血糖不超过 11.1mmol/L 即可。

4）初用各种降糖药时要从小剂量开始，然后根据血糖水平逐步调整药物剂量。

5）糖尿病病人胰岛素强化治疗时容易发生低血糖，最好在进餐前后测定血糖，做好记录，及时调整胰岛素或降糖药用量。

6）糖尿病病人要随身携带一些水果糖、饼干等食品，以便应急使用。

（4）酮症酸中毒、高渗性昏迷

1）定期监测血糖，保持良好的血糖水平。

2）合并应激情况时，每天监测血糖。

3）合理用药，不要随意减量或停用药物。

4）保证充足的水分摄入，鼓励病人主动饮水，特别是病人发生呕吐、腹泻、严重感染等疾病时，应保证足够的水分。

5）需要脱水治疗时，应监测血糖、血钠和渗透压。

6）若发生酮症酸中毒、高渗性昏迷，遵医嘱积极快速补液，监测血糖。

6. 心理护理　关注病人心理变化和感受，建立良好的护患关系。帮助病人了解疾病相关知识，助其明白血糖控制良好的重要性。为病人提供优质的护理服务，包括全面系统的健康指导，帮助病人建立信心。必要时请心理科医生给予干预和药物治疗。

十、护理评价

1. 病人是否发生感染。

2. 病人活动耐力是否增强，活动量是否增加。

3. 病人日常基本生活需求是否得到满足。

4. 病人是否发生并发症或是否及时发现并积极处理并发症。

5. 病人焦虑是否减轻或消失。

十一、健康教育

1. 运动指导

（1）运动应遵循适量、经常性、个体化原则，运动方式以有氧运动为主，散步、慢跑、骑车等都适合于日常锻炼，每天 1 次，每次大于 30 分钟。

（2）运动前评估身体状况：血糖高于 16.7mmol/L 时不宜运动；空腹状态下不宜运动；服用降糖药或注射胰岛素后，忌先运动后进食，避免发生低血糖。

（3）远距离运动时，宜在家属陪同下进行。注意补充水分，随身携带糖果，当出现饥饿、心慌、出冷汗、头晕、四肢无力、颤抖等低血糖症状时立即食用缓解症状。运动中如出现不适应暂停运动；若出现胸痛、视物模糊应立即停止，及时处理。

2. 饮食指导　饮食调控是糖尿病的基础治疗方法。糖尿病饮食治疗强调早期、长期、综合治疗，治疗措施个体化。其目标是在给病人足够且均衡营养的基础上，使血糖达到或接近正常水平，纠正代谢紊乱，尽可能减少胰岛 β 细胞的负担，消除糖尿病的症状，避免或延缓并发症的发生。

3. 用药指导　糖尿病系终身性疾病，药物治疗是重要手段之一。教会病人正确掌握用药的时间、用法及用量;用药要准确,联合用药时更要小心谨慎,不要过量或重复使用;胰岛素在饭前注射,注射后按时就餐;抽取胰岛素的剂量必须准确;定期监测血糖,根据血糖情况由医生调整药物的剂量;初患糖尿病,首先应进行饮食控制及运动治疗,血糖仍高可加用口服降糖药物,同时防止病人乱用偏方、秘方,以免影响治疗效果。

4. 其他指导

（1）保持良好的心态,主动参加人际交往,培养兴趣爱好。生活规律,注意个人卫生,家属应配合病人治疗,鼓励并帮助病人养成健康的生活行为习惯。

（2）定期复诊,定时监测血糖、血脂、体重、血压。每半年至 1 年进行全身体检,包括肾脏、眼底、神经系统检查,及时了解病情变化。

第三节　痛风性关节炎

一、概述

痛风性关节炎是一种尿酸盐结晶在关节或其他结缔组织中沉积所导致的疾病,是嘌呤代谢紊乱和/或尿酸排泄减少所引起的晶体性关节炎,临床表现为高尿酸血症和尿酸盐结晶沉积所致的特征性畸形、急性关节炎、痛风石形成、痛风石性慢性关节炎,并可发生尿酸盐肾病、尿酸性尿路结石等,严重者可出现关节致残、肾功能不全等。饮酒、暴食、过劳、着凉、手术刺激、精神紧张均可成为发作诱因,是一种很难根治的疾病。由于高原地区低压、低氧,为保障组织供氧,人体出现红细胞增多的代偿性改变,这种改变导致血液黏稠度增加,血流缓慢,组织器官缺血,低氧血症进一步加重,人体内源性嘌呤产生过多,从而使血尿酸水平升高。因此,相对于平原地区,高原地区此病发生率较高。

二、病因与病理生理

原发性痛风为遗传性疾病,与肥胖、原发性高血压、血脂异常、糖尿病、胰岛素抵抗关系密切。继发性痛风可由肾病、血液病、药物及高嘌呤食物等多种原因引起。

1. 尿酸生成过多　血液中尿酸含量长期增高是痛风发生的关键因素。嘌呤代谢的终产物是尿酸,主要来自细胞代谢分解的核酸和其他嘌呤类化合物及食物中嘌呤经酶分解。内源性嘌呤是人体中尿酸的主要来源,大约占总尿酸的 80%。因此,高尿酸血症的发生过程中内源性嘌呤代谢紊乱较外源性更重要。

2. 尿酸排泄减少　引起高尿酸血症的主要因素是尿酸排泄障碍,包括肾小球滤过率减少、肾小管对尿酸的分泌减少或重吸收增加,以及尿酸盐结晶在泌尿系统沉积,大部分原发性痛风病人有家族史。

三、临床表现

痛风多见于中老年男性病人,女性病人多数绝经后发病,患病前后有较长的高尿酸血症病史。

(一) 无症状期

仅有持续性或波动性高尿酸血症。长达数年、数十年才出现症状,甚至终身不出现症状。

(二) 急性关节炎期

常于夜间突然发作,多见于第一跖趾关节,剧痛,数小时内可达到顶点,关节肿胀发红,可伴发热、乏力、厌食、头痛。一般 2 周内可缓解。其他关节如踝、腕、膝、肩关节也可受累。饮酒、过度疲劳、寒冷、食入高嘌呤食物或高蛋白食物、手术、感染、关节损伤等可诱发。

(三) 间歇期

为数年或数月,随着病情反复发作,间期变短、病期延长、病变关节增多,逐渐转变成慢性关节炎。

(四) 慢性关节炎期

由急性发病转变为慢性关节炎期平均 11 年,关节出现运动受限、僵硬畸形。30% 左右的病人可见痛风石和发生肾脏合并症,以及输尿管结石等。晚期会有高血压、肾和脑动脉硬化、心肌梗死。少数病人死于肾功能衰竭和心血管意外。

四、辅助检查

(一) 血尿酸测定

高尿酸血症的诊断标准:正常嘌呤饮食状态下,非同日 2 次以上空腹状态下,检测血尿酸水平,其数值男性高于 420μmol/L,女性高于 360μmol/L,就可以诊断高尿酸血症。

(二) 滑囊液或痛风石检查

急性关节炎期行关节腔穿刺,抽取滑囊液,可见针形尿酸盐结晶在白细胞内,是本病确诊的依据。

(三) 其他检查

X 线、CT、MRI、关节镜检查等均有助于发现骨关节等相关病变或结石影。

五、临床治疗

(一) 急性期的治疗

应去除诱因并控制关节炎的急性发作,常用药物如下:

1. 非甾类抗炎药　急性期首选,如双氯芬酸钠或双氯芬酸钾,或塞来昔布、美洛昔康等。症状控制后停药。应用期间注意监测血肌酐水平。

2. 秋水仙碱　非甾类抗炎药无效时可考虑应用,开始时小剂量口服,直至症状缓解,出现药物副作用时及时停药。用药期间监测不良反应。

3. 糖皮质激素　如果有肾功能不全的病人,急性期可以考虑糖皮质激素。

(二) 缓解期的治疗

主要目的为降低血尿酸水平,预防再次急性发作。

1. 抑制尿酸生成药物　根据尿酸水平从小剂量开始逐渐加大剂量,如别嘌呤醇。

2. 促进尿酸排泄药物　如苯溴马隆。降尿酸药物可能诱发急性关节炎,因此在急性期不宜使用,此类药物应从小剂量开始使用。

（三）无症状高尿酸血症的治疗

控制饮食、减肥、控制血脂、减少非必要的利尿剂应用等是无症状高尿酸血症的一般治疗。同时对共患的高血压、高血脂、高血糖等病症予以积极治疗。降尿酸药物的应用时机目前尚无定论。5%~15% 的无症状高尿酸血症病人发展为痛风,如有心血管病或其他高危因素,应在血尿酸持续高于 480μmol/L 时开始规律使用降尿酸治疗。如无心血管病等高危因素,则可在血尿酸高于 540μmol/L 时开始持续降尿酸治疗。

六、护理评估

1. 健康史　询问病人是否有高血压、高血脂、肾病、糖尿病及血液病等疾病,有无家族史,有无进食高嘌呤饮食等。

2. 身体评估　评估病人是否有饮酒、过度疲劳、寒冷、食入高嘌呤饮食等诱因,发病前后有无高尿酸血症病史。

3. 心理社会状况　评估病人对疾病的认知水平、心理变化,家属对病人的支持情况等。

七、常用护理诊断/问题

1. 疼痛　与痛风性关节炎有关。

2. 躯体移动障碍　与关节受累、关节畸形有关。

3. 知识缺乏:病人及家属缺乏与痛风有关的饮食知识。

4. 焦虑　与疾病影响生活和工作有关。

八、护理目标

1. 病人关节疼痛减轻或缓解。

2. 病人关节功能障碍得到纠正,躯体活动恢复正常。

3. 病人及家属了解疾病相关知识。

4. 病人焦虑减轻。

九、护理措施

1. 一般护理　嘱病人保持合理体重,时刻注意低嘌呤低热量饮食、戒酒、多饮水,24 小时饮水量 2 000ml 以上。避免过度疲劳和精神紧张,避免暴饮暴食、长期饮酒、着凉受潮,穿舒适鞋,以防关节损伤。保证病人休息与睡眠,关节炎急性期减少活动。监测各项生命体征,倾听病人主诉,及时给予对症处理。

2. 专科护理　急性关节炎期应绝对卧床休息,在病床上安放支架支托盖被,抬高患肢,避免受累关节负重,减少患部受压。病情控制后,鼓励病人进行适当活动,避免劳累。

（1）饮食护理

1）急性发作期:首先选用无嘌呤或低嘌呤食物。饮食应精细,限制脂肪及动物蛋白的摄入,植物蛋白为主要摄入来源。

2）缓解期或慢性期:选用低嘌呤饮食。注意补充维生素及铁,每周应有2天进行无嘌呤饮食,多食水果、绿叶蔬菜及偏碱性食物。禁止食用高嘌呤食物,如动物内脏、酒类、海鲜类。忌暴饮暴食及酗酒。每日饮水量>2 000ml,并服用碱性药物,以利于尿酸溶解排泄。

3）高原地区饮食指导:①牛羊肉、酥油茶、甜茶等是高原地区的主要饮食,这些都是动物蛋白含量较高的饮食,应予以饮食控制,限制外源性嘌呤的摄取,降低血尿酸水平。②碱性饮食可使尿液呈碱性,从而增加尿酸在尿中的可溶性,促进尿酸排出,对痛风的恢复十分有利。③戒酒。饮酒会导致高原地区人群体内乳酸堆积,对尿酸排泄产生影响,同时饮酒还会刺激嘌呤合成增加,使血液中尿酸含量升高,从而造成痛风。④限制糖类、脂肪、动物蛋白的摄入,肥胖者必须控制体重,避免进食高嘌呤食物,忌食辛辣、刺激性食物。⑤鼓励病人多饮水,24小时饮水量>2 000ml,以便稀释尿液,降低尿酸在尿中的浓度,防止结石形成。为防止夜间尿液浓缩,可在睡前或夜间饮水,心肾功能不全时饮水宜适量。茶为碱性,有利于尿酸的中和、排泄,应以淡茶为宜。⑥纠正不良生活习惯,不可暴饮暴食、大量饮酒。起居规律,增加体育活动,控制体重,都是防止痛风复发的必要条件。

（2）病情观察:观察疼痛的部位、性质及发作时间,受累关节有无红、肿、热、痛和功能障碍表现,观察诱发因素,如过度疲劳、紧张、潮湿、寒冷、饱餐等;观察痛风石的部位、局部皮肤变化等;监测尿酸变化。

（3）疼痛护理:痛风急性期多起病急骤,局部疼痛非常剧烈,导致病人辗转反侧,疼痛难以忍受,常常发作于凌晨或午夜。可采取以下措施缓解疼痛:

1）急性期卧床休息,抬高患侧肢体15°~30°,受累关节制动,尽量减少活动。

2）为促进新陈代谢和改善血液循环,疼痛略微缓解后,开始适当轻微活动。

3）着宽松舒适的衣服鞋袜,避免过紧。

4）合适运动,减轻体重,减少内脏脂肪,减轻胰岛素抵抗,对预防痛风有很好的作用。高强度、剧烈运动(如足球、篮球)使有氧运动转为无氧运动,产生过多乳酸,可引发痛风的发作,应避免。

（4）皮肤护理:注意保护痛风石处皮肤,保持清洁,避免损伤、摩擦,防止溃疡发生。

（5）关节腔穿刺护理:穿刺前向病人做好宣教,备齐用物,协助医生做好穿刺术中配合,严格无菌操作,以防感染。术后定时观察穿刺处情况,警惕局部出血。

（6）用药护理

1）密切观察有无胃肠道反应,定期复查肝肾功能,避免不良反应。

2）观察疗效,及时处理药物引起的不良反应。痛风性关节炎急性期的特效药是秋水仙碱,在使用过程中易出现腹泻、腹胀、恶心、呕吐、厌食等胃肠道反应,静脉用药时若药液外漏会导致局部剧烈疼痛和组织坏死;可配合应用甲氧氯普胺、雷贝拉唑等药物,反应强烈者可考虑调整剂量或停药。静脉用药过程中应缓慢静脉推注(5~10分钟),避免药液外渗。服用苯溴马隆、丙磺舒等药物时,可能出现皮疹、胃肠道反应,需要引起注意。口服碳酸氢钠有碱化尿液作用,可增加尿酸溶解度,避免在尿中析出结晶,因此服药期间指导病人多饮水,养成良好的饮水习惯,有利于体内尿酸的排出。应用双氯芬酸或糖皮质激素等药物时,需要注意观察有无活动性消化性溃疡和消化道出血等症状。

（7）心理护理:充分了解病人的心理,耐心倾听病人诉说,安慰病人,以理解和尊重的态度对待病人,帮助其树立战胜疾病的信心。

十、护理评价

1. 病人关节疼痛是否减轻。
2. 病人关节功能障碍是否得到纠正,躯体活动是否恢复正常。
3. 病人及家属是否了解疾病相关知识。
4. 病人焦虑是否减轻。

十一、健康教育

1. **疾病知识指导**　告知病人及家属疾病有关知识,注意避免诱发因素,坚持治疗。指导病人定期自我检测耳郭及手足关节处是否有痛风石。定期复查血尿酸,如有变化应及时就诊。急性发作期应卧床休息,抬高患肢,避免关节负重,可局部冷敷。疼痛缓解后方可恢复活动,可行理疗,注意保暖。慢性期病人经过治疗,痛风石有可能缩小或溶解。

2. **生活指导**　指导病人劳逸结合,生活规律,保持心情愉悦。合理膳食,保持低嘌呤饮食,多食偏碱性的食物;禁食高嘌呤食物,如动物内脏、酒类及海鲜类;忌暴饮暴食;控制体重,避免过重。饮食清淡,避免辛辣、刺激性食物,严禁饮酒。发生混合性尿路结石者或尿酸性尿路结石易并发尿路感染和梗阻,会出现下腹部绞痛、排尿不畅、尿频、尿急、尿痛等症状,应及时就诊,多饮水。

3. **心理指导**　保持情绪稳定,避免寒冷、饥饿、感染、创伤、情绪紧张等因素诱导疾病复发。

4. **用药指导**　告知病人严格遵医嘱用药,不得随意增减药量,注意观察药物疗效和不良反应;按时查血尿酸、肝肾功能,避免不良反应。如有异常,及时就诊。

（曹　晶　色吉娜　格桑央金　黄　梅　马晨曦）

第七章

高原相关运动系统疾病的护理

第一节 佝 偻 病

一、概述

维生素 D 缺乏性佝偻病,简称佝偻病,是婴幼儿时期最常见的一种慢性营养缺乏病,多发生于 2 岁以下婴幼儿。它是由于维生素 D 缺乏引起体内钙、磷代谢紊乱,继而使骨骼钙化不良的一种疾病,特征表现为远端生长板宽度变宽、沿长骨横向远端周长方向增大,腕、踝和背部软骨膨大及远端软骨和髋关节增大处远端呈串珠样方向隆起、软化的长骨干远端受背部重力推动作用及背部肌肉张力牵拉等而出现骨骼畸形。20 世纪北欧和美国的研究表明儿童营养性维生素 D 缺乏性佝偻病的发病率很高,给婴幼儿补充维生素 D 可使其发病率明显下降。我国婴幼儿特别是小婴儿是佝偻病高危发病人群,北方小儿佝偻病患病率明显高于南方。高原地区由于特殊的地理环境,海拔高、气压及气温低、空气稀薄、四季日照时间短、服装特点、饮食习惯等因素,导致儿童佝偻病的发病率更高。

二、病因与病理生理

(一)病因

1. 围产期维生素 D 缺乏

(1)母亲缺乏维生素 D:胎儿所需的维生素 D 由母亲通过胎盘转移至胎儿,孕期母亲需要更大剂量的维生素 D。母亲维生素 D 储存量较低或母亲妊娠期因孕吐、腹泻、肝肾功能不全等疾病均可引起胎儿维生素 D 缺乏。研究显示,深肤色女性妊娠和冬季妊娠时,维生素 D 缺乏尤为常见。高原女性皮肤颜色较深,加之冬季温度低,妊娠母亲外出意愿降低,接受太阳照射的时间减少;另外,冬天厚实的衣服阻挡了紫外线的穿透,维生素 D 的合成大幅度降低,因此容易造成母亲维生素 D 的缺乏。

(2)早产及多胎:妊娠晚期胎儿骨骼开始钙化,是维生素 D 需求的关键时期,早产儿没有足够时间来从母亲获得维生素 D,可引起维生素 D 缺乏。多胎妊娠时,胎儿需要从母体获取更多的营养物质,较单胎妊娠更容易造成维生素 D 摄入不足。

2. 喂养不当　母乳中维生素 D 含量较低,不能达到婴儿每天的最小生理需要量,纯母乳喂养时间过长,未及时添加辅食,可引起婴幼儿维生素 D 缺乏。高原地区因游牧习性,母乳喂养较为方便,辅食制作困难,容易造成喂养不当引起的维生素 D 缺乏。

3. 生长发育速度快　婴儿生长发育速度快,维生素 D 需求量大,如此时体内贮存和摄入的维生素 D 不足,可引起小儿佝偻病。

4. 维生素 D 摄入不足　富含维生素 D 的食物来源主要包括蛋黄、动物内脏以及富含脂肪的鱼卵、鲭鱼、鲑鱼、三文鱼和沙丁鱼等深海鱼类。高原地区的居民,日常饮食中缺少深海鱼,主要以传统的食物,如青稞、小麦、酥油和牛羊肉等为主,这些食物维生素 D 含量很低,影响维生素 D 的摄入水平。

5. 日照时间不足　日照时间及强度是影响维生素 D 合成的主要因素,同时受肤色深浅、体重、纬度、季节、云层数量、空气污染程度、皮肤暴露面积、衣着以及应用防晒霜等影响。高原地区日照时间长、紫外线强度大,但海拔高、天气寒冷,居民为了御寒保暖及躲避强烈阳光照射而久留在室内,户外活动较少;加之高原地区居民身着特殊服饰,即使在炎热的夏天,身体大部分也被衣服包裹,具有较高抵挡紫外线的能力,可能导致间接的日照时间不足,皮肤合成维生素 D 较少。

6. 疾病及药物　维生素 D 的吸收依赖乳糜微粒,因此,如乳糜泻、炎症性肠病、胰腺外分泌功能不全和胆汁淤积等损害脂肪吸收的胃肠道和肝胆系统疾病均可引起肠道对维生素 D 的吸收不足。肝脏和肾脏疾病可分别导致 25-羟化作用和 1-羟化作用缺陷,从而引起小儿佝偻病。某些遗传疾病,如 25-羟化酶缺乏、1-α-羟化酶缺乏、遗传性维生素 D 抵抗等可引起维生素 D 缺乏。抗癫痫药物如苯妥英钠、苯巴比妥等,可刺激肝上皮细胞微粒体的乳酸氧化酶循环系统活性增加,使体内维生素 D 加速分解而诱发维生素 D 缺乏。皮质激素会抑制肠道中维生素 D 依赖性钙吸收,使应用糖皮质激素者需要更多的维生素 D。

(二) 病理生理

维生素 D 缺乏性佝偻病可以看成是机体为维持自身血钙水平,而对人体骨骼造成的一种损害。长期严重的维生素 D 缺乏造成胃肠道吸收钙、磷减少和低钙血症,以致甲状旁腺皮质功能代偿性亢进,甲状旁腺激素(parathyroid hormone,PTH)分泌量增加,以动员骨骼中钙大量释出,使血清中钙浓度始终维持在正常或者接近正常的血钙水平;PTH 同时也抑制肾小管重吸收磷,导致机体严重钙磷代谢失调,导致严重的低血磷。细胞外液钙和磷浓度降低,导致钙在骨骼组织上的沉积障碍;破坏软骨细胞正常增殖、分化和凋亡程序;软骨钙化管细胞排列紊乱,使部分长骨细胞钙化带功能消失、骺板细胞失去正常排列形态,参差不齐;骨细胞基质不能正常加工矿化,成骨细胞代偿功能增强,碱性磷酸酶分泌增加,骨样组织堆积于长骨干骺端,骺端增厚,向外延伸膨出可形成"串珠""手足镯"。骨膜下骨矿化不全,成骨异常,骨皮质被骨样组织替代,骨膜下层增厚,骨膜下皮质组织变薄,骨质疏松,负重使骨出现弯曲;颅骨钙质骨化功能障碍而出现颅骨骨质软化,颅骨骨样组织堆积异常出现"方颅"。临床即可能出现一系列急性佝偻病临床症状和血生化改变。

三、临床表现

由于不同年龄阶段骨骼生长的速度不同,维生素 D 缺乏性佝偻病骨骼的临床表现与年龄密切相关(表 7-1)。

表 7-1　营养性维生素 D 缺乏性佝偻病活动期骨骼畸形与好发年龄

部位	骨骼畸形	好发年龄
头部	颅骨软化 方颅 前囟门增大及闭合延迟 出牙迟	3~6 个月 8~9 个月 迟于 1.5 岁 满 13 个月龄尚未萌芽,2.5 岁仍未出齐
胸部	肋骨串珠 肋膈沟 鸡胸、漏斗胸	1 岁左右
四肢	手镯、足镯 "O" 形腿或 "X" 形腿	>6 个月 >1 岁
脊柱	后弯侧弯	学坐后
骨盆	扁平	

佝偻病在临床上可分为四期。

(一)初期(早期)

常见于 6 个月以内,尤其是 3 个月以内的小婴儿。主要表现为中枢神经系统兴奋性增高的,如烦闹、易激惹、夜间啼哭、汗液分泌增多,出汗与室温无关,汗液刺激面部及头皮引起摇头擦枕出现枕秃等。上述症状并非佝偻病的特异性或临床早期症状,仅作为小儿佝偻病临床早期诊断及治疗的参考依据。此期骨骼改变不明显,骨骼 X 线检查可正常或钙化带稍模糊,血清 25-羟基维生素 D_3 [25-(OH)D_3]下降,PTH 升高,血钙浓度正常或稍低,血磷降低,碱性磷酸酶正常或稍高,此期可持续数周或数月,若未经适当治疗,可发展为激期。

(二)活动期(激期)

早期未进行临床诊断及治疗,病情继续加重,出现 PTH 代谢亢进和钙、磷代谢失常的典型骨骼改变。

1. 头部　因幼儿骨骼的生长速度随年龄不同而异,故不同年龄有不同骨骼表现。

(1)颅骨软化:佝偻病最早出现的体征,主要见于 6 个月以内婴儿。检查者用双手固定婴儿头部,指尖稍用力压颞部或枕骨中央部位时,可有压乒乓球样的感觉,故称 "乒乓头"。小于 3 个月的低出生体重儿骨缝周围颅骨软化为正常现象。

(2)方颅:多见于 8~9 月婴儿。6 月龄以后,骨缝周围仍可有乒乓球样感觉,额骨和顶骨中心部分逐渐增厚,呈对称性隆起形成 "方盒状" 头形(从上向下看),严重时呈鞍状或十字状头形。

(3)前囟门闭合延迟:严重者可迟至 2~3 岁,头围也较正常增大。

(4)乳牙萌出延迟:可迟至 1 岁多出牙,3 岁才出齐,有时出牙顺序颠倒,或牙釉质发育差,易患龋齿,甚至可影响恒牙钙化,恒牙的门齿、犬齿和第一磨牙常表现为釉质发育差。

2. 胸部　多见于 1 岁左右婴儿,胸部病变会不同程度影响呼吸功能,并发呼吸道感染,甚至肺不张。

（1）肋骨串珠：又称佝偻病串珠（rachitic rosary）。肋骨和肋软骨交界处因骨样组织堆积膨大而形成钝圆形隆起，以两侧第 7~10 肋最明显，自上而下排列如串珠状，因膨大的肋软骨也向胸腔内隆起而压迫肺组织，故患儿易患肺炎。

（2）鸡胸及漏斗胸：由于肋骨骺部内陷，以至胸骨向前突出，形成鸡胸；如胸骨剑突部向内凹陷，则形成漏斗胸。

（3）肋膈沟：由于膈肌附着处的肋骨受牵拉而内陷形成的一道横沟，又称赫氏沟（Harrison groove），卧位时尤其明显。

3. 四肢

（1）佝偻病手、足镯：手腕、足踝前端形成钝形的圆形骨或一对环状骨样环形隆起，称手、足镯。

（2）下肢畸形：见于能站立或行走的 1 岁左右婴幼儿。由于双下肢关节骨质软化与肌肉松弛，幼儿开始站立与行走后，双下肢因负重，出现股骨、胫骨、腓骨弯曲，形成严重膝关节内翻（O 形）或外翻（X 形），甚至 K 形样畸形，长骨可发生青枝骨折。正常 1 岁以内婴儿亦可有生理性弯曲和轻微的姿势变化，如足尖向内或向外等，以后会自然矫正，须予以鉴别。

4. 脊柱

患儿在会坐和站立后，因脊柱韧带松弛可导致脊柱后凸畸形，严重患儿可有骨盆畸形，造成生长迟缓，女孩成年后怀孕可造成难产。

5. 肌肉改变

低血磷引起肌肉糖代谢障碍，引起全身肌肉松弛、乏力、肌张力降低，坐、立、行等运动功能发育落后，腹肌张力低下、腹部膨隆如蛙腹。

6. 血生化及 X 线改变

此期血生化除血清钙稍低外，其余指标改变更加显著。X 线检查显示长骨骨骺端钙化带消失，呈毛刷样、杯口状改变，骨骺端软骨盘明显扩大增宽（>2mm），骨质稀疏，骨皮质变薄，轻型骨折病人可有骨干弯曲或青枝骨折，骨折可无临床症状。

（三）恢复期

以上任何期经过足量维生素 D 治疗后，临床症状和体征逐渐减轻、消失；血液中钙、磷逐渐恢复正常，碱性磷酸酶需要 1~2 个月下降至正常水平。治疗 2~3 周后骨骼 X 线检查有所改善，出现不规则钙化线，以后钙化带致密增宽，骨骺盘和骨骼软骨钙化盘韧带厚度逐渐<2mm，逐渐恢复正常。

（四）后遗症期

少数重症佝偻病可残留不同程度的骨骼畸形或运动功能障碍，多见于>3 岁的儿童。临床症状消失，血生化正常，骨骼 X 线及胸片检查结果显示干骺端症状消失。

四、辅助检查

正确的诊断必须依据维生素 D 缺乏的病因、临床表现、血生化及骨骼 X 线检查。应注意早期的神经兴奋性增高症状无特异性，如多汗、烦恼等，仅根据临床表现的诊断准确率较低；血清 25-（OH）D_3 水平与骨骼 X 线检查为诊断的可靠指标。

（一）X 线检查

初期常无骨骼表现，X 线检查可正常或钙化带稍模糊。活动期长骨 X 线检查显示钙化带消失,干骺端呈毛刷样、杯口状改变,骨骺软骨带增宽(>2mm),骨密度减低,骨皮质变薄;可有骨干弯曲或青枝骨折,骨折可无临床症状。治疗2~3周后骨骼X线改变有所改善,出现不规则的钙化线,以后钙化带致密增厚,骨骺软骨盘<2mm,骨质密度逐渐恢复正常。后遗症期X线检查骨骼干骺端病变消失。

(二) 血生化检查

初期血清25-(OH)D_3下降,PTH升高,血钙下降,血磷降低,碱性磷酸酶正常或稍高。活动期除血清钙稍低外,其余指标改变更加明显。恢复期血钙、磷逐渐恢复正常,碱性磷酸酶需要1~2个月降至正常。后遗症期血生化正常。

五、临床治疗

治疗目的在于控制活动期,防止骨骼畸形。

(一) 一般疗法

加强护理,合理饮食,坚持晒太阳,6个月以下避免直晒。

(二) 药物疗法

不主张采用大剂量维生素D治疗,治疗以口服为主,一般治疗剂量为2 000~4 000IU/d,连服1个月后,改为维持剂量400~800IU/d。口服困难或腹泻等影响吸收时,采用大剂量突击疗法,维生素D 3.75~7.5mg/次,肌内注射,1个月以后再以400~800IU/d口服维持。用药期间强调定期随访的重要性,建议初始治疗满1个月时复查血清钙、磷、碱性磷酸酶水平;满3个月时复查血清钙、磷、镁、碱性磷酸酶、PTH、25-(OH)D_3水平以及尿液钙/肌酐值,并复查骨骼X线;满1年及此后每年检测血清25-(OH)D_3。

高原地区维生素D缺乏初期佝偻病采用肌内注射与口服维生素D_3联合口服铁锌钙治疗效果显著,优于单纯肌内注射与口服维生素D_3治疗。为预防佝偻病,无论何种喂养方式的婴儿均需要补充维生素D 400IU/d;12月龄以上儿童至少需要维生素D 600IU/d。提倡夏秋季节多晒太阳,主动接受阳光照射,这是防治佝偻病的简便有效措施,强调每天平均户外活动时间应在1~2小时。

(三) 其他治疗

1. 钙剂补充　维生素D缺乏性佝偻病在补充维生素D的同时,给予适量钙剂,将帮助改善症状,促进骨骼发育。同时调整膳食结构,增加膳食来源的钙摄入。

2. 微量营养素补充　维生素D缺乏性佝偻病多伴有锌、铁降低,及时适量补充微量元素,有利于骨骼成长。

3. 矫形治疗　严重的骨骼畸形可采取外科手术矫正畸形。

六、护理评估

1. 健康史　了解患儿母亲孕期健康状况及患儿出生史、喂养史、生活习惯、患病史及用药史等。母亲妊娠期,特别是妊娠后期有无营养不良、肝肾疾病、慢性腹泻,以及患儿是否为早产、双胎,患儿是否有胃肠道疾病、肝肾疾病,日照是否充足等。

2. **身体状况**　评估患儿神经精神症状,测量患儿身高(长)、体重并与同年龄、同性别健康儿童正常参照值相比较,判断有无生长发育迟缓,神经系统发育迟缓,是否有骨骼畸形、免疫力低下等,了解患儿血生化和 X 线检查改变。

3. **心理社会状况**　3 岁以上患儿出现骨骼畸形,容易引起自卑等不良心理活动,影响其心理健康及社会交往。患儿家长因担心骨骼畸形而焦虑。

七、常用护理诊断/问题

1. **营养失调:低于机体需要量**　与日光照射不足和维生素 D 摄入不足有关。
2. **儿童发育迟缓**　与钙磷代谢异常致骨骼、神经发育迟缓有关。
3. **有感染的危险**　与免疫功能低下有关。
4. **潜在并发症:骨骼畸形、维生素 D 中毒。**
5. **知识缺乏:患儿家长缺乏佝偻病的预防及护理知识。**

八、护理目标

1. 患儿获得足量的维生素 D,佝偻病症状逐渐改善。
2. 患儿生长发育达到正常标准。
3. 患儿不发生感染或发生感染后能得到及时处理。
4. 患儿不发生并发症或及时发现并积极处理并发症。
5. 患儿家长能说出佝偻病的预防及护理要点。

九、护理措施

1. **户外活动**　指导家长每日带患儿进行一定的户外活动。出生后 2~3 周即可带婴儿户外活动,冬季也要保证每日 1~2 小时户外活动时间。夏季气温太高,可在阴凉处活动,尽量暴露皮肤。冬季室内活动时开窗,让紫外线能够透过。

2. **补充维生素 D**
(1)按时添加辅食,给予富含维生素 D、钙、磷和蛋白质的食物。
(2)遵医嘱给予维生素 D 制剂。注意维生素 D 中毒的表现,如出现厌食、恶心、烦躁不安,体重下降和顽固性便秘等表现,应立即停用维生素 D,并立即通知医生。

3. **预防感染**　加强生活护理,保持室内空气清新,温湿度适宜,阳光充足,避免交叉感染。

4. **预防骨骼畸形和骨折**　衣着柔软、宽松,床铺松软,避免早坐、久坐、早站、久站和早行走,以防骨骼畸形。严重佝偻病患儿肋骨、长骨易发生骨折,护理操作时应避免重压和强力牵拉。

5. **加强体格锻炼**　对已有骨骼畸形的患儿可采取主动和被动的方法矫正。如胸廓畸形,可做卧位抬头展胸运动;下肢畸形可施行肌肉按摩,"O"形腿可以按摩外侧肌,"X"形腿可按摩内侧肌。对于行外科手术矫治者,指导家长正确使用矫形器具。

6. **健康教育**　向孕妇及患儿父母讲述有关疾病的预防、护理知识。鼓励孕妇多进行户外活动,选择富维生素 D、钙、磷和蛋白质的食物;指导家长进行户外活动和调整饮食的方法,婴儿建议直接接受阳光照射来获取维生素 D,3 个月内婴儿不建议直接接受阳光照射来获取维生素 D,以免损伤皮肤。新生儿出生后第 2 周开始每日给予维生素 D 400~800IU 至青春期;早产儿、低出生体重儿、双胎儿出生后即应每日补充维生素 D 800~1 000IU,连用 3 个月后改为每日 400~800IU/d。不同地区,不同季节可适当调整剂量,做到"因时、因地、因人而异"。对于处于生长发育高峰的婴幼儿更应加强户外活动,给予预防剂量维生素 D 和钙剂,并及时添加辅食。在预防用药的同时,告知家长避免过量服用,注意观察有无维生素 D 中毒的表现。

十、护理评价

1. 患儿是否获得足量维生素 D,佝偻病症状是否改善。

2. 患儿生长发育是否达到正常标准。

3. 患儿是否发生感染或发生感染后是否得到及时处理。

4. 患儿是否发生并发症或是否及时发现并积极处理并发症。

5. 患儿家长是否能说出佝偻病的预防及护理要点。

十一、健康教育

预防应从围产期开始,以婴幼儿为重点对象并持续到青春期。

1. 胎儿期的预防

(1)孕妇应经常到户外活动,多晒太阳。

(2)饮食应含有丰富的维生素 D、钙、磷和蛋白质等营养物质。

(3)防治妊娠并发症,患有低钙血症或骨软化症的孕妇应积极治疗。

(4)可于妊娠后 3 个月补充维生素 D 800~1 000IU/d,同时服用钙剂。

2. 0~18 岁健康儿童的预防

(1)户外活动:多晒太阳是预防维生素 D 缺乏及维生素 D 缺乏性佝偻病的简便有效措施。保证儿童的体育运动特别是户外活动时间,每天平均户外活动应在 1~2 小时。婴儿皮肤娇嫩,过早暴露日光照射可能会对其皮肤造成损伤,户外晒太阳注意循序渐进,逐步增加接受阳光的皮肤面积,如面部、手臂、腿、臀部等,并逐步延长晒太阳的时间;此外,由于阳光中的高能蓝光对婴儿视觉的不利影响,应避免阳光直晒,特别是 6 个月以内小婴儿。

(2)维生素 D 补充:母乳喂养或部分母乳喂养婴儿应从出生数天即开始补充维生 D 400IU/d,除非断奶并且配方奶或者强化牛奶的摄入量≥1L/d;人工喂养婴儿,当配方奶摄入量<1L/d,应注意通过其他途径保证 400IU/d 的维生素 D 摄入量,如维生素 D 制剂的补充;大年龄及青春期儿童,应维生素 D 强化饮食(维生素 D 强化牛奶、谷物等)和维生素 D 制剂补充相结合,400IU/d 维生素 D 制剂补充仍作为推荐。西藏自治区等高原地区阳光充足,可暂停或减量服用维生素 D。一般可不加服钙剂,但母乳及乳制品摄入不足和营养欠佳时可适当补充微量营养素和钙剂。

3. 早产儿维生素 D 缺乏的预防　对于早产儿,尤其是出生体重<1 800~2 000g 的低体重早产儿,母乳强化剂或者早产儿专用配方奶的使用对维持骨骼正常矿化、预防佝偻病的发生十分重要;注意碱性磷酸酶活性及血磷浓度的定期监测,出院后仍需定期进行随访;当患儿体重>1 500g

并且能够耐受全肠道喂养,经口补充维生素 D 400IU/d,最大量 1 000IU/d,3 个月后改为维生素 D 400~800IU/d。

第二节　发育性髋关节脱位

一、概述

发育性髋关节脱位(developmental dislocation of the hip,DDH)过去称为先天性髋关节脱位。主要是髋臼、股骨近端、关节囊和髋关节周围的韧带和肌肉存在结构性畸形而致关节不稳定,直至发展为髋关节脱位。不同种族、地区发病情况差别较大,女多于男,约为 6∶1,左侧多于右侧,双侧也不少见。

由于地理环境高寒,对婴幼儿的包裹方式较特殊、生活习惯等原因,DDH 在西藏自治区是一种骨科常见病、多发病。DDH 的治疗,患儿的年龄越小其疗效越好,在高原地区 DDH 的患儿中,许多病例在开始步行后有鸭行步态时才被发现,这时大多数患儿脱位都比较严重,闭合复位相当困难,错过了最佳治疗时机。因此对新生儿进行普查,以便早期诊断与治疗是获得痊愈的重要措施。

DDH 可分为两大类:第一类是单纯型,该型又可分为髋臼发育不良、髋关节半脱位和髋关节脱位,最常见的是髋关节脱位,第二类是畸形型髋关节脱位。本节要介绍髋关节脱位。

二、病因与病理生理

(一)病因

本病发生的原因尚不明确,与种族、地域、基因异常及内分泌等因素有关。DDH 的主要发病因素是髋关节骨性结构形态的异常和关节四周软组织的发育缺陷,遗传因子通过显性基因传递在本病的发病中起着一定的作用。

髋臼、股骨上端的正常解剖关系是髋关节正常发育的前提。胎儿在子宫腔内由于承受不了正常机械性压力或者因胎位异常,有可能改变甚至破坏髋关节正常解剖关系,继而发生髋关节脱位,如臀位生产就易发生髋关节脱位。

出生后的生活习惯、环境对发病也有直接影响。

(二)病理生理

1. 髋臼　站立前期髋臼前、上、后缘发育不良,平坦,髋臼浅;脱位期髋臼缘不发育,髋臼更浅而平坦,臼窝内充满脂肪组织和纤维组织。

2. 股骨头　站立前期股骨头较小,圆韧带肥厚,股骨头可在髋臼内、半脱位或脱位,但易纳入髋臼;脱位期股骨头向髋臼后上方脱出,小而扁平或形状不规则,圆韧带肥厚。

3. 股骨颈　站立前期股骨颈前倾角略增大;脱位期股骨颈前倾角明显增大。

4. 关节囊　站立前期关节囊松弛,关节不稳;脱位期关节囊随股骨头上移而拉长,增厚呈葫芦形。

三、临床表现

随着小儿的生长发育,其各有不同的临床表现。

(一) 站立前期

新生儿和婴幼儿站立前期临床症状不明显,若出现下述症状提示有髋关节脱位的可能:①两侧大腿内侧皮肤皱褶不对称,病侧加深增多;②患儿会阴部增宽,双侧脱位时更为明显;③患侧髋关节活动少且受限,蹬踩力量较健侧弱,常处于屈曲位,不能伸直;④患侧下肢短缩;⑤牵拉患侧下肢时有弹响声或弹响感,有时患儿会哭闹。

(二) 脱位期(站立行走期)

患儿一般开始行走的时间较正常幼儿晚。单侧脱位时患儿跛行;双侧脱位时,站立时骨盆前倾,臀部后耸,腰部前凸特别明显,行走呈鸭行步态;患儿仰卧位,双侧髋、膝关节各屈曲 90° 时,双侧膝关节不在同一平面;推拉患侧股骨时,股骨头可上下移动,似打气筒样;内收肌紧张,髋关节外展活动受限。

四、辅助检查

(一) 体格检查

1. 股动脉搏动减弱　腹股沟韧带与股动脉交叉点以下一横指可以扪及股动脉,股骨头衬托股动脉,搏动强而有力。股骨头脱位后股动脉衬托消失,搏动减弱,检查时需做两侧对比。

2. Allis 征或 Galeazzi 征　将新生儿平卧,双下肢屈膝 85°~90°,双足平放床上,双踝靠拢后可见双膝位置高低不等,患侧膝关节平面低于健侧为阳性,这是股骨头上移后所致(图 7-1)。

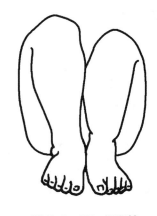

图 7-1　Allis 征阳性

3. Barlow 试验(弹出试验)　是诊断发育性髋关节脱位的可靠方法。患儿仰卧位,检查者面对小儿臀部,将其双髋、双膝均屈曲 90°,拇指放在患儿大腿内侧小转子处加压,向外上方推压股骨头,感到股骨头从髋臼内滑出髋臼外的弹跳,去掉拇指的压力,股骨头则又自然弹回到髋臼内,称 Barlow 试验阳性,表明髋关节不稳定或有半脱位。

4. Ortolani 试验(弹入试验)　是新生儿普查的重要可靠方法。患儿仰卧位,助手固定骨盆,检查者一手拇指置于股骨内侧上段正对大转子处,其余指置于股骨大转子外侧,另一手将同侧髋、膝关节各屈曲 90° 并逐步外展,同时置于大转子外侧的四指将大转子向前、内侧推压,此时可听到或感到“弹跳”,即为阳性,这是脱位的股骨头通过杠杆作用滑入髋臼而产生。

5. 髋关节屈曲外展试验　双髋关节和膝关节各屈曲 90° 时,正常新生儿及婴儿髋关节可外展 80° 左右,单侧外展<70°,双侧外展不对称>20° 称为外展试验阳性,可疑有髋关节脱位、半脱位或发育不良(图 7-2)。检查时若听到响声,即刻外展超过 80° 表示脱位已复位。

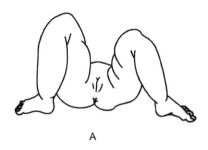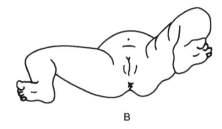

图 7-2 外展试验

A.双下肢不等长,左大腿内侧皱褶增加,左臀部呈现凹陷状;

B.屈膝、屈髋外展试验左侧阳性,右侧正常。

6. 套叠试验 患儿平卧,一手握住膝关节,一手抵住骨盆两侧髂前上棘,将膝关节向下压,可以感到患侧股骨头向后脱出,膝关节向上提后,可以感觉到股骨头进入髋臼,称套叠试验。

7. 内拉通线 髂前上棘与坐骨结节连线正常,通过大转子顶点称内拉通线,脱位时大转子在此线之上。

8. Trendelenburg 试验 嘱患儿单腿站立,另一腿尽量屈髋、屈膝,使足离地,正常站立时对侧骨盆应上升,才能保持身体平衡。脱位后股骨头不能托住髋臼,臀中肌无力,使对侧骨盆反而下降,称 Trendelenburg 试验阳性（图 7-3）。

（二）B 超检查

可早期检查到髋臼发育异常,近年来超声检查已被广泛接受并用于筛查和评价新生儿的髋关节发育情况。

（三）X 线检查

对疑有发育性髋关节脱位的患儿,应在出生后 3 个月以后（在此之前髋臼大部分还是软骨）行骨盆正位 X 线检查,可发现髋臼发育不良、半脱位或脱位,可确定髋脱位类型及有无骨折存在。

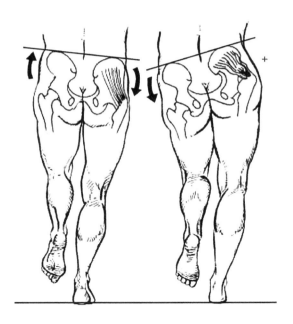

图 7-3 Trendelenburg 试验

（四）CT 检查

利用 CT 测量股骨颈前倾角,具有方法简单、准确等优点。尤其是应用 CT 三维重建技术,可以在任意角度内观察股骨颈及髋臼发育情况,准确提供股骨颈轴线、前倾角等信息。

（五）MRI 检查

MRI 检查能显示髋关节周围软组织与股骨头、髋臼之间的关系,对治疗方案选择及疗效评价具有一定的参考价值。

五、临床治疗

在新生儿出生后 3~7 天内如果能明确诊断进行治疗,其疗效最为理想。1 岁以内明确诊断,日后行 X 线检查,可完全正常。由此可以看出诊断及治疗年龄越小,愈后效果越好。根据年龄大小的不同、病理变化,选择不同的治疗方法,分为保守治疗和手术治疗两种。

(一)保守治疗

1. 新生儿期(0~6 个月) 此年龄段为治疗该病的黄金时期,治疗的目的在于稳定髋关节。处于此期的患儿不需要手术整复,只需要采用固定方法使其处于外展屈曲位,即可获得较好的疗效。首选 Pavlik 吊带,维持髋关节屈曲 100°~110°,外展 20°~50°,24 小时持续使用,定期检查,使用 2~4 个月后,换为外展支具维持固定,至髋臼指数<25°。也可用连衣裤套法及外展位襁褓支具法,维持 4 个月以上。

2. 婴儿期(6 个月~1.5 岁) 此年龄段的患儿活动量和体重增加,股骨头脱位更为明显,已不能自然复位。Pavlik 吊带治疗成功率显著降低,需要闭合复位或切开复位。首选麻醉下闭合复位,石膏或支具固定髋关节于屈髋 95°,外展 40°~45°位置,这是最能维持髋关节稳定、缺血性坏死危险性最低的位置。复位前应切断长收肌腱,必要时同时切断髂腰肌,以减轻复位后对股骨头的压力,降低股骨头缺血性坏死的发生率。3 个月后更换外展位支具或石膏固定 3~6 个月。

3. 幼儿期(1.5~3 岁) 由于患儿已能独立行走,继发病理变化更趋严重,股骨至骨盆的肌群均已相当短缩,难以手法复位或复位效果不佳。多数学者主张 1.5 岁后行切开复位,还纳股骨头于真臼内,并行骨盆或股骨截骨术,重建头臼的正常关系。

(二)手术治疗

适用于儿童期及以上(3 岁以上),由于年龄较大,脱位加重,髋关节周围结构已发生适应性挛缩,髋臼和股骨头也出现结构性改变,因此需要手术治疗。一般采取手术切开复位、骨盆截骨、股骨近端截骨术等方法,降低头臼间压力,纠正过大的股骨颈前倾角和颈干角,增加髋臼对股骨头的包容。大于 8 岁的儿童和青少年,股骨头不能下移到髋臼水平,术后关节功能差,故只能采取姑息性及补救性手术,其治疗存在争议。

1. Salter 骨盆截骨术 适应于 6 岁以下的髋关节脱位患儿,包括手法复位失败者,髋臼指数在 40°以下、股骨头大小与髋臼适应的患儿。Salter 手术除了使股骨头复位之外,主要是使异常的髋臼臼窝方向变为正常的生理方向,相对增加髋臼臼窝的深度,使股骨头与髋臼臼窝达到同心圆复位。

2. Pemberton 髋臼成形术 适应于年龄 7 岁及以上,或 6 岁以下但髋臼指数超过 45°的患儿。手术是通过髋臼上缘 1~1.5cm 平行髋臼顶斜坡进行截骨,将髋臼端撬起向下改变髋臼顶的倾斜度,使髋臼充分包容股骨头,使髋臼形成正常形态。

3. Steel 三联截骨术 是将坐骨、耻骨、髋臼上方的髂骨截断,重新调整髋臼方向的一种术式。主要适用于大龄儿童髋关节脱位,髋臼发育差,不适合 Salter 截骨术者。

4. Chiari 骨盆内移截骨术 适于年龄较大,髋臼指数>45°的患儿。该手术于髋臼上缘紧贴关节囊上方行内高外低的骨盆截骨,然后将远端内移 1~1.5cm,相对增加股骨头的包容范围。缺点是可导致女性骨产道狭窄,且增加的包容部分无软骨覆盖。

5. 人工关节置换术　继发于发育性髋关节脱位的骨关节炎、股骨头坏死患儿,通过骨盆、股骨截骨等手术方法不能有效缓解髋部疼痛。在合适的年龄,行人工全髋关节置换术,可以矫正病侧肢体畸形,明显改善髋关节功能,缓解疼痛。

六、护理评估

1. 健康史　有无家族史;患儿在宫腔内是否有胎位不正或分娩过程中进行臀位助产等。

2. 身体评估　患儿双下肢活动是否对称;学步时间是否比较晚,是否有鸭行步态或跛行;患侧的骨盆及脊柱是否向患侧倾斜;双侧臀纹是否有不对称或者髋关节外展活动受限。

3. 心理社会状况　评估患儿及家长的心理状态,对治疗有无信心;评估患儿家长所具有的疾病知识和对治疗、护理的期望。

七、常用护理诊断/问题

1. 知识缺乏:缺乏疾病相关的知识。

2. 自我形象紊乱　与跛行有关。

3. 自理能力缺陷　与牵引后石膏固定有关。

4. 躯体移动障碍　与牵引后石膏固定有关。

5. 潜在并发症:股骨头缺血坏死。

6. 有失用综合征的危险　与患肢肢体制动,缺乏功能锻炼有关。

八、护理目标

1. 患儿及家属对疾病相关知识有一定了解。

2. 患儿治疗后步态基本恢复正常,自我形象得到恢复。

3. 患儿患肢功能康复锻炼后,生活能自理。

4. 患儿可自行改变体位。

5. 患儿无并发症发生或能及时发现并积极处理并发症。

6. 患儿患肢功能逐步恢复。

九、护理措施

1. 保守治疗的护理　石膏矫形固定分三期进行,向患儿家长做好健康宣教,指导定期更换石膏,并向家长说明石膏护理的注意事项,保持石膏的清洁,勿污染,做好皮肤及大小便的管理。

2. 术前护理

(1)按骨科术前护理常规。

(2)按皮牵引、骨牵引常规护理2周。

(3)术前指导:指导患儿术前注意加强保暖,以免影响手术。训练床上大小便,做患肢的静态收缩运动,以利术后进行康复训练。教会患儿家长对石膏的护理及观察要点,防止并发症的发生。

3. 术后护理

（1）按骨科术后常规护理。

（2）卧床护理：由于髋关节切开术后多为单髋人字石膏固定，患儿身体活动存在障碍，大小便时容易污染石膏，因此需要将患儿摆在舒适方便的体位，在石膏边缘垫柔软的不透水的棉布，便于护理。

（3）严密观察患肢远端肢体的血液循环，触摸足背动脉搏动及皮肤温度。

（4）严密观察伤口有无渗血，密切观察生命体征的变化。

（5）检查边缘及会阴部石膏，进行必要的修理，石膏边缘垫柔软的不透水的棉布，以免对周围皮肤造成损伤。

（6）石膏干后，协助患儿进行翻身活动，观察受压部位的皮肤情况。翻身时以健侧为轴，翻身后垫好卧位，防止石膏断裂。

（7）加强皮肤的护理，保持床单位整洁，及时清理石膏渣屑，防止压伤的发生。

（8）指导患儿做患肢肌肉的静态舒缩运动，鼓励患儿做深呼吸及有效咳嗽，以防肌肉萎缩及坠积性肺炎的发生。鼓励患儿吃易消化、营养均衡的饮食，多饮水，多吃水果蔬菜，保持大便通畅。

（9）协助安排患儿定期进行拍片复查。

（10）石膏拆除后，指导鼓励患儿尽早活动髋关节，并进行功能训练。

4. 功能锻炼　复位固定后，便开始进行功能锻炼，防止关节僵硬和肌肉萎缩的发生。早期在石膏固定范围内做肌肉等长收缩。解除石膏固定后，逐渐增加活动范围和力量，其他关节始终保持功能锻炼状态。

5. 并发症护理　对并发骨折的患儿，要及时发现，合理及时治疗。对伴有血管神经损伤或内脏损伤的患儿加强护理，观察病情进展，促进功能恢复，观察治疗效果。髋关节脱位可导致股骨头坏死，切忌伤后 3 个月内患肢进行负重。

十、护理评价

1. 患儿及家属是否了解疾病相关知识。

2. 患儿步态是否恢复正常，自我形象是否恢复。

3. 患儿生活能否自理。

4. 患儿是否能自行更换体位。

5. 患儿是否发生并发症或是否及时发现并积极处理并发症。

6. 患儿患肢功能是否按预期康复。

十一、健康教育

1. 功能锻炼　发育性髋关节脱位术后患儿的功能锻炼分石膏固定期、石膏拆除期和患肢负重期。

（1）石膏固定期：时间为 6~8 周，麻醉清醒后即可开始指导患儿患肢行足趾活动，以促进血液循环,减轻肿胀;术后 3 天,体力渐恢复后,指导患儿进行除石膏固定以外地方的全身活动,如挺胸、抬臀等,逐渐增加活动量,以不疲劳为宜。

(2)石膏拆除期术后:8~12 周,患儿拆除石膏后,摄片检查患肢生长良好,开始锻炼患肢各关节,从踝关节的背伸、跖屈,到膝关节的屈伸,再到髋关节的屈伸、外展、内收,角度由小到大,从被动活动到主动活动,循序渐进,以不引起患儿疼痛为宜,切忌暴力,如可让患儿在床上坐起,做屈髋活动,以锻炼臀部肌肉和髋关节活动度,防止臀部肌肉萎缩和髋关节粘连,每次 10~15 分钟,2~3 次/d。

(3)患肢负重期:3 个月后髋部摄片显示,股骨头包容好,截骨处已愈合,且股骨头无缺血坏死的迹象,开始锻炼患肢负重,可先扶患儿在床上站起,借助家长的手臂力量患肢由部分负重到完全负重,逐渐独立行走,恢复正常活动。

2. 出院指导

(1)休息:患儿外固定期间需要以卧床或怀抱为主,避免下地。3 个月后,经摄片检查股骨头在髋臼内包容好,截骨处已愈合,方可开始扶患儿站起,并逐渐指导患儿行走。

(2)饮食:患儿石膏固定期间因石膏上截面与胸部平齐,影响患儿进食,应指导患儿少量多餐,避免过饱,防止石膏综合征;饮食应品种繁多,适当增加维生素 D、钙、蛋白质、铁等食物,如鱼、肉、排骨汤、新鲜蔬菜、水果等,多晒太阳,以促进截骨处愈合和满足生长发育的需要。

(3)复查:指导家长定时带患儿到医院进行复查,保守治疗的患儿每 3 个月到医院更换石膏一次;用外固定器固定的患儿,告诉家长外固定器的正确使用方法;手术治疗的患儿每个月到医院复查一次,至少观察 5 年。有下列情况及时就诊:石膏发生断裂,肢端血液循环障碍,石膏内有疼痛、异味、发臭、出现石膏综合征等。

第三节 骨 关 节 炎

一、概述

骨关节炎(osteoarthritis,OA)是一种主要见于中、老年人的关节退行性疾病,其特征包括:关节软骨的侵蚀,边缘骨增生(即骨赘形成),软骨下硬化,以及滑膜和关节囊的一系列生化和形态学改变。OA 晚期的病理改变包括关节软骨软化、溃疡以及局灶性退化,也可能伴有滑膜炎症。典型的临床表现包括疼痛和僵硬,在长时间活动后尤其明显。好发于负重较大的膝关节、髋关节、脊柱及远侧指间关节等部位,该病亦称为骨关节病、退行性关节炎、增生性关节炎、老年性关节炎等。

西藏自治区属于高寒高海拔地区,具有地广人稀的特征,游牧生活及转山等活动使得当地人群需要行走较长时间,对膝关节磨损增加,加上游牧生活饮食不规律导致 BMI 显著增加等因素,使得膝关节 OA 的发生率较高(西藏自治区骨科常见疾病)。

二、病因与病理生理

病因尚不清楚,可能与年龄、肥胖、创伤以及性别均有关。

1. 年龄 在所有危险因素中,年龄是与 OA 发病最相关的因素,OA 是老年人最常见的慢性疾病。80% 的 75 岁以上老年人受累,患病率随着年龄的增长而增加,所有关节都会受累,OA 影像学改变随年龄增加而加重。

2. 肥胖 是 OA 的另一个重要危险因素,无论男性还是女性,高体重指数都与膝关节 OA 的患病风险密切相关。负重关节的机械应力增加,可能是导致退行性变的首要因素。肥胖不仅会增加负重关节的受力,还可能会引起姿势、步态和体力的改变,而以上这些都可能会进一步导致关节的生物力学改变。大多数肥胖病人会出现关节内翻畸形,这会增加膝关节内侧间隙的关节应力,进而加重关节的退行性变化。

3. 关节的力线不良和损伤 有可能导致 OA 的快速进展,最初只是缓慢的变化过程,但若干年后终会出现 OA 症状。由于关节周围血流量的进行性减少和软骨连接处重塑速度的下降,关节随年龄增长而日益老化。不论年龄大小,关节几何结构的变化都有可能妨碍软骨的营养状况或引起负荷分配改变,进而导致软骨生化成分改变。高强度的运动与关节损伤紧密相关,并增加下肢 OA 的风险。而规律的日常锻炼对于保持关节的软骨结构和代谢功能是非常重要的。慢跑和低强度运动并不会增加 OA 的发生风险。

4. 性别 女性 OA 的发病率大概是男性的 2 倍。尽管女性 OA 在 50 岁前发病率较低,但 50 岁之后显著增加,尤其是膝关节的 OA。50 岁之后出现的性别上的 OA 发病率差异,可能是女性绝经之后雌激素分泌不足的结果。

5. 其他 与遗传因素、关节位置有关。

三、临床表现

OA 最常累及膝、手、足、髋和脊柱关节。主要的症状是疼痛,初期为轻微钝痛,以后逐步加剧。疼痛多在活动后加重,伴有短时间的晨僵(<30 分钟),本病的晨僵一般较轻、持续时间较短。疼痛还与天气变化、潮湿受凉等因素有关。OA 病人的受累关节体检时常有骨性膨大和摩擦音,伴活动范围减少,活动受限,可有软组织肿胀或积液,但显著少于炎症性关节炎。

(一) 膝关节

膝关节 OA 的特点是隐匿出现的疼痛,伴僵硬和运动范围受限。膝关节 OA 病人常有行走、移动、坐到站立动作变化时疼痛及活动受限,特别是上下楼梯时,这些症状一般和膝关节不稳定或 "失去控制" 有关。OA 常有明显的摩擦音和骨性膨大,关节内侧、外侧或双侧可有触痛,关节积液较少,一般不伴有皮肤发红,评估软组织症状很重要,这与注射糖皮质激素后疼痛缓解有关联。

(二) 髋关节

髋关节 OA 病人出现明显的大腿、臀部疼痛和下腰痛,同侧膝关节疼痛。病人常有行走、弯腰、移动以及爬楼梯受限。一般病人穿袜子、系鞋带或修趾甲特别费力。髋关节屈曲挛缩畸形或活动受限,提示疾病加重。

(三) 手关节

手经常提供OA诊断的第一条线索。远端指间关节明显的骨性膨大称赫伯登结节(Heberden

结节),近端指间关节的称为布夏尔结节(Bouchard 结节)。这些结节既可以是有皮温高和压痛的急性炎症,也可是缓和的骨硬性膨大。少数病人,特别是老年女性,可以表现为以发作性症状、疼痛、肿胀为特点的侵蚀性骨关节炎。

(四) 肩关节

OA 病人肩部疼痛常见。

(五) 其他关节

浮髌试验(+)、足部 OA 症状等。

四、辅助检查

(一) 血液检查

血常规检查一般无异常或轻度升高,伴有滑膜炎症的病人可出现 C 反应蛋白(CRP)和红细胞沉降率(ESR)轻度升高。继发性 OA 病人可出现原发疾病相关检查的结果异常。OA 病人的类风湿因子(RF)和自身抗体一般为阴性。

(二) 关节液检查

关节液检查是 OA 诊断的重要指标。关节液一般为黄色,黏度正常,凝固试验阳性,白细胞数低于 2×10^9/L,葡萄糖含量很少(低于血糖水平之半)。

(三) X 线检查

X 线检查为骨关节炎诊断的"金标准",为首选影像学检查。X 线检查骨关节炎的三个典型表现:受累关节间隙变窄;软骨下骨硬化和/或发生囊性变化;关节边缘骨质增生(图 7-4)。

(四) 关节镜检查

关节镜检查是直观了解关节内损伤的检查方法,可观察到软骨不同程度的损害,滑膜的炎症、增生情况,并能在关节镜下取组织标本进行病理学检查,是进行鉴别诊断的重要依据。关节镜检查是微创检查,但具有损伤性,且费用较高。故一般不作为单纯检查,多同时结合镜下治疗。

五、临床治疗

OA 的治疗可以分为非药物干预、药物干预和外科手术。药物干预又可进一步分为症状治疗和关节结构或病情改善治疗。

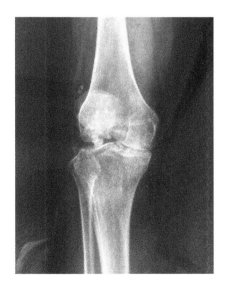

图 7-4　骨关节炎 X 线检查

(一) 非药物治疗

1. 减轻体重　肥胖是发生膝关节 OA 的重要危险因素,体重指数越高,发生膝关节 OA 的风险越大。减肥和体育锻炼有助于改善膝关节 OA 病人的疼痛和功能障碍,单纯减轻体重也可以降低肥胖者发生症状性膝关节 OA 的风险。

2. 调节关节温度　局部的冷敷或热敷是 OA 病人的有效辅助治疗手段,这种方法应用于表浅关节如膝关节比应用于深部关节如髋关节更有效。急性损伤在最初 2~3 天需要冷敷,如踝关节扭伤。在慢性疼痛中,大多数病人更喜欢热敷,然而,如果冷敷能够更好地缓解疼痛,则可持续冷敷。热敷的形式可以是温水浸泡或使用加热炉垫,单次热敷温度不宜超过 45℃,时间不宜超过 30 分钟。热敷时应避免接近一些部位如睾丸,血运较差、癌症病人也应避免热敷。热疗可缓解疼痛和僵硬,缓解肌肉痉挛和预防挛缩。

3. 锻炼　关节周围结构会影响 OA 的进程,尤其是肌肉。目前公认股四头肌力量的减弱是膝关节发生 OA 的一个重要因素,加强股四头肌锻炼是治疗髌骨软化的基础方法。步行有助于改善 OA 症状,在专业指导下进行适当步行可改善膝关节 OA 的关节功能。室内运动和游泳等有氧运动也被证明,可显著改善膝关节 OA 症状。

4. 矫形器和支具　矫形器(鞋内垫、拐杖等)能有效地缓解 OA 病人的症状。研究表明,外侧楔形鞋垫能有效缓解累及膝关节内侧间室的 OA 病人的症状,尤其是对伴有内翻畸形病人更有效;适当使用拐杖是重要的辅助手段,尤其是对髋关节 OA 的病人,研究发现步行时手杖能减少 40% 的髋关节应力。

5. 其他干预措施　热疗、水疗、电刺激、牵引和按摩等。

(二) 药物治疗

1. 非甾体抗炎药　如对乙酰氨基酚。

2. 阿片类药物　如盐酸曲马多和可卡因。

3. 关节腔内注射　糖皮质激素、透明质酸衍生物。

4. 营养药物　氨基葡萄糖、硫酸软骨素。

(三) 外科手术

关节置换术对于大多数 OA 病人来说,能达到缓解疼痛、恢复关节功能的效果。

六、护理评估

1. 健康史　询问与本病相关的病因及诱因,如潮湿、受凉等可诱发本病。

2. 身体评估　关节疼痛与肿胀情况,关节有无僵硬与活动受限情况。

七、常用护理诊断/问题

1. 疼痛　与关节炎反复发作、关节僵硬有关。

2. 自理能力缺陷　与关节疼痛、僵硬及关节功能障碍等有关。

3. 躯体移动障碍　与关节疼痛、僵硬及关节、肌肉功能障碍等有关。

4. 有失用综合征的危险　与关节炎反复发作、疼痛,关节骨质破坏有关。

5. 焦虑　与疾病久治不愈、关节可能致残有关。

八、护理目标

1. 病人疼痛减轻或消失。

2. 病人生活能自理或部分自理。

3. 病人躯体功能得到改善或维持。

4. 病人关节可维持正常功能。

5. 病人焦虑减轻或消失。

九、护理措施

1. 一般护理

（1）环境与休息：居住环境应干燥、安静、阳光充足，不宜居住在阴暗潮湿的地方。

（2）生活应有规律，避免劳累，随季节变化调整穿着。

（3）急性活动期病人应卧床休息，限制受累关节活动。保持关节功能位，但不宜绝对卧床。

（4）症状减轻、疼痛缓解时，逐渐加强关节功能锻炼。稳定期或缓解期应适当活动。

（5）饮食护理：高原地区居民日常的饮食习惯是喝酥油茶、吃糌粑、食用牛肉和甜茶等，脂类和蛋白质偏高，饮食结构缺乏。维生素 C 具有抗氧化作用，参与Ⅱ型胶原合成，保护关节软骨大分子物质和软骨细胞免受氧化应激的损伤。维生素 D 可促进肠道对钙、磷的吸收，影响骨钙化，还可刺激成熟关节软骨细胞蛋白多糖的合成。鼓励病人多摄取维生素及含钙食物，如牛奶、鸡蛋、新鲜水果蔬菜、豆制品、虾皮等。

2. 专科护理

（1）关节疼痛护理：评估病人的关节疼痛部位、疼痛性质、关节肿胀，活动受限的程度。注意活动与休息相结合，减少关节负重活动。关节疼痛严重者应卧床休息，协助病人减轻疼痛，教病人使用放松技巧，采用热疗、冷疗、伸展性锻炼。按医嘱给予止痛剂并注意观察疗效及副作用。对于膝关节 OA 病人，护膝可以保护膝关节周围的肌肉韧带，增加膝关节的稳定性和抗损伤能力，改善血液循环，避免膝部受凉，长期使用护膝可以减缓膝关节退行性变；如果病人疼痛难忍且影响到日常休息和饮食，需要使用镇痛药；护理人员需要给药后密切观察病人的临床反应，及时调整药物种类和药量；处理患处疼痛时要保持高度的耐心，使用娴熟的护理操作技巧，避免加重病人疼痛感。

（2）晨僵护理：评估晨僵部位、持续时间，夜间睡眠时注意对病变关节保暖，起床后可用热水浸泡或洗温水浴，以减轻晨僵，尽快缓解症状，也可对僵硬关节按摩。

（3）关节功能的康复护理：疾病稳定期鼓励病人进行有益的锻炼，如游泳、散步、骑脚踏车；避免机械损伤，减轻关节负重；教病人使用手杖、助行器等；不宜长久站立，特别是单腿站立、跪位和蹲位。

（4）膝关节腔注射前后护理：注射前向病人及家属介绍关节腔注射的方法、过程、配合要点，消除病人的恐惧心理。观察注射部位皮肤情况有无异常，做好穿刺部位消毒。注射后观察针口渗血情况及疼痛情况。卧床休息 4~6 小时后再下地活动。注射部位 3 天内保持干燥清洁、不可湿水。观察注射部位有无皮疹、瘙痒、红肿、发热等症状。2 天内局部不能涂擦药物或贴药膏，以免发生感染。逐渐加强功能锻炼，避免患部承受过度的重量负荷，如单脚站立、跳跃等姿势或动作。

（5）行膝关节镜手术的相关护理及全膝关节置换的相关护理。

3. 用药护理   告知病人正规用药的重要性,用药期间不宜停药、换药。讲解用药方法,观察药物疗效及副作用。

4. 心理护理   OA 反复发作,因而不少病人会出现消极、低落、绝望等不良情绪,对治疗失去自信心,教会病人自我放松方法。

十、护理评价

1. 病人疼痛是否减轻或缓解。

2. 病人生活能否自理或部分自理。

3. 病人躯体功能是否得到改善或维持。

4. 病人关节是否维持正常功能。

5. 病人焦虑是否减轻或消失。

十一、健康教育

1. 控制体重   研究表明,肥胖是膝关节 OA 的高危因素,且与 OA 的严重程度相关,肥胖会加重关节面的负担,改变人体姿势、步态及运动模式,因此要向病人讲解控制体重的重要性,以减轻关节负重。

2. 合理运动   教会病人做膝关节功能锻炼,功能锻炼的基本原则是循环渐进。每天定期做全身和局部相结合活动,切忌突然做最大范围的活动。

3. 生活习惯   给病人及家属讲解发病的原因及本病的特点,使病人了解保持整体健康的重要性。女性病人避免穿高跟鞋,避免长时间负重体力劳动,培养正确的生活和工作习惯,如避免屈膝搬运重物、避免错误的运动训练等。

（尼玛德吉   边巴欧珠   格桑央金   张   燕）

第八章

高原相关感官与皮肤系统疾病的护理

第一节 鼻 出 血

一、概述

鼻出血（pistaxis）又称鼻衄，是耳鼻喉科临床常见的急症，出血原因较多，一般认为与鼻局部疾病和某些全身性疾病有关，但以前者多见。研究表明，高原鼻出血与所处地域的温度、湿度等气候因素有直接影响，男性多于女性，鼻腔出血呈间歇性或持续性，单侧鼻腔或双侧鼻腔均可出血，出血量多少不一。出血部位可分为鼻腔前部和鼻腔后部，前部多在鼻中隔前下方利特尔区（Little erea），以青少年多见。后部出血多在蝶腭动脉分支，以中老年人多见。

二、病因与病理生理

（一）局部病因

1. 外伤 各种外力所致的鼻部损伤导致局部血管或黏膜的变化，如鼻骨骨折、鼻窦气压变化、用力挖鼻擤鼻等，鼻部手术或经鼻腔插管等操作损伤黏膜或血管未及时处理，均可引起鼻出血。

2. 炎症 有研究表明在高原地区鼻出血中干燥性鼻炎发病率较高，另外还有各种鼻腔、鼻窦的感染均可因黏膜病变损伤血管而出血。

3. 鼻中隔病变 鼻中隔偏曲、糜烂、溃疡、穿孔等均可引起不同程度鼻出血。

4. 鼻及鼻咽部肿瘤 因鼻腔、鼻窦及鼻咽部恶性肿瘤溃烂出血，早期多表现为反复少量出血，晚期侵犯大血管可致大出血。

5. 其他 鼻腔异物、鼻腔昆虫等，可引起反复鼻出血。

（二）全身病因

各种原因引起动脉压或静脉压增高、凝血功能障碍或血管张力改变的全身性疾病均可致鼻出血，如高血压、急性发热性传染病、血液病、严重营养障碍及维生素缺乏、内分泌失调、化学药品及药物中毒、肝肾慢性疾病等。

（三）高原环境病因

1. 鼻前庭利特尔区血管丛较表浅，高海拔地区相对湿度及氧分压低，刺激毛细血管收缩，血管内压力急剧增加,致使毛细血管扩张、脆性增加,鼻黏膜血管破裂出血。

2. 初次进入高原,特别是乘飞机急进高原,鼻黏膜表浅血管因突然受到气压变化的影响,血管内外压力差变大,毛细血管急剧扩张而破裂出血。

3. 久居高原者因低氧环境的刺激,血液中红细胞增多,动脉血流阻力增加,会导致鼻部静脉丛压力升高而出血。

4. 高原缺氧、寒冷、风大、阳光辐射强等气候特点也成为高原鼻出血的病因。这些气候特点使得鼻腔黏膜容易脱水、局部毛细血管增生,鼻黏膜结痂、糜烂,加上高原地区昼夜温差大等因素导致上呼吸道感染发病率远远高于低海拔地区,上呼吸道感染可引起鼻腔黏膜剧烈充血、肿胀、鼻腔分泌增多形成干痂,再加上高原地区上呼吸道感染病程可达 2 周甚至 1 个月,引起鼻腔黏膜血管增生,血管扩张。

三、临床表现

1. 鼻腔局部因素引起出血者多表现为单侧鼻腔出血,全身性疾病引起者多表现为双侧或交替性出血。可呈间歇性反复出血或持续性出血。

2. 出血量多少不一,可表现为涕中带血、滴血、流血或血流如注。重者在短时间内失血量达数百毫升,可出现面色苍白、出汗、血压下降、脉速而无力等,病人常伴有惊慌失措和恐惧心理。一次大量出血可致休克,反复多次少量出血则可导致贫血。

3. 儿童、青少年出血部位多在鼻中隔前下方的易出血区(即利特尔区)。中老年鼻出血部位多在鼻腔后段的鼻-鼻咽静脉丛或鼻中隔后部的动脉,出血量相对较多,较凶猛,不易止血。

四、辅助检查

(一) 鼻腔检查
了解鼻出血的部位,进而选择适宜的止血方法。

(二) 鼻咽部检查
待病情相对稳定后,行鼻内镜检查,以了解鼻咽部有无病变。

(三) 实验室检查
包括全血细胞计数、出血和凝血时间、凝血酶原时间、凝血因子等,以了解病人的全身情况。

五、临床治疗

鼻出血属于急诊,遵循的原则为急治其标,缓治其本。采用局部止血与全身用药,积极对抗休克,查找病因相结合。

(一) 局部治疗
根据出血的轻重缓急、出血部位及病因,选择不同的鼻腔止血方法。

1. **指压止血法** 此法适用于出血量较少、出血部位在易出血区(鼻中隔前下方)的病人。指导病人用手指捏紧两侧鼻翼或将出血侧鼻翼压向鼻中隔 10~15 分钟,同时冷敷前额和后颈。

2. **烧灼法** 适用于反复少量出血且出血点明确者,鼻内镜下烧灼效果更佳。传统用化学烧灼法或电烧灼法破坏出血点组织,使血管封闭或凝固而达到止血目的。临床常用化学药物有30%~50% 硝酸银或 30% 三氯醋酸等。目前等离子、电灼、双极电凝、高频电刀、射频、冷冻或激光凝固等医疗器械止血方法已广泛应用于临床,成为鼻出血治疗的主要方法。

3. 填塞法　是最有效和常用的鼻腔止血方法,适用于出血较多、渗血面较大或出血部位不明者。临床常用填塞材料包括可吸收类和不可吸收类。可吸收材料有明胶海绵、纤维蛋白绵、可吸收高分子止血棉等。不可吸收材料有凡士林纱条、碘仿纱条、膨胀海绵、止血气囊或水囊等。经前鼻孔鼻腔填塞法最为常用,对前鼻孔填塞无效、鼻腔后部、鼻咽部出血者使用后鼻孔填塞法。鼻腔填塞物(不可吸收材料)通常于填塞后 48~72 小时取出,碘仿纱条填塞可适当延长至 7 天取出。鼻腔填塞期间,辅以全身应用抗生素治疗,以免引起鼻腔鼻窦及中耳感染等并发症。

4. 鼻内镜下止血法　鼻内镜在直视下可明确活动性出血点,并完成止血治疗。该方法目前在临床已广泛应用,为鼻出血的检查、诊断和治疗提供了先进和准确的技术手段。该方法损伤小、病人痛苦少、止血准确且迅速。

5. 血管结扎法　对于经反复前鼻孔填塞及内科治疗无法止血者、外伤或手术损伤大血管、出血凶猛者可考虑血管结扎。

6. 血管栓塞法　适用于严重鼻出血者。应用数字减影血管造影(DSA)或超选择栓塞(SSE)技术,找到责任血管并将其栓塞。相比传统血管结扎法,此法准确、快速、安全可靠。

(二) 全身治疗

对于出血量大或行前后鼻孔填塞的病人应视病情使用镇静剂、止血剂、抗生素、维生素等,必要时补液、输血、氧疗。高原地区高原性高血压发病率高,高原缺氧导致肺动脉高压、血液病等原因,可引起严重的鼻出血。故因全身性疾病引起鼻出血者应积极治疗原发病。

六、护理评估

1. 健康史　观察有无活动性出血及出血量,评估病人有无引起鼻出血的局部或全身性疾病,有无接触风沙或干燥气候生活史,有无鼻出血病史及出血后诊治情况。

2. 身体状况　评估病人的生命体征、意识状态、出血时间、出血量,有无出血性休克症状。慢性出血病人评估病人有无贫血症状。鼻腔填塞后评估病人填塞物有无松动、滑脱,有无活动性出血及口腔黏膜湿润情况。

3. 心理社会状况　注意评估病人及家属的心理状态,以了解其对疾病的认知和期望。

七、常用护理诊断/问题

1. 体液不足　与大量失血有关。

2. 疼痛　与鼻腔填塞有关。

3. 焦虑　与反复鼻出血或出血量大,担心疾病的预后有关。

4. 舒适的改变　与鼻腔填塞导致的疼痛及张口呼吸有关。

5. 知识缺乏:缺乏与鼻出血相关的自我保健和预防知识。

6. 潜在并发症:出血性休克、感染。

八、护理目标

1. 病人维持体液平衡,未出现脱水现象。

2. 病人疼痛缓解。

3. 病人情绪稳定,焦虑减轻。

4. 病人口腔黏膜湿润,疼痛减轻。

5. 病人和家属能够正确掌握鼻出血的相关知识及紧急处理流程。

6. 病人未发生并发症或能及时发现并积极处理并发症。

九、护理措施

1. 一般护理

(1)心理护理:给予病人心理安慰和鼓励,随时巡视病人,及时回应病人的问题,实施操作时保持镇定,工作有条不紊。向病人及家属介绍鼻出血的止血方法、止血时的配合要求、止血后的用药等;并向病人说明紧张和焦虑会导致血压升高、心率变快,诱发或加重鼻腔出血。

(2)饮食护理:进食易消化、温凉的流食或半流食饮食,不宜进食过热及刺激性食物。

(3)环境护理:病室通风,适宜的温湿度,给予半坐卧位,用冷水袋或湿毛巾敷前额部,达到止血及减轻头痛的作用。

2. 专科护理

(1)按要求巡视病房,监测意识及生命体征,建立静脉通道,积极配合医生进行止血处理,遵医嘱使用抗生素及止血剂,必要时使用镇静剂,补液、输血等。

(2)高原地区海拔 3 500m 以上,缺氧程度可达 40%~48%,仅为平原大气氧分压的 60%,增加了反复前鼻孔、后鼻孔填塞时心脑血管意外事件发生的风险。故应重视对病人心脑血管相关指标的监测,及早发现危险因素,及时纠正与治疗。

(3)观察鼻腔有无活动性出血,如填塞后鼻腔有少许渗血,量逐渐减少,颜色变淡,表示无继续出血。如鼻腔填塞物快速渗透并伴有滴血,或口中吐出较多鲜血,则表示鼻腔仍有出血情况,应立即报告医生再次止血。

(4)观察病人鼻腔填塞物有无松动、脱落,鼻腔填塞期间,每日鼻腔内滴入液状石蜡或油性药物 4~6 次,以润滑鼻腔黏膜和填塞物。如填塞物不慎脱出,切勿自行取出。

(5)鼻出血时嘱病人将血液吐出,避免因咽下的血液刺激胃黏膜引起恶心呕吐。鼻腔填塞后,给予半卧床休息,避免弯腰、低头、用力咳嗽、打喷嚏等动作,保持大便通畅。

(6)鼻腔填塞后病人张口呼吸,导致口干,口腔环境改变,应鼓励病人多饮水,协助病人漱口,或给予口腔护理及唇部护理,保持口腔清新,增加病人舒适度。

(7)高原环境干燥缺氧可导致血氧分压降低,嘱病人注意休息,给予充足的氧气吸入,避免由于缺氧导致循环血量不足。

(8)使用新型填塞材料,高分子膨胀海绵价格较高,但止血效果好,病人痛苦小,不良反应相对较少。

十、护理评价

1. 病人是否维持体液平衡,有无脱水现象。

2. 病人疼痛是否缓解。

3. 病人情绪是否稳定,焦虑是否减轻。

4. 病人口腔黏膜是否湿润,疼痛是否减轻。

5. 病人和家属是否掌握鼻出血的相关知识及紧急处理流程。

6. 病人是否发生并发症或是否及时发现并积极处理并发症。

十一、健康教育

1. 鼻腔填塞物抽出后,2 小时内宜卧床休息,指导病人遵医嘱正确使用滴鼻剂。

2. 高原地区缺氧干燥的环境中,日常生活使用加湿器,保持环境及鼻腔湿润,可鼻内滴入等渗糖盐水,通过鼻腔灌洗防止鼻腔干燥,并服用维生素 A、维生素 B₂、维生素 C 增强机体的免疫力。

3. 户外活动建议尽量佩戴口罩,可维持鼻腔的温度和湿度,过滤空气中的病菌和沙尘,避免由于空气风尘刺激导致的鼻腔分泌物增多和疾病侵袭。

4. 避免鼻部外伤,同时养成良好的卫生习惯,不挖鼻,用力擤鼻。

5. 教会病人或家属简易止血法,如适用于鼻腔黏膜前端出血的指压法,用手指捏紧双侧或患侧鼻翼 10~15 分钟,或行鼻部冷敷。

6. 积极治疗原发病,如高血压、冠心病、血液病以及鼻腔鼻窦疾病等。

7. 注意休息,避免情绪激动和过度劳累,避免辛辣刺激性食物,多食新鲜蔬菜水果,补充维生素,保持大便通畅,避免增加对血管的压力性刺激造成的鼻出血。

第二节　干燥性鼻炎

一、概述

干燥性鼻炎(rhinitis sicca)是以鼻黏膜干燥,分泌物减少但无鼻黏膜和鼻甲萎缩为特征的慢性鼻病,是高原环境寒冷干燥,鼻黏膜受到损伤引起的鼻腔干燥,属萎缩性鼻炎的轻型,表现为鼻黏膜上皮退化,腺体分泌减少,但还没有到萎缩的程度。干燥性鼻炎的症状主要有鼻腔干燥、鼻塞、嗅觉减退、鼻腔出血等。病理表现为黏膜的炎症,黏膜腺体明显减少,黏膜变薄。正常人鼻腔黏膜较为湿润,鼻内镜检查时可发现干燥性鼻炎病人鼻腔黏膜充血、红肿,病人自觉鼻腔干燥,呼吸时有火辣感。干燥性鼻炎多与环境、内分泌水平有关,如吸入化学性的挥发物质或自身内分泌功能紊乱等可造成鼻腔黏膜干燥。我国西北地区发病率较高,中青年多见,无明显性别差异。

二、病因与病理生理

(一)病因

干燥性鼻炎发病原因多种多样,发病率较高。局部因素包括病毒、细菌感染、黏膜免疫反应、病理性神经反射或组织结构异常等。全身因素包括慢性疾病如贫血、糖尿病,维生素 A 或维生素 C 缺乏,营养不良,过度吸烟饮酒,长期过度疲劳以及内分泌失调等。

1. 感染性因素　如病毒、细菌、尘螨或霉菌长期刺激鼻黏膜,激发人体免疫应答,导致中性粒细胞聚集和 T 细胞活化,炎性细胞因子和毒性蛋白合成释放,引起鼻塞、流涕。

2. 神经性因素　鼻黏膜有丰富的感觉、神经纤维,在外界各种刺激(环境温度变化、大气污染颗粒等)的作用下,鼻黏膜反应性增高,出现鼻痒、打喷嚏等症状。

3. 遗传因素　干燥性鼻炎的发生跟遗传有关系,本身存在遗传背景的人,长期在环境中接触过敏原,会诱发干燥性鼻炎。

4. 全身慢性病病人　消化不良、贫血、肾炎、便秘等。

5. 工作及生活环境污染　粉尘,大量吸烟或吸入二手烟,气候干燥,高温或寒冷,温差大等。

6. 维生素缺乏　维生素 A、维生素 B、维生素 C 等缺乏。

7. 其他因素　黏膜上皮细胞功能障碍、妊娠期或青春期血管反应性亢进,黏膜下纤维和腺体异常增殖或炎症刺激鼻甲形成骨质增生等。

(二) 病理生理

鼻黏膜充血、肿胀及血管渗出增加。

三、临床表现

干燥性鼻炎最常见的临床表现为鼻干、鼻塞和鼻出血。鼻干多为持续性,由于鼻腔慢性炎症刺激,导致鼻黏膜下腺体减少。鼻塞是交替间歇性或持续性,可随工作、运动、休息或温度变化而加重。鼻出血多为鼻腔黏膜自身糜烂性出血,或病人挖鼻时损伤鼻腔黏膜所致。临床表现分为三期。

(一) 早期

鼻黏膜干燥、出血、刺痒感不明显,时有结痂,痂中带有血丝,容易被忽视。

(二) 中期

鼻腔分泌物黏稠,不易排出,鼻腔内常有较重的结痂、带血现象,鼻咽部有异物感,时有干咳,在吸入大量冷而干燥的空气时刺激鼻黏膜,出现头晕、头痛。

(三) 晚期

鼻黏膜失去正常光泽,可出现溃疡,当溃疡累及软骨可发生鼻中隔穿孔,鼻腔脓性分泌物和痂皮堆积可引起呼吸受阻、缺氧。当病变蔓延至喉部,可出现声音嘶哑等症状。

四、辅助检查

(一) 实验室检查

合并细菌感染者可出现白细胞计数升高。

(二) 专科检查

1. 前鼻镜检查　鼻黏膜干燥没有光泽,可有丝状分泌物或鼻腔结痂。

2. 鼻窦 CT　可协助诊断有无鼻窦炎,单纯干燥性鼻炎无特异结构病变。

3. 鼻内镜检查　最直观的检查方法,可以清楚看到鼻腔深处、狭小、不能在额镜下看到的结构,用以排除萎缩性鼻炎。

4. 鼻腔分泌物涂片。

五、临床治疗

(一)治疗方案

1. 去除病因　通过除尘、调温、通风改善环境条件,加强个人鼻腔保护与清洁。

2. 补充维生素　以维生素 B 族为主。

3. 局部使用滴鼻剂　滋润鼻腔黏液,促进鼻纤毛的运动。

(二)药物治疗

1. 局部药物治疗

(1)局部滴鼻药液:液体石蜡、复方薄荷滴鼻剂等。

(2)鼻软膏:红霉素或金霉素软膏,局部用药,涂抹鼻黏膜。

(3)鼻腔局部用药:鼻用抗组胺药、鼻用减充血剂、鼻用糖皮质激素和鼻腔盐水清洗等是治疗干燥性鼻炎的主要手段。

2. 全身用药　是干燥性鼻炎的辅助治疗手段,以口服为主,可根据情况适当使用口服抗生素、糖皮质激素、抗白三烯药、抗组胺药、黏液促排剂、减充血剂等。口服维生素制剂:维生素 B_2、鱼肝油丸能促进细胞的正常代谢,维生素 A 对上皮细胞的恢复有帮助,维生素 C 能保护毛细血管壁。

(三)中医疗法

取苍耳子 30 余颗,用药杵捣烂,放入锅里,再倒入约 150ml 芝麻油,开中火油炸 5 分钟左右,勿焦。待冷后倒入一个方便挤滴的容器内,每天早中晚各滴一次,滴完后用拇指、食指夹住鼻根两侧由上向下揉搓,再用手指点揉鼻旁的迎香穴,反复数次,完毕后用冷盐水洗鼻漱鼻,清洗油渍。

芝麻油性润,苍耳子通窍;按摩以及点穴有利鼻黏膜血液循环,保持鼻腔湿润度;冷盐水一可润鼻,二可提高过敏阈值、增强鼻部抵抗力。

六、护理评估

1. 健康史

(1)询问与本病有关的病因及发病因素,如有无病毒感染、细菌感染、妊娠、居住环境、工作环境,有无过敏性鼻炎家族史,是否久居高原等。

(2)了解起病时间、病程及病情变化,评估早期、典型临床表现。

(3)询问病人是否有慢性疾病,如消化不良、贫血、肾炎、便秘等。

(4)了解病人的饮食是否有禁忌,是否缺乏维生素,有无烟酒嗜好。

2. 身体评估　有无鼻塞、流涕、鼻腔堵塞、鼻出血、中耳炎等表现。

七、常用护理诊断/问题

1. 舒适的改变 与鼻黏膜充血、肿胀、肥厚及分泌物增多有关。

2. 气体交换受损 与鼻腔阻塞有关。

3. 潜在并发症：鼻出血、鼻窦炎、中耳炎等。

4. 知识缺乏：缺乏干燥性鼻炎的相关知识。

八、护理目标

1. 病人不适感减轻或消失。

2. 病人无鼻腔阻塞。

3. 病人未发生并发症或及时发现与积极处理并发症。

4. 病人了解干燥性鼻炎的相关知识。

九、护理措施

1. 饮食宜进食清淡、易消化、富含维生素的食物，多饮水，禁辛辣刺激、油腻性食物，戒烟戒酒，保持大便通畅。

2. 指导病人掌握正确的擤鼻涕方法，即用手指按压住一侧鼻孔，轻轻用力呼气，另一侧鼻孔的鼻涕便能擤出来，用同样的方法再擤对侧。

3. 指导病人可每天做鼻部按摩，用拇指、食指夹住鼻根两侧，从上到下用力拉。此方法可促进鼻黏膜的血液循环，有利于鼻黏膜的正常分泌，保持鼻腔湿润。

4. 病人鼻腔干燥时可使用油剂滴鼻液，指导病人遵医嘱使用，以免使用不当引起药物性鼻炎。

十、护理评价

1. 病人不适感是否减轻或消失。

2. 病人鼻腔阻塞是否减轻或消失。

3. 病人是否发生并发症或是否及时发现并积极处理并发症。

4. 病人是否了解干燥性鼻炎的相关知识。

十一、健康教育

1. 高原地区昼夜温差大，注意不要受凉，预防感冒。加强锻炼，特别是户外活动，增强机体的耐寒能力。

2. 提醒病人积极治疗急性鼻炎，防止转为慢性，积极治疗鼻中隔偏曲、鼻腔鼻窦的慢性炎症及全身性疾病。

3. 做好职业防护和自身保护，感冒流行期间避免与人密切接触，少去人多、空气污浊的地方，注意居室内通风，每日 2 次，每次 30~60 分钟，必要时戴口罩保护，维持鼻腔的温度和湿度。

4. 干燥性鼻炎伴鼻甲肥大者行微波治疗后,会出现鼻塞、流涕及涕中带血等症状,指导病人多饮水,术后 3 天内不要从事重体力劳动和剧烈活动,以防鼻腔压力性出血。

5. 增加室内温湿度,可用加湿器,也可在室内养植物,冬天气候寒冷,可用取暖器提高室温,为避免空气干燥,室内可洒水以适当提高湿度,还可在取暖器上加放水壶,使水汽蒸发以增加湿度。

6. 情绪保持稳定,心情舒畅,劳逸结合,避免过度紧张、急躁,情绪激动。

第三节 白 内 障

一、概述

白内障(cataract)即晶状体混浊,是晶状体透明度下降或颜色改变导致的光学质量降低的退行性病变。白内障是身体内外因素对晶状体共同作用的结果。影响眼内环境的因素如遗传、代谢异常、外伤、辐射等,均可破坏晶状体的囊膜结构,干扰晶状体蛋白代谢而形成晶状体混浊。流行病学研究表明:紫外线长时间的照射、高血压、糖尿病、心血管疾病、外伤、过度饮酒及吸烟均与白内障的形成有关。

白内障可按不同方式进行分类,按病因分为年龄相关性、代谢性、并发性、辐射性、外伤性、中毒性、发育性和后发性白内障。按发病时间分为先天性和后天性白内障。按晶状体混浊部位分为后囊下性、核性、皮质性白内障。按晶状体混浊形态分为绕核性、冠状和点状白内障。

本节主要讲解年龄相关性白内障。

年龄相关性白内障(age-related cataract),又称老年性白内障,是最常见的白内障类型,多见于 50 岁以上的中老年人,随着年龄的增加发病率逐渐上升。常双眼发病,但可有先后,程度也可不一致。

在我国,西藏自治区因氧含量低、紫外线辐射较多、风沙大而发病率最高。医学地理分布特点调查显示:西藏自治区白内障发病率约 14.6%,远高于国内其他地区,是西藏自治区眼科疾病的第一位致盲疾病。女性患病率明显高于男性,从事农业、畜牧业人员发病率约 56%,明显高于其他职业人员。

二、病因与病理生理

年龄相关性白内障病因复杂,是身体多种因素共同作用导致晶状体蛋白变性的结果。流行病学研究显示,年龄、职业、紫外线的强度及照射时间以及糖尿病、高血压、心血管疾病等都是年龄相关性白内障的危险因素。年龄相关性白内障的发病机制尚不清楚。一般认为,氧化损伤是白内障的第一步改变,目前已知氧化反应可改变晶状体上皮细胞的 Na^+-K^+-ATP 酶的活性,将晶状体的可溶性蛋白氧化水解成不溶性蛋白。以上变化使晶状体囊膜结构发生变化,使正常代谢受到干扰而形成晶状体混浊。

三、临床表现

(一) 症状

渐进性、无痛性视力下降。疾病早期常在眼前出现固定的黑点，或视野缺损，色彩改变，可有单眼复视或多视，屈光改变等；注视灯光时有虹视现象。光线通过部分混浊的晶状体时产生散射，干扰视网膜成像，出现畏光和眩光。

(二) 体征

肉眼、聚光灯、裂隙灯显微镜下可看到晶状体混浊及定量。不同类型的白内障其混浊表现有特征性。根据出现混浊的部位不同，可分为 3 种不同的类型：皮质性、核性、后囊下性。以皮质性白内障最常见。按其发展过程分为 4 期。

1. 初发期　裂隙灯下可见晶状体皮质内有空泡和水隙形成，散瞳下可看见周边楔状混浊，不累及瞳孔区时一般不影响视力（文末彩图 8-1）。

2. 膨胀期或未成熟期　晶状体混浊逐渐加重，渗透压的改变引起皮质吸收水分而肿胀，晶状体体积增大，前房变浅，有闭角型青光眼的病人可诱发青光眼急性发作。晶状体呈现灰白色混浊，以斜照法检查时，投射侧虹膜在深层混浊皮质上时形成新月形的阴影，称为虹膜投影，为本期的典型特点。病人视力下降显著，眼底难以清楚观察（文末彩图 8-2）。

3. 成熟期　晶状体内水分向外溢出，肿胀逐渐消退，前房深度逐渐恢复，晶状体完全混浊逐渐变为乳白色，患眼视力可降至眼前、手动或光感，眼底无法观察（文末彩图 8-3）。

4. 过熟期　晶状体内水分继续丢失，体积逐渐缩小，囊膜发生皱缩，表面出现钙化点或胆固醇结晶，前房逐渐加深，虹膜震颤，晶状体纤维分解形成液化，核下沉，视力突然上升。过熟期白内障囊膜变性可增加囊膜的通透性或出现细小的破裂，液化的皮质会漏出，进入房水的晶状体蛋白诱发自身免疫反应，引起晶状体过敏性葡萄膜炎。此外，晶状体的皮质颗粒或吞噬晶状体皮质的巨噬细胞容易在房角堆积，堵塞小梁网，产生继发性青光眼，称为晶状体溶解性青光眼（文末彩图 8-4）。

四、辅助检查

1. 角膜内皮细胞检查，视野、视力、眼压检查等。
2. 裂隙灯下检查，了解晶状体混浊的程度。
3. 眼部 A 超和 B 超检查，角膜曲率及眼轴长度测量，计算出人工晶体的度数。
4. **眼底检查**　如光学相干断层扫描及电生理检查，了解视网膜及视神经的功能情况。

五、临床治疗

至今为止尚无药物可完全阻止或逆转晶状体混浊。手术是主要治疗方法。当白内障发展到影响病人工作和日常生活时，主张手术治疗。手术方法有白内障囊外摘除术＋人工晶体植入术、超声乳化白内障吸除术＋人工晶体植入术等。

六、护理评估

1. 健康史　询问病人自觉视力下降的时间、程度、发展速度及治疗经过等。了解病人有无家族史,有无糖尿病、高血压、心血管疾病史等。

2. 身体状况　评估病人视力下降的时间、程度,是否同时存在复视、畏光、眩光、虹视等。评估晶状体是否出现周边楔状混浊、虹膜投影、乳白色、核下沉等。

3. 心理社会状况　评估病人的心理状态,了解视力障碍对病人平时工作、学习及自理能力的影响。

七、常用护理诊断/问题

1. 感知紊乱:视力障碍　与晶状体混浊有关。

2. 有受伤的危险　与视力障碍有关。

3. 焦虑　与担心疾病的预后有关。

4. 潜在并发症:青光眼急性发作、术后眼内炎。

5. 知识缺乏:缺乏疾病相关知识。

八、护理目标

1. 病人视力得到提高。

2. 病人未受伤。

3. 病人情绪稳定,焦虑减轻。

4. 病人未发生并发症或能及时发现并积极处理并发症。

5. 病人了解疾病相关知识。

九、护理措施

1. 预防意外受伤

(1)视觉障碍的病人床头悬挂"预防跌倒"标识,按照分级护理要求进行巡视。

(2)做好病人及家属的安全教育,指导病人及家属预防跌倒、坠床的方法。教会病人及家属如何使用床头呼叫器,将呼叫器放置于病人方便取到的地方,鼓励病人向医务人员寻求帮助。

(3)评估病人自理能力,根据评估结果协助其进行洗漱、进食等,满足日常生活需要。

(4)病床位置固定,高低适宜,必要时拉起床挡。将病人常用物品相对固定摆放。提供充足的光线,通道无障碍物。厕所安装防滑垫、扶手等,并教会病人使用。

2. 手术护理

(1)手术前护理

1)心理支持:了解病人对疾病的认知及对手术的接受程度,耐心回答病人的问题,抚慰病人,给予心理疏导,减轻病人对手术的恐惧心理。因西藏自治区各地区语言差异较大,老年病人感觉器官和神经功能衰退,不能迅速正确地接受和理解医务人员的语言信息,护士要注意沟通的技巧,交流时语速放慢,耐心细致。

2）术前准备:①为病人讲解术前各项检查的目的、意义及注意事项并协助病人完成,包括裂隙灯检查、眼科相关辅助检查、全身检查等。②对合并糖尿病、高血压、心血管疾病的病人,术前控制血糖、血压在适宜范围,评价心脏功能,判断其是否能够耐受手术。③泪道冲洗及眼结膜囊冲洗。④术眼充分散瞳。⑤医生做好手术标识。⑥护士与手术室人员做好交接。

（2）手术后护理

1）指导病人手术当日卧床休息 1~2 小时,观察术眼敷料是否清洁干燥,渗血渗液较多时及时更换。

2）注意倾听病人主诉术眼有无疼痛。如果病人出现术眼胀痛伴同侧头痛、恶心、呕吐等症状,可能与眼压升高有关。如果病人出现术眼剧烈疼痛和视力下降显著,畏光、流泪等症状,可能与感染性眼内炎有关,应及时通知医生并协助处理。

3）由于手术应激反应,合并糖尿病、高血压的病人血糖、血压可能会升高,需要密切观察病人全身情况,及时控制血糖、血压。

4）术后滴眼药时,遵守无菌操作,避免污染眼药瓶瓶口,用药应遵循定时足量的原则。

5）指导病人勿用手揉搓术眼,可用清洁棉签蘸温开水清洁眼周,注意局部清洁卫生。

6）指导病人避免重体力活动、长时间低头及剧烈运动等情况,注意保暖预防感冒,减少咳嗽、打喷嚏等头部震动,多吃蔬菜水果预防便秘。

十、护理评价

1. 病人视力是否提高。

2. 病人是否受伤。

3. 病人情绪是否稳定,焦虑是否减轻。

4. 病人是否发生并发症或是否及时发现并积极处理并发症。

5. 病人是否了解疾病相关知识。

十一、健康教育

目前大多数白内障病人的手术均在门诊进行,无须住院,所以病人术前术后的健康指导尤为重要,护士应根据病人的年龄、身体状况、自理能力、认知水平等采取不同的健康教育方法,以确保达到效果。

1. 为病人讲解白内障的相关知识,指导病人用眼卫生,短期内不宜长时间看电视、电脑、手机及阅读书籍,宜多休息,外出戴防护眼镜。

2. 合并全身性疾病者,积极治疗原发病,尤其是高血压、糖尿病。

3. 教会病人滴眼药水和涂眼膏的正确方法,叮嘱其必须遵医嘱按时滴药。

4. 术后 1 个月内术眼的保护:①叮嘱病人多卧床休息,头部不可过多地剧烈活动,不要用力闭眼睛;避免低头、弯腰,防止碰撞术眼;避免重体力劳动和剧烈运动。②不要用手或不洁的物品擦揉眼睛,指导病人眼部周围皮肤清洁方法,洗脸时勿用力擦洗。洗头、洗澡时,不要让污水进入眼睛。③西藏自治区昼夜温差大,注意保暖,预防感冒,避免咳嗽、打喷嚏、擤鼻涕等。④不穿领口过紧的衣服。⑤头部不要过度紧张或悬空。

5. 饮食宜清淡易消化,避免进食坚硬、辛辣的食物,多进食富含维生素、纤维素的食物,保持大便通畅。

6. 严格按医嘱时间进行复查,若出现头痛、眼痛、视力下降、恶心、呕吐等症状,应及时到医院就诊。

7. 术后配镜指导　白内障摘除术后未植入人工晶体者,无晶状体眼呈高度远视状态,指导病人佩戴框架眼镜或角膜接触镜;植入人工晶体者,3个月后屈光状态稳定后,可验光佩戴近用或远用镜。

第四节　日光性皮炎

一、概述

日光性皮炎(solar dermatitis)又称晒斑、日晒伤(sunburn)、日晒红斑(solar erythema)或日光水肿(solar edema),为正常皮肤过度接受 UVB 后产生的一种急性炎症反应,表现为红斑、水肿、水疱和色素沉着、脱屑。本病春末夏初多见,好发于儿童、妇女、滑雪者及水面作业者,反应强度与光线强弱、照射时间、个体肤色、体质、种族等有关。

二、病因与病理生理

本病的作用光谱主要是 UVB,其引起的红斑呈鲜红色。UVA 引起深红色红斑。短波紫外线(UVC)引起的皮肤红斑呈粉红色。实验研究证明,发生即时性红斑(第一相)的机制是紫外线辐射使真皮内多种细胞释放组胺、5-羟色胺、激肽等炎症介质,使真皮内血管扩张、渗透性增加。延迟性红斑(第二相)的发病机制更为复杂,由体液因素和神经血管调节因素共同作用造成。

三、临床表现

(一) 常见表现

好发于皮肤类型为 I~III 型的人群,春夏季节日晒数小时至十余小时后,在曝光处出现边界清楚的红斑,鲜红色,严重者可出现水疱、破裂、糜烂。随后红斑颜色逐渐变暗、脱屑,留有色素沉着或减退(文末彩图 8-5)。自觉烧灼感或刺痛感,常影响睡眠。症状轻者 2~3 天内痊愈,严重者需要 1 周左右才能恢复。个别病人可伴发眼结膜充血、眼睑水肿。日晒面积广时,可引起全身症状,如发热、畏寒、头痛、乏力、恶心和全身不适等,甚至心悸、谵妄或休克。

(二) 其他表现

部分病人在日晒后仅出现皮肤色素的变化,呈即刻性或迟发性色素沉着、晒斑。前者是由 UVA 和可见光引起皮肤黑素前驱物质出现一时性可逆性氧化所致,通常日晒后 15~30 分钟即可出现,数小时后消退;后者由 UVB 引起表皮黑素合成增加,在日晒后 10 小时出现,4~10 天达到高峰,可持续数月。日光性皮炎有时可激发多形性日光疹、日光性荨麻疹、迟发性皮肤卟啉病、红斑狼疮、单纯疱疹、白癜风等疾病的皮疹。

四、辅助检查

(一)实验室检查

血常规、肝肾功能检查。

(二)组织病理

日光性皮炎的特征性病理改变是出现晒斑细胞,表现为棘细胞层部分细胞胞质均匀一致,嗜酸性染色,胞质深染,核固缩甚至消失。这种变性细胞周围可出现表皮海绵形成、角质形成细胞空泡化,伴真皮炎细胞浸润。

五、临床治疗

(一)预防

1. 经常参加室外锻炼,增强皮肤对日晒的耐受能力。

2. 在高原地区,由于空气稀薄,紫外线强度高,有日光性皮炎病史的病人尽量避免在一天中10:00—14:00 光照射最强时户外活动或减少活动时间。

3. 避免日光暴晒,外出时应注意防护,如撑伞、戴宽边帽、穿长袖衣衫。

4. 使用防晒霜(遮光剂)时,建议选用 SPF 30 以上的高效遮光剂,并每 2 小时补充涂抹一次,保证遮光剂的有效性。遮光剂要在日晒前至少 20 分钟使用。

(二)治疗

1. **系统治疗**　轻者可选择抗组胺药,重者或疗效欠佳者可口服小剂量糖皮质激素、阿司匹林,或者联合口服维生素 C、烟酰胺等维生素治疗,可显著增加病人紫外线最小红斑量值。

2. **局部治疗**　轻者冷湿敷或湿敷,外涂炉甘石洗剂、氧化锌乳膏,稍重者涂糖皮质激素霜剂。

六、护理评估

1. **健康史**

(1)病因及诱因评估:询问病人有无接触光感物质、日光过敏、暴晒时间、光线强弱、工作环境、家族中有无此病等情况。

(2)病史及治疗经过评估:询问病人 5~20 天,甚至更长时间有无日光暴露史;询问病人皮肤有无出现红斑、水肿、水疱和色素沉着、脱屑等;询问病人发病有无季节性等;询问病人接受过哪些治疗及其疗效。

2. **身体评估**　日光性皮炎的临床表现多种多样,评估时需要特别关注有无前文所述症状与体征。

3. **心理社会状况**　询问病人面部皮损对其生活、工作造成的影响,评估病人的心理状态,有无紧张、焦虑、抑郁,甚至恐惧等;了解病人及其家属对疾病的认识程度、态度以及家庭经济状况、医疗保险情况等。

七、常用护理诊断/问题

1. 体温过高　与日晒时间长有关。

2. 有皮肤完整性受损的危险　与日光性皮炎导致的皮疹与血管内物质变化有关。

3. 疼痛　与皮肤受损有关。

4. 体液过多　与无菌性炎症引起的水疱有关。

5. 潜在并发症:感染、出血。

八、护理目标

1. 病人体温下降,感到舒适。

2. 病人皮肤黏膜完整。

3. 病人疼痛减轻或消失。

4. 病人保持体液平衡。

5. 病人未出现并发症或能及时发现并积极处理并发症。

九、护理措施

1. 一般护理　保持病室温湿度适宜,急性期嘱病人卧床休息,准确记录 24 小时出入量。

2. 专科护理

(1)一般护理:监测体温,及时通知医生,必要时遵医嘱给予物理或药物降温。降温过程中,勤换被服,保持病人皮肤清洁和舒适;多饮水,必要时补液,保证出入量平衡,满足病人生理需求。

(2)活动与休息:病人应适当休息,可以适当活动或工作,注意劳逸结合。

(3)皮肤的护理:根据医嘱处理皮肤损害,水疱给予无菌空针抽吸,红肿处冷湿敷,红斑处外用药膏,指导病人正确用药。切忌自行搔抓。

(4)饮食护理:给予高维生素、低盐、低脂、低胆固醇饮食,少食多餐,避免过饱及刺激性食物;禁烟酒,不饮浓茶,多吃蔬菜、水果。

(5)心理护理:加强与病人交流,使其了解本病的特点、治疗原则、遵医嘱规律治疗的重要性,减轻焦虑和恐惧。必要时可用量表评估病人的心理状态,并根据病人的心理状态,采取转移法、同伴教育、家庭支持等不同方式对病人进行心理干预,提高其依从性,配合治疗。

十、护理评价

1. 病人体温是否下降,是否感到舒适。

2. 病人皮肤黏膜是否完整。

3. 病人疼痛是否减轻或消失。

4. 病人是否保持体液平衡。

5. 病人是否发生并发症或是否及时发现并积极处理并发症。

十一、健康教育

1. 疾病知识指导　指导病人正确认识日光性皮炎,保持心情舒畅及乐观情绪,对疾病治疗树立信心,做好长期治疗的思想准备,积极配合治疗。高原地区常年气温较低,血流速度缓慢,日光性皮炎发病率高于平原地区,嘱病人注意防晒,必须外出时使用防紫外线用品。劳逸结合,坚持身体锻炼,避免一切可能诱发或加重病情的因素,预防感染,做好保暖。

2. 用药指导　严格遵医嘱治疗,按时按量服药,不可擅自停药、增药、减药,向病人介绍所用药物的名称、剂量、给药时间和方法等,教会其观察药物疗效及不良反应,必要时随诊治疗;定期监测血常规、肝肾功能。

3. 皮肤护理指导　注意个人卫生及皮损处局部清洁,不滥用外用药物或化妆品,切忌挤压、抓搔皮疹或皮损部位,预防皮损加重或发生感染。

4. 饮食指导　高原饮食以酥油茶、糌粑、土豆、牛肉为主,属于高脂、低维生素饮食,且大部分食物需要高压烹饪导致大量维生素丢失。指导病人改变饮食结构,宜摄入高蛋白、高维生素、低盐、无刺激性的食物。忌食感光的食物,如无花果、紫云英、油菜、芹菜、蘑菇等。

第五节　光线性唇炎

一、概述

光线性唇炎(actinic cheilitis)是常年过度日晒引起的一种唇部炎症反应。同病异名有日光性唇炎(solar cheilitis)、夏季唇炎(summer cheilitis)、光化性剥脱性唇炎(actinic exfoliative cheilitis)。唇炎是对光线过敏所致的唇部的一种湿疹性改变,因光线照射而诱发或加重。1923年,Ayres首先报道。本病多见于农民、渔民及户外工作者,以男性为主。

二、病因与病理生理

其发病与日光照射有密切关系,症状轻重与日光照射时间长短成正比,主要发生于户外工作者和运动员。亦可见于内服或外用含有光感性物质再经日光照射致敏而发病。本病也有家族性发生病例。

三、临床表现

光线性损害常仅累及下唇,表现为鳞屑、皲裂和肿胀;也可出现黏膜白斑,甚至演变成鳞状细胞癌。患处出现疼痛性糜烂。除非已发生癌变,真正的溃疡很少见。这种类型的唇炎可由慢性日光照射引起,遗传性多形性日光疹与慢性光线性唇炎相似,但它没有恶变倾向。根据其临床表现和经过分为两型。

(一)急性光线性唇炎

此型较少见,发作前有强烈日光照射史,呈急性经过,以下唇为主。临床表现为唇部急性肿胀、充血,继而糜烂,表面盖以黄棕色血痂,痂下有分泌物聚集。继发感染后有脓性分泌物,并形成浅表溃疡。轻者仅于进食或说话时有不适感,重者灼热和刺痛,妨碍进食和说话。一般全身症状较轻,反复不愈的急性病人可过渡成慢性光线性唇炎。

(二) 慢性光线性唇炎

又称 Ayres 型,系不知不觉发病,或由急性病人过渡而成。一般无全身症状。早期以脱屑为主,厚薄不等,屑易撕去,不留溃疡面,也无分泌物。屑脱落后不久又形成新的鳞屑,如此迁延日久,致使唇部组织增厚、变硬,失去正常弹性,口唇表面出现褶皱和皲裂(文末彩图 8-6)。自觉口唇干燥、发紧。长期不愈的病人,下唇黏膜失去正常红色,呈半透明象牙色,表面有光泽。进一步发展时表面粗糙,角化过度,并出现数处大小不等、形态不一的浸润性乳白色斑块,组织学上若表皮细胞有异型性改变,则应考虑为光线性白斑病(actinic leukoplakia),或光线性唇炎的白斑病型,最终可发展成疣状结节。

四、辅助检查

组织病理可见急性者表现为细胞内及细胞间水肿和水疱形成,慢性者表现为不全角化,棘层增厚,基底细胞空泡变性。突出表现是胶原纤维嗜碱性变,在地衣红染色下,呈弹性纤维状结构。有人发现偶有异型核和异常有丝分裂区域存在,这部分最终导致浸润性鳞状细胞癌。

五、临床治疗

(一) 一般治疗

多数情况下,单纯避免日晒就能防止进一步的损害,使用防晒唇膏也有好处。局部应用奎宁软膏或糖皮质类激素软膏或霜剂。内服氯喹、复合维生素 B、对氨苯甲酸片(PABA)或静脉注射硫代硫酸钠等。对任何可疑的持久性肥厚区域,都应进行皮肤活检;为避免瘢痕,采用片切除术更可取,术后可用电烙术等进行止血修复。

(二) 特殊治疗

冷冻外科治疗适用于局限性损害。对于演变为黏膜白斑的严重病例,局部使用 5-氟尿嘧啶。对严重病例可用 CO_2 激光治疗,或者 5-氨基酮戊酸的光动力学疗法,或者手术切除。

六、护理评估

1. 健康史

(1) 询问有关病因及诱因:询问病人有无日光过敏史、用药史、家族史,职业,工作环境,生活习惯等。

(2) 了解起病时间、病程及病情变化:评估光线性唇炎病人的工作环境,是否为野外工作者。急性光线性唇炎:询问病人强烈日光照射后,唇部有无充血水肿、水疱、糜烂、溃疡、结痂,有无灼热刺痛,持续时间。慢性光线性唇炎:询问病人病损是否常年存在,唇表面皮损形态、累及范围,有无继发感染。

2. 身体评估　光线性唇炎临床表现有轻重,需要特别关注前文所述症状和体征。

3. 心理社会状况　注意评估病人的心理状态,有无紧张、焦虑、抑郁,甚至恐惧等;了解病人及其家属对疾病的认识程度、态度以及家庭经济状况、医疗保险情况等。

七、常用护理诊断/问题

1. 有皮肤完整性受损的危险　与日晒导致的口唇溃疡、糜烂有关。

2. 疼痛　与口唇溃疡、糜烂有关。

3. 潜在并发症:感染、出血。

八、护理目标

1. 病人皮肤黏膜完整。

2. 病人疼痛减轻或消失。

3. 病人未出现并发症或能及时发现并积极处理并发症。

九、护理措施

1. 一般护理　保持病室温湿度适宜,急性期嘱病人卧床休息,宜进食高热量、高维生素、低盐、优质蛋白食物。

2. 专科护理

(1)生活护理:保持病人唇部皮肤清洁和舒适;多饮水,必要时补液,保证出入量平衡,满足病人生理需求。

(2)活动与休息:活动期病人应卧床休息,慢性期或病情稳定的病人可以适当活动或工作,注意劳逸结合;疼痛者遵医嘱给予镇痛药,给予心理安慰。

(3)病情监测:定时测量生命体征;评估病人唇部水肿程度、部位、范围以及皮肤状况。

(4)营养支持:指导病人改变饮食结构,忌食感光的食物,如无花果、紫云英、油菜、芹菜、蘑菇、香菇等。多吃水果、蔬菜,控制烟、酒,尽量减少辛辣食品的摄入量,同时保持充足的睡眠。

(5)皮肤黏膜受累的护理:遵医嘱外用药膏,指导病人正确使用。注意个人卫生,特别是口腔唇部的清洁、湿润。

3. 心理护理　加强与病人交流,使其了解本病的特点、治疗原则以及遵医嘱规律治疗的重要性,协助病人减轻焦虑和恐惧。必要时可用量表评估病人的心理状态,并根据病人的心理状态,采取转移法、同伴教育、家庭支持等不同方式对病人进行心理干预,提高其依从性。

十、护理评价

1. 病人皮肤黏膜是否完整。

2. 病人是否疼痛减轻或消失。

3. 病人是否发生并发症或是否及时发现并积极处理并发症。

十一、健康教育

1. 疾病知识指导　指导病人正确认识光线性唇炎,保持心情舒畅及乐观情绪,对疾病的治疗树立信心,积极配合治疗;避免一切可能诱发或加重病情的因素,避免日晒和寒冷的刺激,外出使用防紫外线用品。指导病人避免将皮肤暴露于阳光的方法,如避免在10:00—14:00阳光较强的时间外出,禁止日光浴,外出穿长袖长裤,打伞、戴遮阳镜及遮阳帽等,以免引起光过敏,使皮疹加重。避免情绪波动及各种精神刺激。避免过度疲劳,劳逸结合,坚持身体锻炼。

2. 用药指导　严格遵医嘱治疗,按时按量服药,不可擅自停药、增药、减药,向病人介绍所用药物的名称、剂量、给药时间和方法等,教会其观察药物疗效及不良反应,必要时随诊治疗;定期监测血常规、肝肾功能。

3. 皮肤护理指导　本病病因是接受过多的阳光照晒,防止光照是最主要的,外出劳作要戴草帽。注意个人卫生及唇皮损处局部清洁,不滥用外用药或化妆品,切忌挤压、抓搔皮疹或皮损部位,预防皮损加重或发生感染。唇部涂防晒霜或唇膏,一方面防紫外线,一方面滋润干燥的口唇。

第六节　多形性日光疹

一、概述

多形性日光疹(polymorphous light eruption,PLE)是最常见的一种光照性皮肤病,1900年由Rasch命名。在紫外线强度有显著季节性变化的温带地区多发。海拔高、纬度高的地区患病率明显高于海拔低、纬度低的地区。

本病好发于春季或夏初,在前胸V区、手背、前臂伸侧及妇女小腿等暴露部位出现丘疹、水疱、斑块或苔藓化的皮疹,自觉瘙痒。日光照射后数小时或数天出现皮疹,停止照射后1周左右皮疹可完全消退不留瘢痕。病情反复发作,部分病人的皮疹最后可自然消失。

二、病因与病理生理

本病病因尚不完全清楚。日光是绝大多数多形性日光疹最直接的因素。其发病可能和日光照射后其不能产生正常的免疫抑制,从而对日光诱导的自体抗原产生反应有关,这种反应为对一种或几种暴露或改变的皮肤抗原产生的迟发型超敏反应。除了日光参与直接发病外,还与以下几个因素有关:

1. 遗传　3%~45%的病人有遗传因素。

2. 内分泌改变　本病女性病人多见,男女之比为1:(2~10),部分病人发病与口服避孕药有关,妊娠似可影响疾病的过程。

3. 微量元素和代谢改变　已知某些微量元素参与了DNA损伤后的修复过程,部分多形性日光疹病人血锌下降、血锰增高。

4. 氧化损伤　在紫外线作用下,机体发生光氧化反应,产生氧自由基,从而导致细胞表面受体改变甚至组织损伤坏死,产生临床症状。

5. 免疫学变化　皮肤经引起光毒性反应的光能照射后形成光合产物,激发细胞超敏反应。

6. 其他　多形性日光疹的发病还与生活方式有关,如吸烟、饮酒等,均可促使发病。花生四烯酸代谢的异常也参与了发病。

三、临床表现

本病常于春季或夏初季节日晒后,经 2 小时至 5 天于光照部位发生皮损,受累部位按发生频率的高低,依次为胸前 V 区、前臂伸侧和手背、上肢、面部、肩胛、股和下肢。女性多见,皮肤白皙者易发。皮疹为多形性,如红斑、斑丘疹、丘疱疹、水疱、斑块或苔藓化等。

(一)丘疱疹型

皮疹以丘疱疹和水疱为主,成簇分布,伴有糜烂、渗液、结痂,或呈苔藓样变,又称湿疹型。

(二)丘疹型

皮疹为密集分布的针头至粟粒大小的丘疹。

(三)痒疹型

皮疹为米粒至豆大的丘疹或小结节,较丘疹型大。

(四)红斑水肿型

皮疹为边界清楚的鲜红或暗红色、片状、水肿性斑,浸润不明显。

(五)混合型

皮疹有两种或两种以上的皮疹,可同时或先后出现。其他尚有水疱型、多形红斑型、出血型、风团型、斑块型、虫咬样型等,但病人皮疹的形态比较单一,常以某一型为主,且每次发作时同一部位皮疹的形态也基本相同。

最常见的是丘疹型和丘疱疹型(各占 1/3),其次是痒疹型、红斑水肿型(文末彩图 8-7)。本病病程长短不一,初发时有明显的季节性,以春季或夏初多发。但反复发作数月乃至数十年后,不仅无明显的季节性,皮损的范围也逐渐蔓延至非暴露区,呈现为急性间歇性疾病。反复发作者皮损瘙痒明显,影响正常的生活工作和容貌,但愈后不遗留有色素沉着和瘢痕,全身症状也不明显。

四、辅助检查

(一)实验室检查

血常规、肝肾功能,及血、尿、粪卟啉。

(二)组织病理

表皮水肿,灶性海绵形成,角化不全,棘层肥厚;真皮血管壁水肿,管周有以淋巴细胞为主的浸润,有时也有中性粒细胞和嗜酸性粒细胞浸润,亦可见血管外红细胞。

五、临床治疗

(一)预防

首先应对病人进行教育,提高他们对紫外线防护的认识。大部分轻症病人可采用避光、使用屏障物及宽谱遮光剂的方法。此外,在避免强烈日晒的前提下,经常参加室外活动或短时间日光浴可逐步提高机体对光线照射的耐受能力,使发生皮疹的机会减少。

（二）治疗

轻型多形性日光疹仅需限制光暴露时间,使用遮光衣物以及遮光剂;不能起效时,局部使用糖皮质激素软膏;在无效时则可短期使用抗组胺药物。较严重的病人可考虑局部治疗、系统治疗及光疗。

1. 局部治疗　其原则同皮炎湿疹,以外用糖皮质激素制剂为主,通常采用中强效或强效制剂,数天至每周 1 次的冲击疗法,可有效控制痒感并使皮疹消退。有时也可外用 0.5%~1% 吲哚美辛霜,每天 2~3 次,但需要注意其刺激性。也有使用他克莫司治疗成功的报道。

2. 系统治疗　口服抗组胺药可有效缓解病人的瘙痒感,还可口服羟氯喹、烟酰胺、沙利度胺、氯苯吩嗪系统治疗。对于极严重且对其他治疗无效的病人,可服用硫唑嘌呤、小剂量糖皮质激素,病情控制后逐渐减量。

3. 光疗　较严重的病人可预防性使用 PUVA 或 UVB 照射,应在预计病情发作前一个月进行,并告知不良反应。对光线极度敏感的病人照射后立即外用糖皮质激素,可有效抑制多形性日光疹发作。如激发皮疹持续存在,可减少照射剂量暂停治疗直至皮疹消退。

六、护理评估

1. 健康史

（1）评估病因及诱因:询问发病年龄、职业、休闲活动、可能的化学接触物、局部和口服药物、化妆品使用、饮食情况,月经史、妊娠史和家族史。

（2）评估发病时间及病程:询问病人皮疹与日光照射的间隔时间和持续时间、自觉症状,治疗经过及效果,有无发病规律。

2. 身体评估

（1）全身症状,如发热、乏力、淋巴结肿大或体重减轻。

（2）生命体征、意识、瞳孔变化及精神障碍。

（3）面颊、肩等处有无红斑、水疱、抓痕等,有无自觉症状。

3. 心理社会状况　本病反复发作,病人正常生活、工作和社会生活受到影响,加之长期治疗所造成的经济负担,可能使病人出现各种心理问题。应注意评估病人的心理状态,有无紧张、焦虑、抑郁,甚至恐惧等;应了解病人及其家属对疾病的认识程度、态度以及家庭经济状况、医疗保险情况等。

七、常用护理诊断/问题

1. 有皮肤完整性受损的危险　与日晒导致的皮疹有关。

2. 疼痛　与自身免疫反应有关。

3. 潜在并发症:感染、出血。

八、护理目标

1. 病人皮肤黏膜完整。

2. 病人疼痛减轻或消失。

3. 病人未出现并发症或能及时发现并积极处理并发症。

九、护理措施

1. 一般护理　保持病室温湿度适宜,急性期嘱病人卧床休息,宜进食高热量、高维生素、低盐、高蛋白食物。

2. 专科护理

（1）生活护理:监测体温,必要时遵医嘱给予物理或药物降温。降温过程中,勤换被服,保持病人皮肤清洁和舒适;多饮水,必要时补液,保证出入量平衡,满足病人生理需求。

（2）活动与休息:活动期病人应适当休息,勿过劳,动静结合,利于身体的恢复。

（3）皮肤护理:注意被褥、床单的清洁干燥,经常更换、定时清理。病人的皮疹和水疱,长时间受压会造成新的溃疡,所以不同病变时期应采用不同的护理方法,一般红斑处应定时进行清理,可用碘伏进行消毒,保持病患处皮肤干燥与清洁,促进痊愈。

（4）心理护理:此病反复发作,护士应加强与病人交流,使其了解本病的特点、治疗原则以及遵医嘱规律治疗的重要性,协助病人减轻焦虑和恐惧。必要时可用量表评估病人的心理状态,并根据病人的心理状态,采取转移法、同伴教育、家庭支持等不同方式对病人进行心理干预,提高其依从性。

十、护理评价

1. 病人皮肤黏膜是否完整。

2. 病人是否疼痛减轻或消失。

3. 病人是否发生并发症或是否及时发现并积极处理并发症。

十一、健康教育

1. 疾病知识指导　指导病人正确认识多形性日光疹,保持心情舒畅及乐观情绪,对疾病的治疗树立信心,做好长期治疗的思想准备,积极配合治疗;避免一切可能诱发或加重病情的因素,避免日晒和寒冷的刺激,外出使用防紫外线用品。避免情绪波动及各种精神刺激。避免过度疲劳,劳逸结合,坚持锻炼。

2. 用药指导　严格遵医嘱治疗,按时按量服药,不可擅自停药、增药、减药,向病人介绍所用药物的名称、剂量、给药时间和方法等,教会其观察药物疗效及不良反应,必要时随诊治疗;定期监测血常规、肝肾功能。

3. 皮肤护理指导　注意个人卫生及皮损处局部清洁,不滥用外用药或化妆品,切忌挤压、抓搔皮疹或皮损部位,预防皮损加重或发生感染。

4. 饮食指导　高原饮食以酥油茶、糌粑、土豆、牛肉为主,属于高脂、低维生素饮食,且大部分食物需要高压烹饪导致大量维生素丢失,指导病人改变饮食结构,宜摄入高蛋白、高维生素、低盐、无刺激性的食物,有肾功能不全时,应限制蛋白质的摄入。忌食感光的食物,如无花果、紫云英、油菜、芹菜、蘑菇、香菇等。

5. 生育指导 女性病人需要在医生指导下妊娠;一旦妊娠,应密切监测多形性日光疹活动情况,定期复诊。

(刘 翔 罗徐敏 吴艳芳 余梦清)

第九章

高原相关围产期疾病的护理

第一节　妊娠期高血压疾病

一、概述

妊娠期高血压疾病(hypertension disorders in pregnancy)是妊娠期特有的疾病,包括妊娠高血压、子痫前期、子痫、妊娠合并慢性高血压、慢性高血压并发子痫前期。其中妊娠高血压、子痫前期和子痫以往统称为妊娠高血压综合征。我国发病率为 9.4%~10.4%,高原地区发病率为24.6%。居住在高海拔(>2 700m)地区的妊娠妇女子痫前期的发生率有不同程度的增高。高原地区冬长夏短,早晚温差大,寒冷季节使血管收缩进一步加重,这种改变在孕妇更为突出。调查发现,冬季子痫发病率要高于夏季。高原地区发生早发型重度子痫前期的风险增加,严重程度及并发症发生率增高。

二、病因与病理生理

妊娠期高血压疾病的发病原因至今尚未阐明,发病背景复杂,尤其是子痫前期-子痫存在多因素、多机制、多通路发病综合征性质。

(一) 易发因素

1. 初产妇。

2. 年轻初产妇(≤18 岁)或高龄孕产妇(≥35 岁)者。

3. 精神过度紧张或受刺激使中枢神经系统功能紊乱者。

4. 寒冷季节或气温变化大,特别是气温升高时。

5. 有慢性高血压、慢性肾炎、糖尿病等病史的孕妇。

6. 营养不良如贫血、低蛋白血症者。

7. 体形矮胖者,即体重指数[体重(kg)/身高(m)^2]≥24kg/m^2 者。

8. 子宫张力过高(如羊水过多、双胎妊娠、糖尿病巨大儿等)者。

9. 有高血压家族史,尤其是孕妇之母有重度妊娠高血压史者。

(二) 病因与病理机制学说

妊娠期高血压疾病的病理基础是全身小动脉痉挛。子宫胎盘灌注不足导致的相对缺血缺氧、胎盘浅着床和子宫螺旋动脉重塑障碍是妊娠期高血压疾病的病理特征。

高寒缺氧常致孕妇的红细胞增多、血液黏稠度增加、红细胞和血小板易聚集,血液浓缩。高原地区妊娠期子宫动脉内径和血流量均低于平原地区,不同孕期脐动脉血流速度 S/D 值、阻力指数明显高于平原地区,胎盘血流灌注量少于平原地区,为妊娠期高血压疾病的发生提供了条件。高原地区氧含量不足可影响胎盘滋养细胞的分化和侵入功能,造成胎盘浅着床,这是高原地区妊娠期高血压疾病高发病率的原因。内皮素是血管内皮细胞产生的缩血管物质,内皮素和心钠素对妊娠期母体-胎儿-胎盘循环起着重要的调节作用。高原地区由于机体长期处于低氧状态,内皮细胞在损伤、缺氧、缺血及妊娠等情况下,大量释放内皮素,血中内皮素水平升高,使全身小动脉痉挛,从而导致妊娠期高血压疾病的发生,这可能也是高原地区妊娠期高血压疾病发病率高的原因之一;且高海拔地区,因为气候环境等系列因素的影响,导致病人患妊娠期高血压疾病具有季节性。因为环境寒冷,病人较易出现血管反应性痉挛以及抗利尿激素分泌呈现出一定程度的下降等,使得血液浓缩,导致血容量减少。全身各组织器官因缺血、缺氧而受到不同程度损伤,严重时脑、心、肝、肾及胎盘等的病理生理变化可导致抽搐、昏迷、脑水肿、脑出血、心肾衰竭、肺水肿、肝细胞坏死及被膜下出血,胎盘绒毛退行性变、出血和梗死,胎盘早剥及凝血功能障碍而导致 DIC 等。

三、临床表现

高原地区妊娠期高血压疾病的主要临床表现与平原地区相类似,在妊娠后期由于母体对氧气的需求量迅速增加,而高原缺氧环境无法满足机体需求,导致妊娠期高血压疾病发生的时间较早,发病程度重,且易出现较为严重的并发症,如子痫、脑出血、HELLP 综合征等。妊娠期高血压疾病是导致孕产妇病死率增加和低出生体重儿的重要原因。

(一) 妊娠高血压

妊娠期首次出现高血压,收缩压≥140mmHg 和/或舒张压≥90mmHg;收缩压≥160mmHg 和/或舒张压≥110mmHg 为重度妊娠高血压;尿蛋白检测阴性;可伴有上腹部不适或血小板数量减少;产后 12 周内恢复正常。

(二) 子痫前期

妊娠 20 周后孕妇出现收缩压≥140mmHg 和/或舒张压≥90mmHg,伴有下列任意一项:尿蛋白定量≥0.3g/24h,或尿蛋白/肌酐≥0.3,或随机尿蛋白≥(+)(无条件进行蛋白定量时的检查方法);无蛋白尿但伴有以下任何一种器官或系统受累:心、肺、肝、肾等重要器官,或血液系统、消化系统、神经系统的异常改变,胎盘-胎儿受到累及等。子痫前期也可发生在产后。血压和/或尿蛋白水平持续升高,或孕妇器官功能受累或出现胎盘-胎儿并发症,是子痫前期病情进展的表现。子痫前期孕妇出现下述任一表现为重度子痫前期:

1. 血压持续升高不可控制　收缩压≥160mmHg 和/或舒张压≥110mmHg。

2. 持续性头痛、视觉障碍或其他中枢神经系统异常表现。

3. 持续性上腹部疼痛及肝包膜下血肿或肝破裂表现。

4. 转氨酶水平异常　血谷丙转氨酶（GPT）或谷草转氨酶（GOT）水平升高。

5. 肾功能受损　尿蛋白定量>2.0g/24h；少尿（24 小时尿量<400ml，或每小时尿量<17ml），或血肌酐水平>106μmol/L。

6. 低蛋白血症伴腹水、胸腔积液或心包积液。

7. 血液系统异常　血小板计数呈持续性下降并低于 100×10^9/L；微血管内溶血，表现有贫血、血乳酸脱氢酶（LDH）水平升高或黄疸。

8. 心力衰竭。

9. 肺水肿。

10. 胎儿生长受限或羊水过少、胎死宫内、胎盘早剥等。

（三）子痫

子痫前期基础上发生不能用其他原因解释的强直性抽搐，可以发生在产前、产时或产后，也可以发生在无临床子痫前期表现时。子痫典型发作过程先表现为眼球固定、瞳孔散大、头偏向一侧、牙关紧闭，继而口角及面部肌肉颤动，数秒后全身及四肢肌肉强直（背侧强于腹侧），双手紧握、双臂伸直，发生强烈的抽动。抽搐时呼吸暂停、面色青紫，持续 1 分钟左右，抽搐强度减弱，全身肌肉松弛，随即深长吸气而恢复呼吸。抽搐期间意识丧失。

（四）妊娠合并慢性高血压

孕妇存在各种原因的继发性或原发性高血压，各种慢性高血压的病因、病程和病情表现不一，如：孕妇既往存在高血压或在妊娠 20 周前发现收缩压≥140mmHg 和/或舒张压≥90mmHg，妊娠期无明显加重或表现为急性严重高血压；或妊娠 20 周后首次发现高血压但持续到产后 12 周以后。

（五）慢性高血压并发子痫前期

慢性高血压孕妇妊娠 20 周前无蛋白尿，妊娠 20 周后出现尿蛋白定量≥0.3g/24h 或随机尿蛋白（+）；或妊娠 20 周前有蛋白尿，妊娠 20 周后尿蛋白量明显增加；或出现血压进一步升高等上述重度子痫前期的任何一项表现。慢性高血压并发重度子痫前期的靶器官受累及临床表现时，临床上均应按重度子痫前期处理。

四、辅助检查

（一）妊娠期出现高血压

需要进行以下常规检查，必要时及时复查：

1. 血常规　冬季时寒冷可使血管收缩明显，机体血流改变大，血液成分也会受到相应影响，出现血液浓缩。可表现为红细胞增多，血小板易聚集，血液黏稠度增加。子痫前期、子痫还可能引起病人急性血小板减少，血小板数目少于 100×10^9/L。

2. 尿常规　随着病情进展，病人肾血流灌注和肾小球滤过率下降，出现蛋白尿、尿肌酐升高等情况，应进行监测。

3. 肝功能　肝脏的损害常表现为血清转氨酶水平升高。密切监测其水平变化。肝功能检测结果异常时，须警惕病人病情恶化，警惕发生 HELLP 综合征。

4. 肾功能　高原冬季时血管收缩明显,血流改变较大,致使肾脏血流受影响,且疾病本身也会使肾血流灌注和肾小球滤过率下降,出现血肌酐升高等情况。

5. 凝血功能　监测病人的血小板计数、凝血时间、凝血酶原时间及纤维蛋白原情况,了解病人有无凝血功能异常,警惕病情恶化。

6. 心电图　可视病情而定。病人血压处于较高水平时,除进行心电图检查外,还需要进行其他心脏功能检查,如心脏动态超声检查等,警惕高血压对病人心脏功能的损害。

7. 产科超声检查　可在妊娠 20~24 周行子宫动脉多普勒血流检测,如子宫动脉搏动指数和阻力指数持续升高或出现子宫动脉舒张期血流异常,有助于预测病情进展。

(二)出现子痫前期及子痫

视病情发展和诊治需要在上述基础上酌情增加以下检查:排查自身免疫性疾病;高凝状况检查;血电解质;眼底检查;超声等影像学检查肝、肾等器官及胸腔积液、腹水情况;动脉血气分析;头颅 CT 或 MRI 检查等。

五、临床治疗

高原地区居住的孕妇,早发型重度先兆子痫病人较晚发型病人的并发症发生率明显增加。因此要注重该病的早发现、早治疗。

(一)常规吸氧

妊娠后期常规吸氧可以提高新生儿出生体重,预防并发症,是改善孕妇缺氧状态的一项必备措施。

(二)保持良好的睡眠

良好的睡眠可以降低血压,改善症状。睡眠质量不好的孕妇可以使用安眠药物,地西泮 5mg 睡前服用,对胎儿较为安全。

(三)限盐饮食

高原地区通常食盐量较高,如青海高原牧区日食盐量平均在 10~15g,因此必须严格限制食盐量,需要限制在每日 4~6g。

(四)镇静、降压、解痉治疗

当收缩压>160mmHg 或舒张压>110mmHg 时应给予降压治疗。降压治疗的目的是使舒张压降低到 90~100mmHg。降压过快或血压过低会出现胎儿宫内急性缺氧,胎死宫内。如果血压控制不稳定或持续过高,则可能导致颅内出血和子痫发生。硫酸镁是预防和治疗抽搐的首选药物。硝苯地平和拉贝洛尔是目前最为常用的降压药物,拉贝洛尔能快速降低血压,增加子宫胎盘的灌注,降低子宫血管的阻力,是较好的选择。严重的高血压,必要时可使用硝普钠治疗,但由于其代谢产物的毒性可致胎儿死亡,因此使用该药后应立即分娩或在产后应用。子痫发生时应及时给予镇静治疗,但镇静药物可导致新生儿呼吸抑制,故分娩前应避免使用,用药 6 小时后,药物浓度降低,对新生儿呼吸抑制会逐渐减轻。

(五)适时终止妊娠

恰当地终止妊娠和术前促胎肺成熟是治疗的有效措施。妊娠期高血压疾病并不是剖宫产指征。若宫颈不成熟可行剖宫产结束妊娠。重度子痫前期经治疗不好转的病人,可促胎肺成熟后终止妊娠,妊娠 34 周后结束妊娠者围产儿预后可改善。

六、护理评估

1. 健康史　注意排查各种风险因素,询问孕妇显现或隐匿的基础疾病,如妊娠前有无高血压、肾脏疾病、糖尿病及自身免疫性疾病等病史或表现;有无妊娠期高血压疾病史及家族史或遗传史;了解孕妇的妊娠史;了解此次妊娠后孕妇的高血压、蛋白尿等症状出现的时间和严重程度,了解产前检查状况;了解孕妇的一般情况,包括体重、此次妊娠的情况和饮食、生活环境。对于过低体重者要加以重视。

2. 身体评估

（1）初测血压升高者:须休息 1 小时后再测,方能正确反映血压情况。同时要与基础血压对比。而且也可经过翻身试验（roll over test,ROT）进行判断,即在孕妇左侧卧位时测血压直至血压稳定后,嘱其翻身仰卧 5 分钟再测血压,若仰卧位舒张压较左侧卧位≥20mmHg,提示有发生子痫前期的倾向,其阳性预测值 33%。了解血压的整体变化,提倡家庭血压监测,有条件者行 24 小时动态血压监测。

（2）蛋白尿检查:所有孕妇每次产前检查时均应检测尿蛋白或尿常规。尿常规检查应选用清洁中段尿。可疑子痫前期孕妇应检测 24 小时尿蛋白定量,凡 24 小时尿蛋白≥0.3g 为异常。由于蛋白尿的出现及量的多少反映了肾小管痉挛的程度和肾小管细胞缺氧及其功能受损的程度,护士应给予高度重视,掌握 24 小时尿留取的健康宣教知识。

（3）正确识别水肿的程度和原因:妊娠后期水肿发生的原因除妊娠期高血压疾病外,还可由下腔静脉受到增大子宫的压迫使血液回流受阻、营养不良性低蛋白血症以及贫血引起,故水肿的程度不一定反映病情的严重程度,但水肿原因不明者,也可迅速发展为子痫,因此要引起重视并积极处理（文末彩图 9-1）。

（4）早期识别:子痫前期-子痫存在多因素发病,使临床表现呈现多样性和复杂性,个体的首发症状表现不一。注意单项血压升高或单项蛋白尿、胎儿生长受限及血小板下降,都可能是子痫前期的首发症状,也有部分孕妇发病时并无高血压或蛋白尿。子痫发作前期,有以头痛或视力障碍为首发表现者,也有仅表现为上腹部疼痛者,有反射亢进表现者,有头痛或视力障碍与上腹部疼痛都存在者,也有部分孕妇仅存在实验室检查指标异常,如血小板计数<100×10⁹/L、转氨酶水平异常等。

七、常用护理诊断/问题

1. 体液过多　与下腔静脉受增大子宫压迫使血液回流受阻或营养不良性低蛋白血症有关。

2. 有受伤的危险　与发生抽搐有关。

3. 潜在并发症:胎盘早期剥离。

4. 知识缺乏:缺乏疾病相关知识。

5. 焦虑　与担心胎儿及自身安全有关。

八、护理目标

1. 孕妇维持体液平衡。
2. 孕妇未受伤。
3. 孕妇未发生并发症。
4. 孕妇了解疾病相关知识。
5. 孕妇焦虑减轻。

九、护理措施

1. 妊娠期高血压疾病的预防和指导

（1）加强孕期教育：护士应重视孕期保健教育工作，使孕妇及家属了解妊娠期高血压疾病的知识及其对母儿的危害，从而促进孕妇自觉于妊娠早期开始接受产前检查，并主动坚持定期检查，以便及时发现异常，及时得到治疗和指导。

（2）休息和饮食指导：孕妇应注意休息，以左侧卧位为宜，增加胎盘绒毛血供，同时保持心情愉悦，保证充足的睡眠，有助于妊娠期高血压疾病的预防。护士应指导孕妇合理饮食，保证摄入富含蛋白质、维生素、钙、铁、锌的食物，适度限制食盐及脂肪的摄入，对预防妊娠高血压有一定的作用。

2. 一般护理

（1）保证休息：轻度妊娠期高血压疾病孕妇可住院也可在家休息，但建议子痫前期孕妇住院治疗。保证充足的睡眠，每日休息不少于 10 小时，必要时可睡前口服地西泮 2.5~5.0mg。休息和睡眠时，以左侧卧位为宜，左侧卧位可减轻子宫对腹主动脉、下腔静脉的压迫，使回心血量增加，改善子宫胎盘的血供。左侧卧位 24 小时可使舒张压降低 10mmHg。

（2）调整饮食：轻度妊娠期高血压疾病孕妇需要摄入足够的蛋白质（100g/d 以上），补充维生素、铁和钙剂。食盐不必严格要求，因为长期低盐饮食可引起低钠血症，导致产后血液循环衰竭，而且低盐饮食也会影响食欲，减少蛋白质的摄入，对母儿均不利。但全身水肿的孕妇应限制食盐摄入。

（3）密切监测母胎状态：询问孕妇是否出现头痛、视力改变、上腹不适等症状。每日监测体重及血压，每日或隔日复查尿蛋白。定期监测血压、胎儿发育状况和胎盘功能。

（4）间断吸氧：以低流量 1~2L/min 为宜，可增加血氧含量，改善全身主要脏器和胎盘的氧供。

3. 用药护理

（1）解痉治疗：硫酸镁为目前治疗子痫前期和子痫的首选解痉药物。

1）用药方法：可采取肌内注射或静脉用药，妊娠期高血压疾病的进展不同，其用法和用量不同。①子痫抽搐：静脉用药负荷剂量为 4~6g，溶于 5% 葡萄糖溶液 20ml 静脉推注 15~20 分钟，或溶于 5% 葡萄糖溶液 100ml 静脉滴注，继而 1~2g/h 静脉滴注维持。或者夜间睡眠前停用静脉给药，改用肌内注射，用法为 25% 硫酸镁 20ml+2% 利多卡因 2ml 臀部深部肌内注射。24 小时硫酸镁总量为 25~30g。②预防子痫发作：适用于重度子痫前期和子痫发作后，负荷剂量 2.5~5.0g，维持剂量与控制子痫处理相同。用药时间根据病情需要调整,一般每天静脉滴注 6~12 小时,24 小时总量不超过 25g。③子痫复发抽搐:可以追加静脉负荷剂量用药 2~4g,静脉推注 2~3 分钟,继而 1~2g/h 静脉滴注维持。④若为产后新发现高血压合并头痛或视物模糊,建议启用硫酸镁预防产后子痫前期-子痫。⑤控制子痫抽搐 24 小时后需要再评估病情,病情不稳定者需要继续使用硫酸镁预防复发抽搐。

2)毒性反应:硫酸镁的治疗浓度和中毒浓度相近,因此在用药期间应每天评估病情变化,观察其毒性作用,认真控制硫酸镁的入量。硫酸镁的滴注速度以 1g/h 为宜,不超过 2g/h。硫酸镁过量会使呼吸和心脏收缩功能受到抑制甚至危及生命。中毒现象首先表现为膝反射减弱或消失,随着血镁浓度的增加可出现全身肌张力减退和呼吸抑制,严重者可心搏突然停止。

3)注意事项:护士在用药过程中应监测孕妇血压,同时还应知晓以下指标:血清镁离子的有效治疗浓度为 1.8~3.0mmoL/L,>3.5mmol/L 即可出现中毒症状。使用硫酸镁的必备条件:①膝腱反射存在。②呼吸≥16 次/min。③尿量≥25ml/h(即≥600ml/d)。④备有 10% 葡萄糖酸钙。尿少提示排泄功能受抑制,镁离子易积蓄而发生中毒。由于钙离子可与镁离子争夺神经细胞上的同一受体,阻止镁离子的继续结合。因此镁离子中毒时应立即停用硫酸镁并缓慢(5~10 分钟)静脉推注 10% 葡萄糖酸钙 10ml,必要时每小时重复一次,直至呼吸、排尿和神经抑制恢复正常,但 24 小时不超过 8 次。如孕妇同时合并肾功能障碍、心功能受损或心肌病、重症肌无力等,或体重较轻,则硫酸镁应慎用或减量使用。条件许可,用药期间可监测孕妇的血清镁离子浓度。

(2)降压治疗:控制血压在适宜的范围,减少并发症的发生,减轻孕妇负担。常用口服降压药物有拉贝洛尔、硝苯地平等。如口服药物控制血压不理想,可静脉用药(有条件者使用静脉泵入方法)。

1)拉贝洛尔:口服用法,50~150mg,3~4 次/d。静脉注射:初始剂量 20mg,10 分钟后如未有效降压则剂量加倍,最大单次剂量 80mg,直至血压被控制,每日最大总剂量 220mg。静脉滴注:50~100mg 加入 5% 葡萄糖溶液 250~500ml,根据血压调整滴速,血压稳定后改口服。

2)硝苯地平:口服用法,5~10mg,3~4 次/d,24 小时总量不超过 60mg。

3)尼莫地平:可选择性扩张脑血管。口服用法:20~60mg,2~3 次/d。静脉滴注:20~40mg 加入 5% 葡萄糖溶液 250ml,每天总量不超过 360mg。

4)尼卡地平:口服用法,初始剂量 20~40mg,3 次/d。静脉滴注:每小时 1mg 为起始剂量,根据血压变化每 10 分钟调整一次用量;高血压急症,用生理盐水或 5% 葡萄糖溶液稀释后,以盐酸尼卡地平计,0.01%~0.02%(1ml 中的含量为 0.1~0.2mg)的溶液进行静脉滴注。以每分钟 0.5~6μg/kg 的滴注速度给予。从每分钟 0.5μg/kg 开始,将血压降到目标值后,边监测血压边调节滴注速度。

5)酚妥拉明:10~20mg 溶于 5% 葡萄糖溶液 100~200ml,以 10μg/min 的速度开始静脉滴注,根据降压效果调整滴注速度。

6)硝酸甘油:作用于氧化亚氮合酶,可同时扩张静脉和动脉,降低心脏前后负荷,主要用于合并急性心力衰竭和急性冠脉综合征的高血压急症的降压治疗。起始剂量 5~10μg/min 静脉滴注,每 5~10 分钟增加滴速至维持剂量 20~50μg/min。

7）硝普钠:强效血管扩张剂,50mg 加入 5% 葡萄糖溶液 500ml 按 0.5~0.8μg/(kg·min)缓慢静脉滴注。妊娠期仅适用于其他降压药物无效的高血压危象孕妇。产前应用时间不宜超过 4 小时。

4. 子痫的防治及护理

（1）一般急诊处理:一旦发生抽搐,应尽快协助医生控制子痫。硫酸镁为首选药物,必要时可加用强有力的镇静药物。硫酸镁用法用量同前。镇静药物包括:①地西泮,2.5~5.0mg 口服,2~3 次/d,或者睡前服用;必要时地西泮 10mg 肌内注射或静脉注射。②苯巴比妥,镇静时口服剂量为 30mg,3 次/d。控制子痫时肌内注射 0.1g。③冬眠合剂,由氯丙嗪 50mg、哌替啶 100mg 和异丙嗪 50mg 组成,通常以 1/3~1/2 量肌内注射,或以半量加入 5% 葡萄糖溶液 250ml 静脉滴注。由于氯丙嗪可使血压急剧下降,导致肾及胎盘血流量降低,而且对孕妇及胎儿肝脏有一定的损害,可导致胎儿呼吸抑制,故仅应用于硫酸镁控制抽搐治疗效果不佳者。

（2）专人护理,防止受伤:子痫发作时,首先应保持呼吸道通畅,并立即吸氧,用开口器或在上、下磨牙间放置一缠好纱布的压舌板,用舌钳固定舌以防咬伤唇舌或致舌后坠的发生。孕妇取头低侧卧位,以防黏液吸入呼吸道或舌阻塞呼吸道,也可避免发生低血压综合征。必要时,用吸引器吸出喉部黏液或呕吐物,以免窒息。在孕妇昏迷或未完全清醒时,禁止给予饮食和口服药,以防误入呼吸道而致吸入性肺炎。

（3）减少刺激,以免诱发抽搐:孕妇应安置于单人暗室,保持绝对安静,以避免声光刺激;一切治疗和护理操作尽量轻柔且相对集中,避免干扰。

（4）严密监测:密切观察血压、脉搏、呼吸、体温及尿量,记出入量。及时进行必要的血、尿化验和特殊检查,及早发现脑出血、肺水肿、急性肾衰竭等并发症。

（5）为终止妊娠做准备:子痫发作后多自然临产,应严密观察,及时发现产兆,并做好母子抢救准备。如经治疗病情得以控制仍未临产者,应在孕妇清醒后 24~48 小时内引产;子痫孕妇经药物控制后 6~12 小时,考虑终止妊娠。护士应做好终止妊娠的准备。

5. 妊娠高血压孕妇的产时及产后护理

（1）经阴道分娩,加强各产程的护理:在第一产程中,密切监测孕妇的血压、脉搏、尿量、胎心及宫缩情况,以及有无自觉症状;血压升高时及时与医师联系。在第二产程中,尽量缩短产程,避免产妇用力,初产妇可行会阴侧切并用产钳或胎头吸引助产。在第三产程中,必须预防产后出血,在胎儿娩出前肩后立即静脉推注缩宫素,禁用麦角新碱,及时娩出胎盘并按摩宫底,观察血压变化,重视产妇的主诉。

（2）开放静脉通道,测量血压:病情较重者于分娩开始即开放静脉通道。胎儿娩出后测血压,病情稳定后方可送回病房。在产褥期仍需继续监测血压,产后 48 小时内应至少 4 小时观察一次血压。

（3）继续硫酸镁治疗,加强用药护理:重症孕妇产后应继续使用硫酸镁治疗 1~2 天,产后 24 小时至 5 天内仍有发生子痫的可能,故不可放松治疗及护理措施。此外,产前未发生抽搐的病人产后 48 小时仍有发生的可能,故产后 48 小时内仍应继续使用硫酸镁治疗并做好相应护理。使用大量硫酸镁的孕妇,产后易发生子宫收缩乏力,恶露较常人多,因此应严密观察子宫复旧情况,严防产后出血。

十、护理评价

1. 孕妇体液是否维持平衡。
2. 孕妇是否受伤。
3. 孕妇是否发生并发症或是否及时发现并积极处理并发症。
4. 孕妇是否了解疾病相关知识。
5. 孕妇焦虑是否减轻。

十一、健康教育

1. 对轻度妊娠期高血压疾病的病人,进行饮食指导并注意休息,以左侧卧位为主,加强胎儿监测,自数胎动,掌握自觉症状,加强产前检查,定期接受产前保护措施。

2. 对重度妊娠期高血压疾病的病人,使病人掌握识别不适症状及用药后的不适反应,掌握产后自我护理方法,加强母乳喂养指导。

3. 注意家属的健康教育,使孕妇得到心理和生理的支持。

第二节　胎儿生长受限

一、概述

胎儿生长受限(fetal growth restriction,FGR)指胎儿体重低于同孕龄平均体重的两个标准差,或低于同孕龄正常体重第 10 百分位数。足月分娩的新生儿体重小于 2 500g。生长受限胎儿病死率为正常胎儿体重的 4~6 倍,其新生儿的近期和远期并发症均明显升高。在高原地区由于受特殊环境的影响,其发病影响因素有多种,包括遗传因素、母体营养、胎盘血管因素等。

二、病因与病理生理

高原地区胎儿生长受限的发病率明显高于平原地区。低压、低氧是导致高原地区胎盘、胎儿重量低的直接原因。高原地区胎儿体重除受到缺氧环境影响外,与平原一样由较为复杂的多种因素导致,如遗传、母体健康、胎儿、胎盘附属物、环境因素等。

(一)高原对胎儿发育的影响

1. 海拔与胎儿体重的关系　高原地区胎儿的体重与海拔成负相关,还与高原慢性缺氧所致的母体及胎儿、胎盘等一系列变化有关。随着海拔高度升高,新生儿体重呈线性下降,这是一个单独的影响因素,与社会经济水平发展无关。

2. 高原习服程度与胎儿体重的关系　妊娠期孕妇基础代谢率增高,身体耗氧量短时间大量增加,妊娠后期更为明显。但不论地处平原还是高原,胎儿在子宫内都处于低氧状态,胎儿的血红蛋白较成人高,对氧的亲和力也较正常成人高,随着妊娠月份的增加,孕妇的耗氧量不断增加,一般情况下机体对这种变化可以耐受。在高原缺氧环境,机体对高原尚不完全适应的情况下,随着妊娠月份的增加,机体耗氧量逐渐增加,胎儿、胎盘通过降低自身耗氧量来适应高原低氧环境,既造成胎儿、胎盘重量减轻,又是胎儿对缺氧的一种适应性变化。研究发现,虽然高原地区孕妇胎盘重量和体积较平原地区减轻,但胎盘的组织结构更为致密,绒毛毛细血管及绒毛血管合体膜增加,这种变化使得在胎盘重量减少的同时保证了胎盘的功能不受影响,以满足胎儿的需求,这也是高原习服的结果。

3. 高原缺氧与胎儿体重关系 高原缺氧状态下,小动脉痉挛硬化,出现胎盘灌注不足,血管内皮细胞损伤,多个脏器受到缺氧影响且逐渐加重,胎盘胎儿的血氧分压也进一步降低,胎儿缺氧加重,营养物质供应不足,导致胎儿生长受限。高原缺氧所致的红细胞增多症使妊娠妇女血液黏稠度增高,血流速度减慢,加重胎盘灌注不足,导致胎儿生长受限的风险增加。由于高原地区慢性缺氧导致妊娠期胎动活跃,脐带较平原地区长,脐带过度扭转的概率也较平原地区高。脐带是输送营养物质的通道,过度扭转的脐带致使血流速度下降,胎儿血流灌注不足,这也是胎儿体重下降的原因之一。

(二)孕妇因素

1. 遗传因素 胎儿遗传性疾病,21、18 或 13 三体综合征,Turner 综合征(45,XO),三倍体畸形等。

2. 营养因素 孕妇偏食、妊娠剧吐、摄入蛋白质及维生素不足,出生体重与母体血糖水平成正相关。

3. 妊娠病理 如妊娠期高血压疾病、多胎妊娠、前置胎盘、胎盘早剥、过期妊娠、妊娠期肝内胆汁淤积症等。

4. 妊娠合并症 如心脏病、慢性高血压、肾炎、贫血等,使胎盘血流量减少,灌注下降导致胎儿生长受限。

5. 其他 孕妇年龄、高原地区、体重、身高、吸烟、吸毒、酗酒等,缺乏微量元素锌,宫内感染如 TORCH 综合征等。

(三)胎儿胎盘因素

胎儿本身发育缺陷、代谢功能紊乱、各种生长因子缺乏、宫内感染、接触放射线等。胎盘异常,脐带过长、过细,脐带扭转、打结等均可导致胎儿发育受影响。

三、临床表现

(一)内因性均称型

属于原发性宫内发育迟缓,抑制生长的因素在受孕时或在妊娠早期,或由遗传因素引起。特点:体重、身长、头径均相称,但小于该孕龄正常值。胎儿外表无营养不良表现,无缺氧表现。半数胎儿有先天畸形,预后不良。产后新生儿脑神经发育障碍,伴小儿智能障碍。

(二)外因性不均称型

属于继发性生长发育不良,孕早期胚胎发育正常,至孕晚期才受到有害因素的影响,如妊娠期高血压疾病、慢性肾炎等。特点:新生儿发育不匀称,身长、头径与孕龄相符而体重偏低。出生后新生儿易发生低血糖。

(三) 外因性均称型

为上述两型的混合型,多由母儿双方的影响和缺乏叶酸、氨基酸、微量元素或有害药物所致。致病因素虽是外因,但在整个妊娠期间均发生影响。特点:身长、体重、头径相称,但均较小。部分新生儿伴有明显的生长与智力障碍。

四、辅助检查

(一) B 型超声测量

判断 FGR 较准确,常用指标有胎头双顶径(增长速度 3 周仅增加≤4mm,孕 28 周<70mm,孕 30 周<75mm,孕 32 周<80mm,可诊断为 FGR)、胎儿股骨长度、腹围、胸围、头围以及羊水量与胎盘成熟度。多数 FGR 出现羊水过少、胎盘老化的 B 型超声图像;超声多普勒检测孕晚期 S/D 值≤3 为正常值,S/D 值升高时 FGR 的发生率明显升高;胎儿生物物理评分(BPs)可协助诊断。

(二) 胎儿胎心电子监护

ACGO 指南推荐根据循证医学一级证据,推荐超声多普勒检测脐血流联合胎儿无激惹试验等综合评估胎儿的预后。生长受限胎儿在生产过程中必须严密监测产程中胎心变化,以防胎儿不耐受宫缩,引起急性的胎儿宫内窘迫。

(三) 实验室检查

尿雌三醇和 E/C 值、血甲胎蛋白、人胎盘催乳素、妊娠特异性糖蛋白、碱性核糖核酸酶、微量元素 Zn、TORCH 感染的检测等。

五、临床治疗

胎儿发育迟缓治疗越早,其效果越好。小于孕 32 周开始治疗效果佳,孕 36 周后治疗效果较差。

(一) 习服

初到高原的平原地区妇女应在机体逐渐适应高原后再妊娠。已在平原妊娠的孕妇,孕期迁至高海拔地区发生母婴并发症的概率增加,不主张再去高海拔地区。高原地区孕妇孕期锻炼和日常生活中,避免过度劳累和锻炼,建议以舒缓的运动方式为主。

(二) 吸氧

高原地区给予吸氧是缓解缺氧最为直接的方法,孕晚期吸氧可使胎儿体重增加。可每日吸氧 30~60 分钟。

(三) 药物治疗

1. 小剂量阿司匹林　口服小剂量阿司匹林可增加胎盘循环,改善胎盘功能不良导致的胎儿生长受限。在高原地区由于血液黏稠度及氧分压低,阿司匹林治疗可起到减少胎儿发育迟缓的目的,同时还可减少子痫前期的发生。

2. 补充微量元素　口服或静脉应用多种氨基酸及脂肪乳剂,此外还可口服叶酸 5~10mg,每日 3 次,连用 15~30 天。必要时适量补充维生素 E、维生素 B 族、氨基酸螯合钙胶囊、硫酸亚铁、葡萄糖酸锌等药物。

（四）监测并发症

高原地区母婴并发症发生率高且病情较重,因此对孕晚期的监测非常重要。重点监测孕妇血压变化、血尿常规、胎儿状况、子宫动脉血流比值、胎盘血流情况等,及时发现孕妇合并症和胎儿发育问题,采取必要的治疗措施。

（五）孕期营养

营养状况不良是导致胎儿生长受限的独立危险因素。高原地区由于气候寒冷,农作物种类稀少,食物选择范围较窄。偏食、挑食导致孕妇缺铁性贫血的风险增加,从而影响到胎儿的发育。因此,防止偏食,及时补充钙剂、铁剂及其他营养物质,进行饮食指导尤为重要。

（六）预后

胎儿生长受限的围产期病死率较同期正常围产儿高 4~6 倍。在妊娠期给予适当的早期治疗能使生长受限胎儿围产期病死率下降。其中较重的先天性畸形或遗传病常造成死胎、早产、宫内窘迫或新生儿窒息,是生长受限胎儿死亡的主要原因。如胎儿无上述先天异常,由其他因素所致,只要能得到较早期的正确诊断及治疗,均能存活到足月分娩。

六、护理评估

1. **健康史**　引起 FGR 的高危因素:有过先天畸形、FGR、死胎的不良分娩史;有吸烟、吸毒与酗酒等不良嗜好;有子宫增长较慢病史,明确孕周是否准确。

2. **身体评估**　测量宫高、腹围、体重,推测胎儿大小。宫高腹围值连续 3 周均在第 10 百分位数以下者为筛选 FGR 指标,预测准确率达 85% 以上;关注胎儿发育指数,胎儿发育指数 = 宫高（cm）−3 ×（月份 +1）,指数在 −3 和 +3 之间为正常,小于 −3 提示有 FGR 的可能;孕晚期孕妇每周增加体重 0.5kg,若停滞或增长缓慢时可考虑 FGR 可能。

七、常用护理诊断/问题

1. **焦虑**　与担心胎儿健康有关。
2. **知识缺乏**:孕妇及家属缺乏胎儿生长受限相关知识。

八、护理目标

1. 孕妇情绪平稳。
2. 孕妇认识到疾病对围产儿的不良影响,积极配合治疗。

九、护理措施

1. **心理护理**　与孕妇沟通,缓解精神压力。孕妇入院后评估孕妇的心理状态,鼓励其诉说,指导正确的应对方式。护理人员向孕妇及家属讲解疾病及治疗相关知识,使其主动配合治疗,解除恐惧心理,妊娠期保持平静心态,精神愉快。护理人员应采取有效措施减轻和转移孕妇的焦虑和恐惧,并指导家人参与和支持孕期保健工作;提供有利于孕妇倾诉和休息的环境,避免不良刺激。各项操作前向孕妇解释操作目的,告知全过程和注意事项。

2. 专科护理

（1）一般护理：鼓励孕妇适量运动，在没有禁忌的情况下以舒缓的运动方式为主，如孕期瑜伽，避免过度劳累和过度锻炼。指导病人合理膳食、粗细搭配、避免单一膳食结构，遵循少食多餐的原则。保证充足睡眠。充足的睡眠、合理的营养是确保胎儿正常生长发育、安全度过妊娠期的基本要素。同时定期检测孕妇及胎儿体重增长情况。

（2）积极治疗妊娠合并症和并发症：对孕妇应加强卫生宣教，不可滥用药物，避免接触有害毒物；遵医嘱积极治疗妊娠合并症和并发症，如妊娠合并心脏病、肾病等；控制病情，严密观察病情变化，采用间断鼻导管给氧，避免子宫及胎盘血流灌注减少，提高孕妇血氧浓度，氧疗的氧气流量 1~2L/min，每次 30 分钟，每日 2~3 次。嘱孕妇多取左侧卧位，自数胎动。

十、护理评价

1. 孕妇情绪是否平稳。

2. 孕妇及家属是否了解疾病相关知识，是否积极配合治疗。

十一、健康教育

1. 建立健全三级围产期保健网，加强产前检查，定期测量宫高、腹围、体重，用妊娠图进行孕期监护。

2. 可疑 FGR 者，做进一步检查，做到早诊断、早治疗。

3. 孕期加强卫生宣教，注意营养，减少疾病，避免接触有害毒物，禁烟酒。孕期需要在医生指导下用药。

4. 注意 FGR 的诱发因素，积极防治妊娠合并症及并发症。在孕 16 周时行 B 超检测胎儿各种径线，以此作为胎儿生长发育的基线。

5. 加强胎儿宫内、产时和新生儿阶段的监测，以减少并发症的发生。

第三节　新生儿缺氧缺血性脑病

一、概述

新生儿缺氧缺血性脑病（hypoxic-ischemic encephalopathy，HIE）是由于各种围产期因素引起的缺氧和脑血流减少或暂停导致胎儿和新生儿的脑损伤，是新生儿窒息后的严重并发症，病情重、病死率高，少数幸存者可产生永久性神经功能缺陷，如智能障碍、癫痫、脑性瘫痪等。

二、病因与病理生理

(一)病因

1. 缺氧

（1）围产期窒息：是引起新生儿缺氧缺血性脑病的主要原因。

（2）反复呼吸暂停。

（3）严重的呼吸系统疾病。

（4）右向左分流型先天性心脏病。

2. 缺血

（1）心搏停止或严重的心动过缓。

（2）重度心力衰竭或周围循环衰竭。

（二）病理生理

高原新生儿缺氧缺血性脑病发病机制比较复杂,与高原缺氧引起的围产期窒息率增高有密切关系。围产期窒息和母体宫内环境、分娩过程等有一定关系。因此,若缺氧、缺血因素一直存在,易产生新生儿脑损害。

1. 脑血流改变　当窒息缺氧为不完全性时,体内出现器官间血液重新分布,以保证脑组织血液供应。如缺氧继续存在,这种代偿机制失败,脑血流灌注下降,遂出现第 2 次血流重新分布。供应大脑半球的血流减少,以保证丘脑、脑干和小脑的血灌注量（脑内血液分流）,此时大脑皮质矢状旁区和其下面的白质（大脑前、中、后动脉灌注的边缘带）最易受损。缺氧及酸中毒还可导致脑血管自主调节功能障碍,形成压力被动性脑血流。当血压升高过大时,可造成脑室周围毛细血管破裂出血;而低血压时脑血流量减少,又可引起缺血性损伤。

2. 脑组织生化代谢改变　脑组织所需的能量来源于葡萄糖的氧化过程,缺氧时无氧糖酵解增加、乳酸堆积,导致低血糖和代谢性酸中毒。ATP 产生减少,细胞膜钠泵、钙泵功能不足,使钠钙离子进入细胞内,激活某些受其调节的酶,进一步破坏脑细胞膜的完整性。

3. 神经病理学改变　足月儿常见的神经病理学改变是皮质梗死及深部灰质核坏死。早产儿侧脑室周围出血和脑室内出血多见,其次是白质病变,包括白质脂类沉着、星形细胞反应性增生和脑室周围白质营养不良,后者发展为囊性改变。

三、临床表现

主要表现为意识改变及肌张力变化,严重者可伴有脑干功能障碍。根据病情不同可分为轻、中、重三度。

（一）轻度

主要表现为兴奋、易激惹、肢体及下颌颤动,吸吮反射正常,拥抱反射活跃,肌张力正常,呼吸平稳,前囟平,一般不出现惊厥。上述症状一般在出生后 24 小时内明显,3 天内逐渐消失,预后良好。

（二）中度

表现为嗜睡、反应迟钝,肌张力减低,肢体自发动作减少,可出现惊厥。前囟张力正常或稍高,拥抱反射和吸吮反射减弱,瞳孔缩小,对光反应迟钝。足月儿上肢肌张力减退较下肢重,表明病变累及矢状窦旁区;早产儿表现为下肢肌力减退比上肢重,这是因脑室周围白质软化所致。症状在出生后 72 小时内明显,病情恶化者嗜睡程度加深甚至昏迷,反复抽搐,可留有后遗症。脑电图检查可见癫痫样波或电压改变,诊断常发现异常。

（三）重度

意识不清,常处于昏迷状态,肌张力低下,肢体自发动作消失,惊厥频繁,反复呼吸暂停,前囟张力高,拥抱反射、吸吮反射消失,瞳孔不等大或瞳孔放大,对光反应差,心率减慢。脑电图及影像学检查明显异常。脑干诱发电位也异常。重度患儿病死率高,存活者多数留有后遗症。

四、辅助检查

（一）实验室检查

1. 生化指标测定   神经元特异性烯醇化酶（NSE）、S-100 蛋白（S-100）和脑型肌酸磷酸激酶（CK-BB）存在于神经组织的不同部位。新生儿缺氧缺血性脑病后 6~72 小时,它们在血液和脑脊液中的升高程度和脑损害程度成正相关,是新生儿缺氧缺血性脑病早期诊断和评估预后的标志物。

2. 其他   根据病情选择性检测动脉血气分析、血糖、电解质、尿素氮、血小板、凝血酶原时间、凝血时间、纤维蛋白原等。

（二）胸部 X 线检查

常有吸入性肺炎,可进行胸部 X 线检查。

（三）头颅 CT 检查

1. 轻度   散在、局灶性低密度影分布于 2 个脑叶。

2. 中度   低密度影分布超过 2 个脑叶、白质灰质对比模糊。

3. 重度   弥漫性低密度影,灰质白质界限消失,但基底节及小脑尚有正常密度。中、重度者常有颅内出血。正常新生儿尤其是早产儿脑水分含量较多,髓鞘发育不成熟,可存在广泛的低密度,因此低密度的诊断 CT 值应在 18 以下。急性期脑水肿比较明显,可能会掩盖脑细胞损伤,并且病情还在变化之中,所以早期影像学检查不能反映预后,需要在 2~4 周后复查。

（四）颅脑超声检查

1. 普遍回声增强、脑室变窄或消失,提示有脑水肿。

2. 脑室周围高回声区,多见于侧脑室外角的后方,提示可能有脑室周围白质软化。

3. 散在高回声区,由广泛散布的脑实质缺血所致。

4. 局限性高回声区,表明某一主要脑血管分布的区域有缺血性损害。

（五）MRI

MRI 不仅能检出急性期新生儿缺氧缺血性脑病的存在、分布和严重性,而且能帮助判断预后,还能发现髓鞘形成是否延迟或异常,以判断神经发育情况。

（六）脑功能检查

1. 脑电图（EEG）检查   表现为节律紊乱、低波幅背景波上的棘慢波暴发或持续弥漫性慢活动;出现"暴发抑制""低电压"甚至"电静息",则为重度新生儿缺氧缺血性脑病。脑电图异常程度与病情轻重程度相平行。脑电图正常或单灶者,预后好;持续异常脑电图(如等电位、低电位、快波、暴发抑制波形等),尤其是周期性、多灶性或弥漫性改变者,是神经系统后遗症的信号。

2. 脑干听觉诱发电位（BAEP）   表现为出波延迟、潜伏期延长、波幅变平及波脱失。动态观察 V 波振幅及 V/I 值,若持续偏低提示神经系统损害。

3. **多普勒超声脑血流速度（CBV）测定**　有助于了解脑灌注情况,高 CBV 提示存在脑血管麻痹和缺乏自主调节,低 CBV 提示存在广泛的脑坏死、低灌注,甚至无灌流。

（七）脑代谢监测

1. **磁共振频谱（MRS）**　是一种无创伤性检测体内化学成分(如脑组织的 ATP、磷酸肌酸、乳酸等)的方法,能在活体上测得脑组织的代谢情况,比 MRI 能更早期敏感地反映缺氧缺血性脑损伤程度。

2. **近红外光谱测定技术（NIRS）**　是近年来国外新兴的光学诊断技术,可直接测出脑组织中氧合血红蛋白及还原血红蛋白的变化,实际了解脑内氧合情况,间接反映脑血流动力学状况及细胞内生物氧化过程。

五、临床治疗

（一）支持方法

1. **吸氧**　选择合适给氧方法,保持 $PaO_2 > 50\sim70mmHg$（$6.7\sim9.3kPa$）、$PaCO_2 < 40mmHg$（$5.32kPa$）,防止 PaO_2 过高和 $PaCO_2$ 过低。

2. **纠正酸中毒**　改善通气以纠正呼吸性酸中毒,在此基础上使用碳酸氢钠纠正代谢性酸中毒。

3. **维持血压**　保证各脏器的血液灌注,可用多巴胺和多巴酚丁胺。

4. **维持血糖在正常高值**　注意防止高血糖,因为缺氧脑组织血糖过高所造成的组织酸中毒的危害甚至比低血糖更为严重。

5. **补液**　每日输液量控制在 $60\sim80ml/kg$。

（二）控制惊厥

首选苯巴比妥钠,负荷量为 $20mg/kg$,$15\sim30$ 分钟静脉滴入,若不能控制惊厥,1 小时后可加用 $10mg/kg$;每日持续量为 $3\sim5mg/kg$。地西泮的作用时间短,疗效快,在上述药物疗效不明显时可加用,剂量为 $0.1\sim0.3mg/kg$,静脉滴注,两药合用时应注意抑制呼吸的可能性。

（三）治疗脑水肿

出现颅内压增高症状可先用呋塞米 $1mg/kg$,静脉推注;也可用甘露醇,首剂 $0.5\sim0.75g/kg$ 静脉推注,以后可用 $0.25\sim0.5g/kg$,每 $4\sim6$ 小时一次。

（四）亚低温治疗

采用人工诱导方法将体温下降 $2\sim4℃$,减少脑组织的基础代谢,保护神经细胞。降温的方式可以采用全身性或选择性头部降温,前者能迅速、稳定地将脑部温度降到预期的温度,但易出现新生儿硬肿病,而后者能避免其缺点,又能发挥脑功能保护作用。目前亚低温治疗新生儿缺氧缺血性脑病,仅适用于足月儿,对早产儿尚不宜采用。另外,治疗高原新生儿缺氧缺血性脑病时,在常规治疗的基础上加用神经节苷脂,可有效改善患儿的临床症状,促使其尽快康复。

六、护理评估

1. **健康史**　评估患儿有无围产期窒息史,有无意识障碍、惊厥、肌张力改变等症状。

2. **身体评估**　评估意识改变和肌张力变化,是否伴有脑干功能障碍等。

3. **心理社会状况**　因本病病死率高,存活者可留有严重后遗症,家长会产生焦虑和恐惧心理,故应重点评估家长对本病的认知态度及经济、心理承受能力。

七、常用护理诊断/问题

1. **低效性呼吸型态**　与缺氧缺血致呼吸中枢损害有关。

2. **潜在并发症:顶内压增高、呼吸衰竭。**

3. **有失用综合征的危险**　与缺氧缺血导致的后遗症有关。

八、护理目标

1. 患儿呼吸顺畅,缺氧缺血症状缓解,血氧饱和度正常。

2. 患儿未出现并发症或能及时发现并积极处理并发症。

3. 患儿肢体活动良好,维持正常功能。

九、护理措施

1. **给氧**　及时清除呼吸道分泌物,保持呼吸道通畅,选择合适的给氧方式,根据患儿缺氧情况,可给予鼻导管吸氧或头罩吸氧。如缺氧严重,可考虑气管插管及机械辅助通气。

2. **监护**　严密监护患儿的呼吸、血压、心率、血氧饱和度等,注意观察患儿的神志、瞳孔、前囟张力及抽搐等症状,注意观察药物反应。

3. **亚低温治疗的护理**

(1)降温:亚低温治疗时采用循环水冷却法进行选择性头部降温,起始水温保持 10~15℃,直至体温降至 35.5℃时开启体部保暖,头部采用覆盖铝箔的塑料板反射热量。脑部温度下降至 34℃,时间应控制在 30~90 分钟,否则将影响效果。

(2)维持体温:亚低温治疗使头颅温度维持在 34~35℃。由于头部的降温,体温亦会相应地下降,易引起新生儿硬肿病等并发症,因此在亚低温治疗的同时必须注意保暖,可给予远红外或热水袋保暖。远红外保暖时,肤温控制设定在 35~35.5℃,肤温探头放置于腹部。在保暖的同时,保证亚低温治疗的温度要求。患儿给予持续的肛温监测,以了解患儿体温波动情况,维持肛温在 35.5℃左右。

(3)复温:亚低温治疗结束后,必须给予复温。复温宜缓慢,时间>5 小时,保证体温上升速度不高于 0.5℃/h,避免快速复温引起的低血压。因此复温的过程中仍须监测肛温。体温恢复正常后,每 4 小时测体温一次。

(4)监测:在进行亚低温治疗的过程中,给予持续动态心电监护,监测肛温、SpO_2、呼吸,每小时测量血压,同时观察患儿的面色、反应、末梢循环情况、24 小时出入量,并做好详细记录。护理过程中应注意心率的变化,如出现心率过缓或心律失常,及时与医生联系是否停止亚低温治疗。

4. **早期康复干预**　疑有功能障碍者,将其肢体固定于功能位。早期给予患儿动作训练和感知刺激的干预治疗,促进脑功能的恢复。向患儿家长耐心细致地解答病情,以取得理解;恢复期指导家长掌握康复干预的措施,以得到家长的配合并坚持定期随访。

十、护理评价

1. 患儿呼吸是否顺畅,缺氧缺血症状是否缓解,血氧饱和度是否正常。
2. 患儿是否发生并发症或是否及时发现并积极处理并发症。
3. 患儿肢体活动是否良好,维持正常功能。

十一、健康教育

向家长介绍预防本病的知识、护理观察要点。如患儿出现惊厥的症状,首先要采取单侧卧位,及时清理呼吸道,保持呼吸顺畅,必要情况下可采取吸氧治疗,以减轻对脑组织的损害。发病期间如果出现昏迷,要注意保暖和及时就医。

第四节　新生儿硬肿病

一、概述

新生儿硬肿病简称新生儿冷伤,新生儿体表面积相对较大,皮下脂肪薄,血管多,易于散热,保温能力差;新生儿体温调节中枢发育未完善,体温调节能力差;其肌肉不发达,活动少,产热能力差。当环境温度降低,保暖措施不够或热能摄入不足时,易发生低体温。低体温不仅可引起皮肤硬肿,并可使体内各重要脏器组织损伤、功能受累,严重者可导致死亡。

二、病因与病理生理

寒冷、早产、感染和窒息为主要病因。

(一) 新生儿体温调节与皮下脂肪组成特点

1. 体温调节中枢发育不成熟。
2. 皮肤表面积相对较大,血流丰富,易于失热。
3. 能量贮备少,产热不足,尤以早产儿、低出生体重儿和小于胎龄儿为明显。
4. 以棕色脂肪组织的化学产热方式为主,缺乏寒战等物理产热方式。因此新生儿期易发生低体温。
5. 新生儿皮下脂肪组织的饱和脂肪酸比不饱和脂肪酸多。前者熔点高,当受寒或其他原因引起体温降低时,皮质易发生硬化出现硬肿病。因此,新生儿期易发生低体温。

(二) 寒冷损伤

寒冷环境或保温不当可使新生儿失热增加,当产热不抵失热时,体温随即下降,继而引起外周小血管收缩,皮肤血流量减少,出现肢端发冷和微循环障碍,更进一步引起心功能低下的表现。

(三) 其他

新生儿严重感染(如肺炎、败血症、化脓性脑膜炎)、早产、颅内出血和红细胞增多症等也易发生体温调节和能量代谢紊乱。

三、临床表现

本病多发生在冬春寒冷季节,以出生 3 天内或早产新生儿多见。发病初期表现为体温降低、吮乳差或拒乳、哭声弱等症状;病情加重时发生硬肿和多器官损害体征。

(一) 低体温

体核温度(肛门内 5cm 处温度)常降至 35℃ 以下,重症 <30℃。新生儿由于腋窝下含有较多棕色脂肪,寒冷时氧化产热,使局部温度升高,此时腋温高于或等于肛温。因此,腋温 - 肛温值(Ta-r)可作为判断棕色脂肪产热状态的指标。正常状态下,棕色脂肪不产热,Ta-r<0℃;重症硬肿病患儿,因棕色脂肪耗尽,故 Ta-r 也 <0℃;新生儿硬肿病初期,棕色脂肪代偿产热增加,则 Ta-r≥0℃。

(二) 硬肿

由皮脂硬化和水肿所形成,其特点为皮肤硬肿,紧贴皮下组织,不能移动;有水肿者压之有轻度凹陷。硬肿发生的顺序:小腿→大腿外侧→整个下肢→臀部→面颊→上肢→全身。硬肿范围可按:头颈部 20%,双下肢 18%,前胸及腹部 14%,背及腰骶部 14%,臀部 8%,双下肢 26% 计算。

(三) 多器官功能损害

早期常有心音低钝、心率缓慢、微循环障碍等表现;严重时可出现休克、弥散性血管内凝血(DIC)、急性肾衰竭和肺出血等多器官功能障碍的表现。

四、辅助检查

根据病情需要可以进行血常规、动脉血气分析,还可以进行血清电解质、血糖、尿素氮、肌酐以及弥散性血管内凝血的筛查试验。必要时可做心电图及胸部 X 线检查等。

当患儿出现体温降低、皮肤硬肿即可以进行诊断。临床根据体温和皮肤硬肿范围,可以分为轻度、中度和重度。轻度指体温≥35℃,皮肤硬肿范围 <20%;中度是体温 <35℃,皮肤硬肿范围 20%~50%;重度是体温 <30℃,皮肤硬肿范围 >50%,常伴有器官功能障碍。根据临床表现,新生儿硬肿病病情可分为轻、中和重度(表 9-1)。

表 9-1　新生儿硬肿病的病情分度

分度	肛温	腋温 - 肛温值	硬肿范围	全身情况及器官功能改变
轻度	≥35℃	>0℃	<20%	无明显改变
中度	<35℃	≤0℃	20%~50%	反应差、功能明显低下
重度	<30℃	<0℃	>50%	休克、DIC、肺出血、急性肾衰竭

五、临床治疗

(一) 复温

复温是低体温患儿治疗的关键。原则是逐步复温,循序渐进。

（二）支持疗法

足够的热量有利于体温恢复,根据患儿情况选择经口喂养或静脉营养。低体温时新生儿心肌受损,心功能不全,血浆容量增加。复温时限制液量,应注意严格控制输液量及速度。必要时使用利尿药,以增加尿量。必要时使用正性肌力药物,但应注意严格控制输液量及速度。

（三）合理用药

有感染者选用抗生素;纠正代谢紊乱;有出血倾向者使用止血药;高凝状态时考虑应用抗凝治疗,但 DIC 已发生出血时不宜使用肝素;休克时除扩容纠正酸中毒外,可用多巴胺。

六、护理评估

1. 健康史

（1）询问与本病有关的病因及诱因:患儿有无寒冷、早产、缺氧、感染和摄入不足等病史。

（2）了解新生儿胎龄、日龄、分娩史、Apgar 评分、体重、喂养及保暖等情况。

2. 身体评估　评估患儿的反应、吸吮、体温、脉搏、呼吸、心率、尿量等的变化,观察皮肤颜色和硬肿范围,注意有无心、肾受损及 DIC 的症状和体征。夏季因严重感染所致者多无低体温。

3. 心理社会状况　了解家长是否有恐惧、焦虑、失望等情绪。

七、常用护理诊断/问题

1. 体温过低　与新生儿体温调节功能低下、寒冷、早产、感染、窒息等有关。

2. 营养失调:低于机体需要量　与吸吮无力、热量摄入不足有关。

3. 有感染的危险　与免疫、皮肤黏膜功能低下有关。

4. 有皮肤完整性受损的危险　与皮肤硬肿、水肿有关。

5. 潜在并发症:DIC、肺出血。

6. 知识缺乏:家长缺乏正确保暖及育儿知识。

八、护理目标

1. 患儿体温恢复正常。

2. 患儿营养状况良好,体重增长在正常范围内。

3. 患儿住院期间未发生继发感染。

4. 患儿住院期间皮肤完整。

5. 患儿未发生并发症或能及时发现并积极处理并发症。

6. 患儿家长能掌握正确保暖及育儿知识。

九、护理措施

1. 复温　目的是在体内产热不足的情况下,通过提高环境温度(减少散热或外加热),以恢复和保持正常体温。

（1）若肛温>30℃,Ta-r≥0℃,提示体温虽低,但棕色脂肪产热较好,此时可通过减少散热使体温回升。将患儿置于已预热至中性温度的暖箱中,一般在 6~12 小时内恢复正常体温。

（2）当肛温<30℃时,多数患儿 Ta-r<0℃,提示体温很低,棕色脂肪被耗尽,虽少数患儿 Ta-r≥0℃,但体温过低,靠棕色脂肪自身产热难以恢复正常体温,且易造成多器官损害,所以只要肛温<30℃,均应将患儿置于箱温比肛温高 1~2℃的暖箱中进行外加热。然后根据患儿体温调整暖箱温度。在肛温>30℃,Ta-r<0℃时,仍提示棕色脂肪不产热,故此时也应采用外加温使体温回升。

如无上述条件,可采用温水浴、热水袋、电热毯或母亲怀抱等方式复温,但要防止烫伤。

2. 合理喂养　能吸吮者可经口喂养;吸吮无力者用滴管、鼻饲或静脉营养保证能量供给。

3. 保证液体供给,严格控制补液速度　应用输液泵控制,无条件者应加强手控滴速。建立输液记录卡,每小时记录输入量及速度。根据病情加以调节,以防止输液速度过快引起心力衰竭和肺出血。

4. 预防感染　做好消毒隔离,加强皮肤护理,经常更换体位,防止体位性水肿和坠积性肺炎。尽量减少肌内注射,防止皮肤破损引起感染。

5. 观察病情　注意体温、脉搏、呼吸、皮肤硬肿范围及程度、尿量、出血情况,做好记录及护理,备好抢救药物和设备(如氧气、吸引器、复苏囊、呼吸器)。

6. 辅助治疗护理　使用按摩疗法辅助治疗提高疗效。可使用相关安全药物涂于硬肿部位,以拇指指腹由内向外做环形按摩,力度适中,每次按摩 10~15 分钟,每日按摩 8~10 次,同时注意保暖或在暖箱中进行。

十、护理评价

1. 患儿体温是否恢复至正常范围。
2. 患儿是否维持良好的营养状况,体重是否增长。
3. 患儿住院期间是否发生继发感染。
4. 患儿住院期间皮肤是否完整。
5. 患儿是否发生并发症或是否及时发现并积极处理并发症。
6. 患儿家长是否能采取正确保暖措施,正确喂养护理患儿。

十一、健康教育

向家长介绍预防本病的知识。告知家长要观察患儿的反应、生命体征及皮肤情况,观察患儿有无低体温,有无硬肿、水肿,皮肤颜色有无改变,发现异常立即通知医护人员进行处理。患儿出院后,教会家长正确使用体温计的方法,告知家长要对患儿采取保暖措施,继续关注患儿反应、生命体征及皮肤情况,发现异常及时就医。

（边巴欧珠　杨长捷）

第十章

高原相关传染病的护理

第一节 寄 生 虫 病

一、脑囊虫病

(一) 概述

脑囊虫病是一种由猪带绦虫引起的可预防的中枢神经系统感染。人类通过食用未煮熟的食物特别是猪肉，或饮用受绦虫卵污染的水，或因不良卫生习惯而感染。幼虫在神经系统中发育，会导致脑囊虫病，这是此类感染最严重的一种，是世界各地癫痫可预防的最常见病因，也是全球癫痫发病的常见原因。

脑囊虫病是人类神经系统的常见感染和日益增长的公共卫生问题。西藏自治区也属于流行区，特别是一些爱食生肉及养家猪的病人，因"头痛及癫痫"来就诊的一部分病因是脑囊虫病。癫痫是影响病人生活质量的重要因素，但许多病人对其了解不多，导致就医率低，需要引起重视。

(二) 病因与病理生理

人既是绦虫的中间宿主，也是终末宿主。人类通过进食生猪肉，使绦虫虫卵经口进入消化道，随后经胃液消化孵化出幼虫，幼虫钻入胃肠壁血管，再随血液循环寄生于人体各器官组织，从而发生囊虫病，若寄生于脑组织中，则被称为脑囊虫病。由于感染和症状发作之间通常存在很长时间(数月至数十年)的潜伏期，因此个人接触史不应局限于近期。囊虫进入中枢神经系统的途径有两种：通过血液循环进入脑实质；通过脉络丛进入脑室系统、蛛网膜下腔及脊髓。发病机制如下：

1. 囊虫对周围脑组织的压迫和破坏。

2. 囊虫作为异种蛋白所引起的脑组织变态反应与炎症。

3. 囊虫阻塞脑脊液循环通路引起颅内压增高。

(三) 临床表现

临床表现多样，症状与囊虫寄生部位、数目、大小及包囊的位置有关，主要有头痛、癫痫发作、颅内高压、精神症状和智能障碍、局灶症状、脑膜刺激征、脑血管炎性改变等。主要表现有以下几方面：

1. 脑实质型　位于皮质的包囊引起全身性及部分癫痫性发作,可突然或缓慢出现偏瘫,感觉缺失,偏盲和失语。小脑的包囊引起共济失调,血管受损后可引起脑卒中。极少数病人包囊的数量很多,并分布于额叶或颞叶等部位,可发生痴呆。很罕见的情况是在感染期发生急性弥漫性脑炎,引起意识障碍直至昏迷。

2. 蛛网膜型　脑膜的包囊破坏或死亡可引起头疼、交通性脑积水和虚性脑膜炎表现;包囊在幕底池内转化为葡萄状后不断扩大,引起阻塞性脑积水;脊髓蛛网膜受累可出现蛛网膜炎症和蛛网膜下腔完全阻塞。

3. 脑室型　在第三和第四脑室内的包囊可阻断脑脊液循环,导致阻塞性脑积水。包囊在脑室腔内移动,并产生一种球状活瓣作用,可突然阻塞第四脑室正中孔,导致脑内压力突然增高,引起眩晕、呕吐、意识障碍、跌倒,少数病人可在没有任何前驱症状的情况下突然死亡。

4. 脊髓型　此型罕见,可在颈胸段出现硬膜外损害。

5. 癫痫发作　脑囊虫病最主要的临床症状,有的甚至是唯一症状。Carbin 等人总结发现有症状的脑囊虫病人中,复发癫痫的发生率为 80% 左右,单一病灶治疗后 6~12 个月癫痫发病率为13%~48%,机制尚不明确,可能与局部炎症反应和胶质增生有关。

(四)辅助检查

1. 实验室检查　外周血嗜酸性粒细胞增多;脑脊液淋巴细胞轻度增高,颅内压升高,蛋白质升高,糖降低。

2. 免疫学检查　ELISA 法检测血清囊虫抗体(+)。

3. CT 和 MRI　可发现脑积水及被阻塞的部位,脑实质囊肿发生钙化后,CT 可见单个或多个钙化点,增强为弥散形或环形增强影。CT 平扫可见多个点状钙化灶,CT 增强可见环形增强影。

(五)临床治疗

住院病人大多数予以阿苯达唑治疗,10~30mg/(kg·d),每个疗程 10 天,常规治疗周期为每个月 1 次。驱虫治疗 3 次后,常规复查头部 MRI,了解病灶治疗后的情况,常规使用甘露醇减轻脑水肿、地塞米松抗炎,癫痫发作者予以抗癫痫治疗。

(六)护理评估

1. 健康史

(1)流行病学与病因评估:人是猪带绦虫的终末宿主。感染途径有两种,最常见的是摄入带有虫卵污染食物或因不良卫生习惯导致虫卵摄入体内致病,其次是食用受感染的猪肉引起感染。自身感染或绦虫的节片进入胃,虫卵进入十二指肠内孵化逸出六钩蚴,蚴虫经血液循环分布于全身并发育成囊尾蚴。

(2)传播途径:感染绦虫的人是唯一的传播途径,青壮年最多见,男多于女。

(3)流行特征:绦虫病在我国分布广泛,猪带绦虫病多见于东北、华北、河南、云南、上海,多为散发。牛带绦虫病主要流行于贵州、西藏、四川、广西、新疆及宁夏等地区,常呈地方性流行。绦虫病的流行除与饮食习惯有关外,与养猪、养牛的方式也有关系。某些地区因以猪圈为厕或野外随地大便,猪成群放牧,导致猪感染率高。因此要询问病人的出生地,长期居住地及牲畜放养方式。

2. 身体评估　脑囊虫病典型的囊虫包囊直径为 5~10mm,可有薄壁包膜,或呈多个囊腔。脑膜包囊导致脑脊液中慢性淋巴细胞增多,脑实质中包囊内存活的蚴虫很少引起炎症感染。通常为感染后数年蚴虫死亡后才出现明显的炎性反应。

(七) 常用护理诊断/问题

1. 头痛　与颅内压增高有关。

2. 知识缺乏:缺乏疾病相关知识。

3. 有窒息的风险　与癫痫发作有关。

(八) 护理目标

1. 病人头痛症状好转。

2. 病人对脑囊虫病的了解程度提高。

3. 病人保持呼吸道通畅。

(九) 护理措施

1. 呼吸的观察与护理

(1) 观察呼吸频率、节律、深浅度和血氧饱和度的变化,保持呼吸道通畅。

(2) 每班评估肺部呼吸音变化,痰液的量、色、性状变化。

(3) 气管插管者,妥善固定气管插管,每班记录插管距门齿的刻度。

(4) 每 2 小时翻身、拍背,以利痰液的排出。

(5) 及时湿化吸痰,吸痰时严格无菌操作,并注意吸痰管插入的深度和负压大小。

(6) 定期做痰培养和药敏试验。

(7) 及时采血做血气分析监测,根据血气分析变化及时调整呼吸机参数。

2. 癫痫大发作的观察与护理

(1) 严密观察抽搐的发生部位、诱发因素、缓解因素、持续时间和伴随症状。

(2) 抽搐发生时,立即解开病人的衣领、裤带,头偏向一侧,张口器臼齿处放入,预防舌咬伤。指导家属勿用暴力按压肢体以防止骨折的发生。

(3) 立即遵医嘱予以地西泮 10mg 缓慢静脉推注,缓解后用地西泮或丙戊酸钠微量注射泵维持。使用地西泮时,注意观察呼吸的频率、节律和深浅度变化,避免发生呼吸抑制。以癫痫大发作为首发症状者,即使经治疗后症状消失,也应坚持口服抗癫痫药物 1~2 年,切忌突然减量或停药,以免癫痫再次发作。

3. 脑疝的观察与护理

(1) 脑囊虫病使用驱虫治疗后,死亡的囊尾蚴虫体释放的蛋白质对于人体是一种异体蛋白质,可引起严重的急性炎性反应。治疗过程中可出现颅内压进一步增高,有产生脑疝的危险。

(2) 严密观察生命体征、神志、瞳孔的动态变化,如出现病人神志改变、头痛剧烈伴有频繁的恶心呕吐、体温升高、脉搏徐缓、呼吸不规则、血压升高、瞳孔不等大等,应警惕脑疝的发生。

(3) 立即建立静脉通路并通知医生,予以 20% 甘露醇、白蛋白和甘油果糖等脱水降颅内压治疗,预防脑疝的发生。

4. 头痛的观察与护理　观察头痛的部位、性质、诱发因素、缓解因素、持续时间和伴随症状等。保持病室环境安静,光线宜暗。向病人解释头痛发生的原因、治疗及预后,举例同类病人的治愈经过,使病人树立战胜疾病的坚强信念,家属应该多给予病人正性的支持。遵医嘱按时使用脱水剂、止痛药物,保证病人的休息。

5. 恶心呕吐的观察与护理　观察恶心呕吐的次数,呕吐物的色、量、性状、伴随症状,减轻或诱发因素等。及时更换污染的被单和衣服。每次呕吐后协助病人清水漱口,指导低脂、清淡、丰富维生素的食物和水果摄入。评估病人面色、皮肤弹性、上臂三角肌厚度、白蛋白、血生化指标的变化,以判断有无营养不良的发生。遵医嘱予以甲氧氯普胺 10mg 肌内注射,每 12 小时一次,并给予补液、维生素、10% 氯化钾、白蛋白等对症支持治疗。

6. 感觉、运动障碍的观察　表现为不同程度的肢体麻木、乏力和行走不稳。注意观察感觉、运动障碍的范围及程度。同时进行安全指导,行走时应有家人陪护,并且沿可支撑的墙边行走;鞋袜应宽松。禁止使用过冷过热的物品接触患肢,冬天禁止使用热水袋;预防烫伤、冻伤、跌伤等意外发生。每天按摩患肢,力量适中。劝导病人不要急于求成,向其说明只要及时采用驱虫治疗,症状会慢慢减轻甚至消失。

(十) 护理评价

1. 病人头疼是否缓解。

2. 病人是否了解疾病相关知识。

3. 病人呼吸道是否保持通畅,有无出现呼吸困难症状。

(十一) 健康教育

1. 加强卫生宣教力度,使人们认识不良卫生习惯和进食"米猪肉"的危害性。

2. 给病人解释服用驱虫药的过程中,由于虫体的死亡可能出现头痛、恶心、呕吐,甚至意识障碍等症状,因此建议病人必须住院治疗,如有不适症状及时报告医生及护士。

3. 告知病人,除脑室型需要手术外,绝大多数病人经内科治疗是可以痊愈的。

4. 用药需要 4 个疗程以上,每个疗程间隔 2 个月,让病人有充分的心理准备、以便配合。

5. 针对性做好预防并发症的宣教,交代病人按时、按量、长期服用抗癫痫药,不能随意减量或停用,并定期检查肝功能。

6. 给病人讲解治愈康复的案例,讲述治疗的经过,增强病人的治疗信心。对有一定文化的病人,可以提供小册子在住院或出院后学习,对文化水平低、理解能力差的病人,可以教育陪护人员或家属,通过他们来指导病人,以满足病人的健康教育需求。

二、肺棘球蚴病

(一) 概述

肺棘球蚴病又称肺包虫病,是全身性寄生虫病,是由细粒棘球绦虫(犬绦虫)幼虫(棘球蚴)在肺内寄生所致的囊肿性疾病。人畜共患,主要流行于畜牧业发达的地区。其中细粒棘球绦虫最为常见。

(二) 病因与病理生理

1. 病因　棘球绦虫主要有以下 4 种:细粒棘球绦虫、多房棘球绦虫、少节棘球绦虫和伏氏棘球绦虫,其中细粒棘球绦虫和多房棘球绦虫对人危害最大。定居寄生的主要部位是肝、肺,其次是脑、纵隔等,并可相互转移。成虫寄生在犬小肠中,卵随粪便排出后污染食物,人(或羊、猪、牛)进食后,在上消化道中卵壳经胃液消化而孵化成幼虫,即六钩蚴。后穿过消化道黏膜进入血液,至门静脉系统。大多数蚴滞留在肝内(约75%~80%),少数六钩蚴通过肝进入血液循环至肺(约占8%~15%)及其他器官。肺棘球蚴囊肿80%为周边型,右肺多于左肺,下叶多于上叶。右肺血流量略多,与肝脏较近,二者之间有较丰富的淋巴管相通,这可能是右肺多见的原因。囊肿多为单发,占65%~75%(图10-1)。

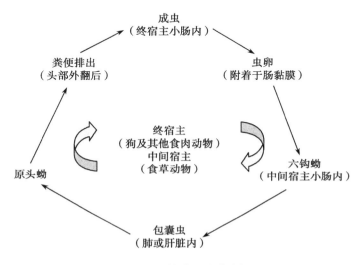

图 10-1 棘球蚴感染途径

2. 病理生理 肺棘球蚴病的病理改变除囊肿本身外,主要是巨大囊肿对肺的机械性压迫,使周围肺组织萎缩、纤维化或有淤血、炎症发生。直径>5cm的囊肿即可使支气管移位、管腔狭窄,或使支气管软骨坏死,进而破入支气管。表浅的肺棘球蚴囊肿可引起反应性胸膜炎,巨大的囊肿还可能破入胸腔,大量头节外溢,形成许多继发性棘球蚴囊肿。位于中心的囊肿偶有侵蚀、穿破大血管致大出血,少数棘球蚴囊肿有钙化。如囊肿破向细支气管,空气进入内囊外囊之间,可形成多种X线征。已有感染或破裂的囊肿可合并胸腔及纵隔脓肿或脓胸,肝棘球蚴囊肿破裂后可能与胸腔或肺、支气管相通,形成肺棘球蚴囊肿-胆管-支气管瘘。

(三)临床表现

肺棘球蚴囊肿由于生长缓慢,如无并发症,可多年无症状。随着囊肿逐渐长大可出现咳嗽、咳痰、胸痛、咯血、气促等症状。如囊肿破入支气管,病人先有阵发生咳嗽,继而咳出大量透明黏液,内囊亦可随之分离。如咳出痰液中可找到头节,并发继发性感染;局部支气管扩张者则症状类似肺脓肿,出现高热、咳脓痰和血等。囊液量大的有发生呼吸困难和窒息危险,子囊及头节外溢,能形成多个新囊肿。病人常伴有变态反应,如皮肤潮红、荨麻疹和喘息,严重的可休克。囊肿破裂感染者有发热、咳黄痰等肺部炎症及肺脓肿症状。少数囊肿破入胸腔,则形成液气胸,继而成为脓胸或支气管胸膜瘘,出现发热、胸痛、气短、支气管痉挛和休克,嗜酸性粒细胞增多症等变态反应。

（四）辅助检查

1. X线检查　　胸部X线检查为棘球蚴病的主要诊断方法,在流行区、有明确接触史,单凭X线胸片大部分可以确诊。

2. CT或B超检查　　包囊内有分隔结构是有活性包囊的特征。肺部影像呈圆形包块,CT证实包块内充满液体,肝外血清学检查阳性率低。根据棘球蚴囊肿的病理形态与并发症的影像特征,结合临床病理分类可分为5型:单发型、多发型、钙化型、感染型、破裂型。

3. 实验室检查　　血常规显示嗜酸性粒细胞比例增高,棘球蚴补体结合试验阳性,棘球蚴液皮内试验阳性。

（五）临床治疗

主要是手术切除,无特效药物。

1. 内囊摘除术　　适用于无并发症的肺棘球蚴囊肿。术中需要注意避免囊液外溢进入组织引起过敏。可用穿刺针抽出部分囊液,注入少量10%的氯化钠溶液以杀灭头节,15分钟后切开外囊,将内囊完整取出。也可以不穿刺囊肿,沿外囊与内囊间隙扩大分离面,于气管内加压吹气使肺膨胀,内囊即可完整逸出。剥离切除外囊壁,用细丝缝合壁囊的细小支气管开口(图10-2)。

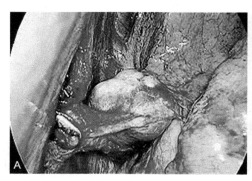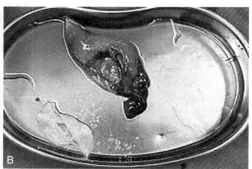

图10-2　内囊摘除术

2. 囊肿摘除术　　适用于较小的、无并发症、位于肺组织深部的肺棘球蚴囊肿,将外囊与内囊摘除,然后缝合肺组织创面。

3. 肺切除　　用于囊肿已破裂、肺组织有严重感染,并发支气管扩张、肺纤维化、脓胸、支气管胸膜瘘或肺癌不能除外的病人。

（六）护理评估

1. 健康史

（1）一般情况:包括年龄、性别、婚姻和职业,是否居住疫区,是否接触狗、羊等牲畜。

（2）疼痛情况:评估疼痛的发生时间、部位、性质、诱因和程度等。

（3）既往史:有无手术史、过敏史,是否有疫区生活史及是否接触狗、羊等牲畜,既往是否有肺棘球蚴病等。

2. 身体评估　　有无发热、全身乏力等。了解有无呼吸困难、咳嗽、咳痰,痰液的量、颜色及性质等。

3. **心理社会状况**　了解病人对疾病的认知程度,对手术的顾虑及思想负担;了解家属对病人的关心和支持程度。

(七)常用护理诊断/问题

1. **焦虑**　与病人担心预后有关。

2. **气体交换受损**　与缺氧、呼吸困难及肺叶切除有关。

3. **疼痛**　与手术刺激及病人的耐受性有关。

4. **清理呼吸道无效**　与术后咳痰无力有关。

5. **潜在并发症:肺不张、出血、肺部感染、切口感染。**

(八)护理目标

1. 病人焦虑程度减轻,配合治疗及护理。

2. 病人恢复正常的气体交换功能,无缺氧征象。

3. 病人主诉疼痛减轻或消失。

4. 病人能有效咳出痰液,呼吸道通畅,呼吸音清。

5. 病人术后未发生并发症或能及时发现并积极处理并发症。

(九)护理措施

1. **术前护理**

(1)心理护理:多数病人对肺棘球蚴病认识不足,护士应耐心、细致讲解,鼓励病人,取得病人信任,使其积极配合治疗。

(2)活动及注意事项:由于肺棘球蚴囊肿壁薄而脆,容易发生破裂,因此应嘱咐病人尽量减少活动,避免剧烈咳嗽、胸部受压等,防止棘球蚴囊肿破裂。同时指导病人做好有效咳嗽、深呼吸、腹式呼吸,练习床上大小便,预防感冒。

(3)术前准备:高原地区易发生围手术期低氧血症和低氧饱和度,术前纠正低氧血症、保护肺功能。术前详细了解病史,进行体格检查,确定是否合并有阻塞性肺疾病及其他疾病,要求吸烟者戒烟。合并慢性支气管炎、肺气肿病人给予支气管扩张剂、祛痰剂、抗生素等药物雾化吸入。

2. **术后护理**

(1)一般护理:未清醒的病人去枕平卧、头偏向一侧,以防呕吐导致呼吸道堵塞窒息;病人清醒、生命体征稳定后,采用半卧位或坐位,使胸腔容积加大,有利于呼吸及胸腔内气体及液体的排出。高原地区开胸术后病人极易发生低氧血症,有条件时应将病人安置在 ICU 病房监护,监测动脉血气、生命体征,观察病人神志、意识,准确记录尿量,保持呼吸道通畅。

(2)引流管的护理:保证引流管固定良好、通畅,防止脱落、扭曲。严密观察胸腔引流液的颜色、性质和量的变化,做好详细的记录。如引流液颜色鲜红,且短时间内量较大,应警惕胸腔内有无活动性出血,及时通知医生处理。更换引流瓶时必须严格无菌技术操作,防止引流液倒流。

(3)控制输液速度:开胸肺部手术后过快过多补液可能造成病人循环血量过多,导致心脏负担过重或肺水肿的发生。输液不超过 40 滴/min,记录出入量,严格按计划补液。

(4)定时做好口腔护理,保持床单元干燥、整洁。对受压部位定时按摩,防止压力性损伤形成。鼓励病人早期下床活动,防止下肢静脉血栓形成。

（十）护理评价

1. 病人焦虑程度是否减轻。

2. 病人呼吸功能是否改善,有无气促、呼吸困难、发绀等缺氧征象。

3. 病人是否主诉疼痛减轻或消失。

4. 病人是否能自主排痰,并保持呼吸道通畅。

5. 病人是否发生并发症或是否及时发现并积极处理并发症。

（十一）健康教育

1. 向病人详细讲解肺棘球蚴病的传播途径及预防知识,改变不良的生活习惯。

2. 遵医嘱定期复查,如有不适随诊。

3. 加强营养,保证睡眠充足,避免劳累。

4. 指导病人呼吸功能锻炼及有氧运动,增加抵抗力,避免呼吸道感染。

三、肝棘球蚴病

（一）概述

肝棘球蚴病是牧区较常见的寄生虫病,是由棘球绦虫的幼虫寄生在人体所致的一种人兽共患寄生虫病。虫种有细粒棘球绦虫、伏氏棘球绦虫、多房棘球绦虫和少节棘球绦虫。其宿主、形态、分布地区不同,以细粒棘球绦虫最多见,存在地方性,称为地方性寄生虫病。犬是最主要的终宿主,狼、豺和狐等野生食肉动物也可为其终宿主;中间宿主主要是羊、牛、猪等家畜动物,也可感染野生食草动物、啮齿类动物。人是细粒棘球绦虫的优先中间宿主。

（二）病因与病理生理

肝棘球蚴病的主要病因是棘球绦虫卵的感染,虫卵经口感染人体后在胃及十二指肠消化,经肠壁进入肠系膜小静脉而到达门静脉系统,幼虫大多寄生在肝脏。

1. **传染源**　犬为终宿主和主要传染源。犬的感染率一般为 30%~50%。狼、狐等主要是野生动物中间的传染源。犬由于吞食含虫囊的内脏而感染,其妊娠节片具有活动能力,可爬在皮毛上,故与其密切接触易受到感染。

2. **传播途径**　主要是粪口进行传播,犬粪便中带有虫卵,人类接触粪便后,卫生习惯差,虫卵易经口进入人体。

3. **易感人群**　感染人群没有明显的性别差异,主要与环境卫生及不良饮食卫生习惯有关。病人以牧民与农民多见。

（三）临床表现

病人常具有多年病史,病程呈渐进性发展。早期症状不明显,可于体检中发现。发展到一定时候,出现上腹部胀满感、轻微疼痛或压迫邻近器官所引起的相应症状。常见的就诊情况是病人因各种并发症而就诊,如因过敏反应而有皮肤瘙痒、荨麻疹、呼吸困难、咳嗽、发绀、呕吐、腹痛等。

（四）辅助检查

1. **X线检查**　肝囊型棘球蚴病或肝泡型棘球蚴病较大时肝显影增大、右膈升高和活动受限。肝棘球蚴钙化影呈圆形或椭圆形,泡型棘球蚴则显示弥散性丛点状或小圈形钙化影。

2. 超声检查　为首选检查方法,囊肿呈圆形或类圆形,壁较厚,边界清楚、光整,囊内可见子囊,其中可见光环、光团或活动光点。病变周围可有增强回声。

3. CT检查　表现为肝内圆形或类圆形低密度区,边界清楚、光整,囊壁及囊内分隔有增强效应。囊壁可见钙化,呈壳状或环状,厚薄规则,为肝棘球蚴病主要表现。

4. 免疫学检查　血清免疫试验用以检测病人血清抗体,试验方法多种,但以间接血凝试验（IHA）和 ELISA 最为常用。

(五) 临床治疗

手术治疗为主要的治疗方法。手术原则是清除内囊,防止囊液外溢,消灭外囊残腔,预防感染。

1. 内囊摘除术　临床上最常用的方法。适用于无感染的病例。随着肝外科技术的发展及对肝棘球蚴病病理生理学认识的提高,手术不仅可以切除寄生虫外生囊,同时可一并切除因寄生虫囊肿引起的囊周肝实质病变区。内囊摘除外囊内翻缝合或内囊摘除外囊内翻缝合加置管引流术,此方法应用多年,并且是采用最多的一种术式,约占肝棘球蚴病手术病人的96%。

2. 外囊摘除术　适应证广泛,术后疗效好,无残腔形成。适用于完全内囊摘除和穿刺内囊摘除的单纯性棘球蚴病,内囊变性坏死或内囊退化以及囊壁钙化的肝棘球蚴病。

3. 肝切除术　能完整切除棘球蚴,治疗效果最佳。从现代肝外科学的角度来看,切除寄生虫感染的肝脏是最理想的方法,但对因棘球蚴感染而行肝切除要谨慎。一方面是因为肝棘球蚴病非恶性病变,且多为中心性的生物性疾病;另一方面肝切除涉及术后处理以及术后肝组织的再生能力等问题,因此对肝棘球蚴病行肝切除术仅适用于不能清除、无法恢复正常的病变肝组织。

4. 腹腔镜摘除术　随着腹腔镜技术的不断成熟与发展,其在治疗肝棘球蚴病中取得了很大的进展。腹腔镜手术具有创伤小、疼痛轻、能有效缩短住院时间等优点。手术方式包括完整棘球蚴外囊切除术、内囊摘除术和肝叶切除术。考虑到棘球蚴囊液外溢会播散种植的生物学特点,需要严格把握适应证,首选棘球蚴外囊完整切除术和肝叶切除术。

5. 肝移植治疗　由于肝棘球蚴病发现多在中晚期,大部分病人伴有肝门及下腔静脉的侵犯故而无法达到根治性切除病灶,严重影响了病人的生活质量和生存率。肝移植的成功为晚期肝棘球蚴病的治疗提供了支持。

(六) 护理评估

1. 健康史

（1）一般情况:生活方式,饮食习惯。

（2）既往史:是否有疫区生活史,是否接触狗、羊等牲畜,既往是否感染肝棘球蚴病。

（3）专科疾病早期症状及体征:出现右上腹包块的时间,何时发现肝大及触及肿块,是否有邻近器官压迫症状,有无发热、黄疸,以及有无门静脉高压所致的出血现象。

2. 身体评估　生命体征;体重、营养状况;皮肤有无瘙痒、破损。

3. 心理社会状况　了解病人有无焦虑情绪,家属支持及经济情况。

(七) 常用护理诊断/问题

1. 疼痛　与术后切口疼痛有关。

2. 焦虑　与担心手术预后及住院费用高,环境陌生有关。

3. 睡眠型态紊乱　与环境改变及担忧病情有关。

4. 知识缺乏:缺乏手术、麻醉及术前准备的相关知识。

5. 营养失调:低于机体需要量　与疾病导致恶心呕吐,进食差有关。

6. 潜在并发症:感染、休克。

(八) 护理目标

1. 病人疼痛程度减轻或消失。

2. 病人焦虑情绪减轻。

3. 病人睡眠质量良好。

4. 病人了解疾病及手术知识。

5. 病人营养状况逐步改善。

6. 病人未发生并发症或能及时发现并积极处理并发症。

(九) 护理措施

1. 一般护理　病室温湿度适宜。指导病人适当活动,加强腹部观察,防止腹部撞击。指导病人进食高蛋白、高热量、高维生素、易消化饮食,少量多餐。合并肝硬化、有肝功能损害者,适当限制蛋白质摄入,必要时可给予肠内外营养支持。遵医嘱输注血浆、白蛋白,补充维生素 K 和凝血因子等,改善贫血、纠正低蛋白血症和凝血功能障碍,提高手术耐受力。

2. 术前护理

(1) 常规准备:术前一天备皮、皮试、禁食。

(2) 心理护理:根据病人不同心理状态、不同性格、不同文化层次给予个体化心理疏导;向病人及家属耐心细致地讲解手术的优点、手术过程、麻醉方式及术后注意事项,消除病人及家属的顾虑,增强其配合手术的信心。

3. 术后护理

(1) 体位护理:全麻术后病人常去枕平卧,头偏向一侧,避免误吸引起窒息。待完全清醒、血压平稳后改为半卧位,有助于呼吸,减轻伤口肿胀及疼痛,利于伤口愈合,同时便于留置引流管。

(2) 病情观察:密切观察生命体征;观察伤口渗出的情况;妥善固定引流管。使用腹带减轻伤口张力防止伤口裂开,保持松紧合适。

4. 饮食护理　术后协助病人早期下床活动,促进肠蠕动恢复,防止肠粘连。术后待肠功能恢复、排气后开始进食,少量多餐,逐渐从流食向半流食、普通饮食过渡,以高蛋白、高热量、高维生素和补充膳食纤维为原则。必要时提供肠内外营养支持。

5. 疼痛护理　教会病人及家属使用分散注意力、正确起身、有效咳嗽的方法,消除引起疼痛的因素,必要时给予止痛治疗。

6. 并发症的观察与护理

(1) 出血:术后出血的原因多为棘球蚴囊腔创面渗血。观察引流管是否通畅以及引流液的量、颜色和性质。密切观察血压变化情况。

(2) 感染:引流管脓性液体多,多为囊肿残腔感染,应保持引流管通畅。收集引流液标本,进行细菌培养及药敏试验,给予抗感染治疗。

（3）胆瘘:术后引流管引流出胆汁样液体,多为术后包囊创面毛细胆囊渗漏。少数棘球蚴囊腔与肝胆管相通者,胆汁漏量大,持续时间长,注意引流液的量和性质。必要时再次手术治疗。

（十）护理评价

1. 病人疼痛程度是否减轻。

2. 病人焦虑情绪是否减轻。

3. 病人夜间是否可安睡。

4. 病人是否可以说出疾病相关知识及术前准备事项。

5. 病人营养状况是否改善。

6. 病人是否发生并发症或是否及时发现并积极处理并发症。

（十一）健康教育

1. 加强营养,进高蛋白、高热量、高维生素等饮食。

2. 避免劳累及重体力的劳动。

3. 注意个人卫生,饭前、便后均洗手。

4. 建立健康的生活方式,不食生、未煮熟的食物,不食有病的动物内脏,生熟菜板要分开。

5. 做好环境卫生,保护水源。

6. 遵医嘱口服治疗药物。

7. 门诊定期进行随访。

第二节　结　核　病

一、肺结核

（一）概述

1. 定义及流行病学特点　肺结核是结核分枝杆菌引起的肺部慢性传染性疾病,是当今世界上直接危害人类生命健康的一种疾病,具有传染性强及病死率高等特点。我国是结核性疾病高发国家,WHO 2018 年发布的全球结核病报告表明,中国结核病新发病人数为 88.9 万人,其发病率位居全球第二位,仅次于印度,是世界上结核病疫情负担最重的 22 个国家之一。我国结核病的疫情呈现感染率高、患病率高、死亡人数多和地区患病率差异大的特点。近年来,西藏自治区已对所有肺结核病人实行免费诊疗政策,且免费项目不断扩大,严格规范落实国家肺结核防控的策略,由于我国高原偏远地区自然条件艰苦,当地经济发展不平衡,医疗技术及水平尚不成熟,部分地区未开展卡介苗预防接种,加之地域辽阔,居住分散,交通不便,大多数农民及文化水平较低人群不能正确认识结核性疾病的危害,致使结核防治工作滞后,发病率仍呈较高发展趋势。2008—2017 年,西藏自治区肺结核平均报告发病率为 105.70/10 万,标化报告发病率为 108.10/10 万,总体而言,2008—2017 年西藏自治区肺结核报告发病率平均以 1.83% 的速度下降。

2. 分类

（1）原发性肺结核:指初次感染即发病的肺结核,典型病变称为原发复合征（primary complex）,

包括初感染结核病灶、支气管淋巴结结核及初感染病灶与淋巴结之间的淋巴管炎。多见于儿童，胸部影像学检查主要表现为肺内原发病灶及胸内淋巴结肿大，或单纯胸内淋巴结肿大。

（2）血行播散性肺结核：包括急性、亚急性及慢性血行播散性肺结核。急性血行播散性肺结核表现为两肺均匀分布大小、密度一致的粟粒样结节；亚急性或慢性血行播散性肺结核的弥漫性结节，多分布于两肺上中部，大小不一、密度不等，可有融合。儿童急性血行播散性肺结核有时仅表现为磨玻璃样影，婴幼儿粟粒病灶周围渗出明显，边缘模糊，易于融合。

（3）继发性肺结核：是成人肺结核的最常见类型，胸部影像表现多样。轻者主要表现为斑片、结节及条索影，或表现为结核瘤或孤立空洞；重者可表现为大叶性浸润、干酪性肺炎、多发空洞形成和支气管播散等；反复迁延进展者可出现肺毁损，毁损肺组织体积缩小，其内多发纤维厚壁空洞、继发性支气管扩张，或伴有多发钙化等，邻近肺门和纵隔结构牵拉移位，胸廓塌陷，胸膜增厚粘连，其他肺组织出现代偿性肺气肿和新旧不一的支气管播散病灶等。

（4）气管支气管结核：指发生在气管或支气管的黏膜、黏膜下层、平滑肌、软骨及外膜的结核病，是肺结核的特殊临床类型。主要表现为气管或支气管壁不规则增厚、管腔狭窄或阻塞，狭窄支气管远端肺组织可出现肺不张或肺实变、支气管扩张及其他部位支气管播散病灶等。

（5）结核性胸膜炎：分为干性胸膜炎和渗出性胸膜炎。干性胸膜炎是结核性胸膜炎的早期炎性反应，通常无明显异常影像表现；渗出性胸膜炎主要表现为胸腔积液，胸腔积液可为少量或中大量的游离积液，也可以是胸腔任何部位的局限积液，吸收缓慢者常合并胸膜增厚粘连，也可演变为胸膜结核瘤及脓胸等。

（二）病因与病理生理

1. 病因

（1）病原学：典型的结核分枝杆菌是细长稍弯曲两端圆形的杆菌，分为人型、牛型、非洲型和鼠型4类，其中引起人类结核病的主要为人型结核分枝杆菌，其余型少见。结核分枝杆菌的生物学特性有抗酸性、生长缓慢、抵抗力强、菌体结构复杂。

（2）肺结核的传播

1）传染源：传染源主要是痰中带菌的肺结核病人，尤其是未经治疗者。传染性的强弱取决于痰内细菌量的多少，痰涂片检查阳性者属于大量排菌，痰涂片阴性而痰培养阳性者属于微量排菌。病人在咳嗽、咳痰、打喷嚏或高声说笑时，可产生大量的含有结核分枝杆菌的微滴，$1\sim5\mu m$大小的微滴可较长时间悬浮于空气中，在空气不流通的室内可达5小时，与病人亲密接触者可能吸入而感染。

2）传播途径：飞沫传播是肺结核最重要的传播途径。

3）易感人群：机体免疫功能低下的人群均是易感人群，婴幼儿、老年人、HIV感染者、慢性疾病病人等。

（3）肺结核的病理：结核病的基本病理变化是炎性渗出、繁殖和干酪样坏死。由于结核病的病理过程是破坏与修复同时进行，三种病理变化常同时存在，可以某一种变化为主，并可相互转化。主要取决于感染结核分枝杆菌的数量、毒力大小及机体的抵抗力和变态反应状态。

2. 高原特点　研究表明，在平原地区最常见的肺结核类型为浸润性肺结核，主要表现为肺部渗出、浸润及不同程度的干酪样病变,X线检查可见大小不等、边缘模糊的云絮状阴影。而高原地区由于气候寒冷、干燥,尤其秋冬季更有利于结核分枝杆菌的存活、生长、繁殖和传播,同时由于高原地区地广人稀,人群居住分散,多从事畜牧业,经济相对落后,发病无法及时就诊,因而病情较重。X线检查表现以两肺下野斑片、模糊状高密度影,两下肺结核较多。研究显示,西藏自治区肺结核类型以纤维空洞性和浸润性常见,占76.6%,纤维空洞性肺结核是由血行播散性肺结核和浸润性肺结核发展而来,是各类型结核的恶化、好转与稳定交替出现的后果,纤维空洞与不规则空洞、广泛纤维性病变及经支气管播散的病灶同时存在,还可见广泛纤维性病变引起的肺气肿和支气管扩张及并发肺心病。

(三) 临床表现

1. 全身中毒症状　发热最常见,多为长期午后低热。部分病人有乏力、食欲减退、盗汗和体重减轻等全身中毒性症状。育龄女性可有月经失调或闭经。若肺部病灶进展播散,可有不规则高热、畏寒等。

2. 呼吸系统症状

(1) 咳嗽、咳痰:是肺结核的常见症状,也是病人就诊的首要症状,多为干咳或咳少量白色黏液痰。有空洞形成时,痰量增多;合并细菌感染时,痰呈脓性且量增多;合并厌氧菌感染时有大量脓臭痰;合并支气管结核时表现为刺激性咳嗽。

(2) 咯血:最常并发于活动性结核,但也可能发生于治疗完成后,许多咯血病人的抗酸杆菌(acid-fast bacilli,AFB)涂片呈阳性,且常伴有空洞样病变。约1/3~1/2的病人有不同程度的咯血,病人常有胸闷、喉痒和咳嗽等先兆,以少量咳血多见,表现为痰中带血丝,少数严重者可大量咯血。结核病所致大咯血的来源包括肺动脉、支气管动脉、肋间动脉和肺脏的其他供血血管。结核性血管病变包括肺动脉或支气管动脉的动脉炎和血栓形成、支气管动脉扩张,以及拉斯穆森动脉瘤(Rasmussen aneurysm)。拉斯穆森动脉瘤是相对少见的咯血原因,它是指空洞性感染蔓延至支气管动脉的外膜与中膜,导致血管壁发生炎症和变薄而形成的动脉瘤。动脉瘤随后破裂,血流进入空洞,导致大咯血。

(3) 胸痛:炎症波及壁层胸膜时可引起胸痛,为胸膜炎性胸痛,随呼吸运动和咳嗽加重。

(4) 呼吸困难:当病变广泛和/或患结核性胸膜炎有大量胸腔积液时,可有呼吸困难。多见于干酪样肺炎和大量胸腔积液的病人,也可见于纤维空洞性肺结核的病人。

3. 体征　体征多寡不一,取决于病变性质及范围。

(1) 范围较小时,可无任何体征。

(2) 渗出性病变范围较大或干酪样坏死时,可有肺实变体征。

(3) 当存在较大的空洞性病变时,可闻及支气管呼吸音。

(4) 当存在较大范围纤维条索时,可出现气管向患侧移位、患侧胸廓塌陷、叩诊浊音、听诊呼吸音减弱、闻及啰音。

(5) 结核性胸膜炎多数有胸腔积液,气管支气管结核可有局限性干啰音,气管狭窄严重者可出现三凹征。

4. 并发症　可并发自发性气胸、脓气胸、支气管扩张、慢性肺源性心脏病。结核分枝杆菌随血行播散可并发淋巴结、脑膜、骨及泌尿生殖器官等肺外结核。

(四) 辅助检查

1. X 线检查　是诊断肺结核的常规首选方法。病变多位于上叶尖后段、下叶背段和后基底段,呈多态性,即有渗出的片状或斑片状浸润影、有增殖的结节影、条索影和钙化影,密度不均匀,边缘较清楚,病灶变化慢,易形成空洞和播散灶。有研究显示,西藏自治区纤维空洞性肺结核 X 线表现为空洞、纤维化、支气管播散三大特征,空洞壁可薄可厚,内壁可光滑可不规则,有时见气液平面;北京地区的纤维空洞性肺结核 X 线较少表现为空洞、纤维化、支气管播散三大特征;同时,西藏自治区肺结核 X 线表现肺段大片状病灶出现率较高,这也是当地肺结核 X 线表现特点之一,且多数病例经抗结核治疗 2 个月后复查 X 线检查显示,病灶明显吸收,提示病变性质以渗出为主,考虑与免疫力和变态反应相关。

2. 直接涂片抗酸杆菌镜检　是简单、快速、易行和较可靠的方法,但欠敏感。痰涂片阳性仅说明痰中存在抗酸杆菌,我国非结核分枝杆菌感染并不多见,故痰中检出抗酸杆菌对诊断肺结核有极重要的意义,一般至少检测 2 次。

3. 结核菌素皮肤试验(TST)　是判断是否存在结核分枝杆菌感染的主要检测方法。皮内注射 5 IU 结核分枝杆菌纯蛋白衍生物于左前臂屈侧做皮内注射,48~72 小时后观察皮肤硬结直径大小。一般以≥5mm 作为阳性判断标准,5~9mm 为弱阳性(+);10~19mm 为阳性(++);≥20mm或直径虽<20mm 但局部出现水疱、坏死为强阳性(+++)。结核菌素试验阳性仅表示曾有结核感染,结核菌素试验对婴幼儿的诊断价值较成人大,因年龄越小,自然感染率越低,3 岁以下强阳性反应者,应视为有新近感染的活动性结核病。结核菌素试验阴性除提示没有结核分枝杆菌感染外,还见于初感染结核分枝杆菌 4~8 周内,机体变态反应尚未建立,或机体免疫能力低下或受抑制时。

4. 胸腔积液检查　存在胸腔积液者,可行胸腔穿刺术抽取胸腔积液进行胸腔积液常规、生化、结核分枝杆菌等相关检查。结核性胸膜炎的胸腔积液为渗出液,单核细胞为主,胸腔积液腺苷脱氨酶(adenosine deaminase,ADA)常明显升高,通常≥40U/L。

5. 纤维支气管镜检查　对支气管结核的诊断有重要的价值。也可取肺内病灶进行活检,提供病理学诊断。

(五) 临床治疗

肺结核的临床治疗包括化学治疗、对症治疗以及手术治疗等,其中化学治疗是核心。结核病化学治疗的基本原则是早期、规律、全程、适量、联合。

1. 肺结核化学治疗常用抗结核病药物

(1) 异烟肼(isoniazid,INH,H):异烟肼是一线抗结核病药物中单一杀菌力最强的药物,对生长繁殖期的结核分枝杆菌作用强,对静止期的结核分枝杆菌作用较弱且慢。成人剂量为每日 300mg,顿服;儿童 5~10mg/kg,最大剂量每日不超过 300mg。偶发生药物性肝炎、周围神经炎等不良反应。

(2) 利福平(rifampicin,RFP,R):为利福霉素类半合成广谱抗菌药,对结核分枝杆菌和部分非结核分枝杆菌(包括麻风分枝杆菌等)在宿主细胞内外均有明显的杀菌作用。成人剂量为每日 8~10mg/kg,体重在 50kg 及以下者为 450mg,50kg 以上者为 600mg,顿服。儿童剂量为每日 10~20mg/kg。主要不良反应为肝损害和过敏反应。

（3）吡嗪酰胺（pyrazinamide,PZA,Z）:pH 在 5~5.5 时,杀菌作用最强。尤其对处于酸性环境中缓慢生长的吞噬细胞内的结核分枝杆菌,是目前最佳杀菌药物。在细胞内抑制结核分枝杆菌的浓度比在细胞外低 10 倍,在中性、碱性环境中几乎无抑菌作用。成人每日用药为 20~30mg/kg,儿童每日 30~40mg/kg。常见不良反应为高尿酸血症、肝损害、皮疹、食欲减退、关节痛、恶心。

（4）乙胺丁醇（ethambutol,EMB,E）:为合成抑菌抗结核病药,仅对生长繁殖期的分枝杆菌有效。成人口服剂量为 0.75g/d。不良反应为球后视神经炎,用于儿童时需要密切观察视野视力变化。

（5）链霉素（streptomycin,SM,S）:为一种氨基糖苷类抗生素,对结核分枝杆菌有强大抗菌作用,与其他抗结核病药物联合应用可减少或延缓耐药性的产生。肌内注射,注射前须进行皮试,阴性者方可使用,每日量为 0.75~1.0g。不良反应主要为耳毒性、前庭功能损害和肾毒性。

2. 手术治疗　结核病的外科治疗已有百年历史,需要外科手术治疗的结核病主要包括耐多药肺结核、支气管结核、结核性脓胸、结核性毁损肺、结核性支气管扩张、结核球等。近年来,外科手术在结核病治疗中继续发挥着重要作用,特别是介入技术,对肺结核、支气管结核、结核性胸膜炎及结核性脓胸的治疗有重要价值。

3. 对症治疗

（1）发热:有效抗结核治疗后肺结核所致的发热大多在 1 周内消退,少数发热不退者可应用小剂量非甾体抗炎药,如布洛芬等。急性血行播散性肺结核或伴有高热等严重毒性症状或高热持续不退者,可在抗结核病药物治疗基础上使用糖皮质激素,一般每日 20~30mg 泼尼松。糖皮质激素可能有助于改善症状,但必须在充分有效抗结核病药物的前提下使用。

（2）咯血:少量咯血时多以安慰和消除紧张情绪、卧床休息为主,可用氨基己酸、凝血酶、卡洛磺钠等药物止血。大咯血可危及生命,应特别警惕和尽早发现窒息先兆征象。出现明显咯血的病人应立即接受评估,以确定出血来源,便于立即干预。迅速畅通气道是抢救大咯血窒息的首要措施,其他还包括体位引流、负压吸引、气管插管等。大咯血者可使用垂体后叶素 8~10U 缓慢静脉推注,血压正常者可使用酚妥拉明 10~20mg 加入生理盐水 250ml 中缓慢静脉滴注。对于药物难以控制的大咯血,在保证气道通畅的情况下应紧急转诊至有条件的专科或综合医院进行手术治疗或支气管动脉栓塞术。除了即将发生的致命性失血（需要立即手术治疗）外,支气管动脉栓塞在其他可行的情况下都是首选治疗方法。

（3）气管支气管结核所致气道狭窄:气管支气管结核导致气管及支气管明显狭窄时常影响病人呼吸功能,严重者会出现呼吸衰竭,需要在全身抗结核治疗的基础上,同时给予冷冻、球囊扩张等气道介入治疗。

（六）护理评估

1. 健康史

（1）询问与本病有关的病因及诱因:如近期是否接触过肺结核病人,是否存在导致抵抗力下降的因素,如过度劳累、妊娠、营养不良,是否长期服用免疫抑制剂等。

（2）了解起病时间、病程及病情变化,有无高热、咳嗽加剧等结核播散现象,有无咯血及窒息先兆。

（3）其他:由于本病治疗周期长,需要病人有良好的治疗依从性,评估病人的生活环境、经济基础、受教育程度,以及病人当前的心理状况,有无张、焦虑、抑郁,甚至恐惧等,评估病人对本病的认识程度、态度等。

2. 身体评估

（1）全身症状:生命体征,如体温、脉搏、呼吸和血压;有无结核中毒症状（低热、乏力、盗汗、食欲减退、体重减轻等）;有无呼吸道症状（咳嗽、咳痰 2 周以上,或伴有咯血、痰中带血）。

（2）评估病人阳性体征:病人体征取决于病变性质和范围。病变范围较小时,可以没有任何体征;渗出性病变范围较大或干酪样坏死时,可能有实变体征,如触觉语颤增强、叩诊浊音、听诊闻及支气管呼吸音和细湿啰音;较大的空洞性病变听诊也可闻及支气管呼吸音;支气管结核可出现局限性哮鸣音等。少数病人可有类风湿样表现,称为结核性风湿症,常累及四肢大关节,可在受累关节附近见结节性红斑或环形红斑。

（3）评估病人的营养状况:近期（3 个月内）有无体重减轻及减轻程度。

（七）常用护理诊断/问题

1. 体温过高   与结核分枝杆菌感染有关。

2. 营养失调:低于机体的需要量   与疾病导致的高代谢状态相关。

3. 知识缺乏:缺乏肺结核相关预防和治疗知识。

4. 活动无耐力   与结核感染后机体消耗增加、代谢紊乱有关。

5. 潜在并发症:大咯血、窒息、肝肾功能不全、癌变等。

（八）护理目标

1. 病人体温下降,感到舒适。

2. 病人机体营养需要量与摄入量平衡。

3. 病人基本掌握肺结核相关预防和治疗知识。

4. 病人活动耐力逐渐恢复。

5. 病人未发生并发症或能及时发现并积极处理并发症。

（九）护理措施

1. 一般护理

（1）环境的调整:保证休息环境的清洁与舒适。尽力改善高原地区牧民的生活条件与居住环境。室内定时通风,特别是晨起、午后、夜间睡觉前。有盗汗者应及时用温毛巾擦干汗液,勤换内衣,必要时每天更换床单,有条件者每天淋浴。

（2）休息与活动:早期中毒症状明显,需要卧床休息。随着体温恢复,症状减轻,可下床活动,参加户外活动及适度的体育锻炼。部分轻症病人可在坚持口服用药下继续从事轻体力工作,以不引起疲劳或不适为宜。

（3）消毒与隔离:消毒隔离是肺结核护理措施的重要步骤。护理人员以适宜的方式教会病人正确佩戴口罩,不随地吐痰、不对着他人大声说话等。让病人及家属认识到消毒隔离措施在疾病预防和治疗中的重要性,让他们主动参与医务人员的护理工作,避免交叉感染,防止菌群在人群中播散。指导病人咳嗽、打喷嚏时以纸巾或手帕掩住口鼻。将痰吐在有盖容器中,1% 含氯消毒剂加入等量痰液内混合浸泡 1 小时以上方可弃去,或吐在纸上将其焚烧。保持口腔清洁,尤其是在夜间入睡时。碗筷等餐具用后煮沸 5 分钟再洗,剩余饭菜煮沸 5 分钟弃去,便具、痰具用 1% 含氯消毒剂或含氯石灰(漂白粉)液浸泡 1 小时再冲洗,床单、衣服等应用开水浸泡后再洗,衣被、书籍等物可在太阳下暴晒 2 小时。

(4)吸氧:高原地区自然环境恶劣,平均海拔高,绿色植被较少,地形多变。高寒地带空气干燥,氧分压较低,治疗肺结核需要氧疗。根据病人病情变化,适时给予低流量吸氧,帮助病人改善肺部功能。氧气的吸入能减轻病人呼吸困难的症状,提高氧饱和度,有利于改善咯血症状。

2. 用药护理 能否坚持药物治疗是治疗肺结核的关键。

(1)宣教到位:护士首先需要有目的、有计划地向病人及家属逐步介绍有关治疗的方案,服用药物的种类、名称、作用及注意事项等相关知识,特别需要注意,在解释药物的副作用及可能出现的不良反应时,需要帮助病人正确认识不良反应,避免加重病人的心理负担,产生焦虑情绪。告知病人只要及时处理,大部分的不良反应可以完全消失,鼓励病人坚持全程化疗,防止由于病人不愿意服药而产生耐药肺结核,进而增加疾病的难治性和经济负担。

(2)鼓励家庭支持:评估病人接受能力,必要时鼓励家属参与,与病人一起顺利完成全程治疗方案。

(3)提高服药依从性:护士应帮助病人分析治疗过程中可能面对的困难和阻力,以及如何克服这些问题。制订切实可行的计划,提高病人的治疗依从性。对于依从性差的病人应寻求公共卫生部门的参与。肺结核病人特别是耐药性肺结核病人,对于公共健康具有很大的危险性,需要定期随访,防止因病人服药依从性差而出现耐药,增加治疗难度。

3. 咯血护理

(1)持续密切关注病人的先兆征象:最常见的症状有咽喉部发痒、口干、口渴、全身发麻、胸闷、胸痛。病人可以闻到血腥味,感受到出血部位发热,继而出现大咯血。其次有情绪的改变,紧张、恐惧、烦躁不安。大咯血多发作于夜间或清晨,其中以下午 6 点至晚上 9 点常见,护士在此期间应格外注意观察监测。

(2)咯血的观察及护理

1)一般护理:①绝对卧床休息,立即调整为患侧卧位,帮助病人顺利咯血。保持呼吸道顺畅,嘱病人切勿屏气,保证病人完全吐出血液或血块,防止窒息,必要时及时吸出血液。②迅速建立静脉通路,必要时建立两条及以上静脉通路,以保证药物和液体顺利输入。③遵医嘱用药,正确应用止血药物,密切观察药物疗效,准确记录病人各项生命体征及咯血量,做好抢救记录。④抢救配合,咯血期间必须重视气管插管、吸痰等辅助工作,必要时行气管切开。

2)窒息的观察及护理:当病人出现大咯血或在咯血期间突然发生胸闷、咯血不畅、气促或出血骤停,随即出现烦躁不安、情绪紧张、口唇发绀,甚至伴有尿失禁、昏迷、抽搐等症状时,即表示为咯血窒息。立即取头低脚高位并叩击背部,协助排除呼吸道积血,给予高流量吸氧,必要时用吸引器吸出呼吸道内血液,随时做好气管插管和气管切开的准备。

3)心理护理:做好咯血病人的思想工作。大咯血多突然发生,病人会产生异常恐惧的情绪。护士应多巡视病人,必要时在病人床旁,以使病人有安全感。咯血病人的心理状态因人而异,护士要根据不同病人的特点进行针对性心理疏导,促使病人积极配合抢救。

4)口腔护理:针对咯血病人,及时帮助病人清洁口腔的血渍,确保血腥味完全消除,减少咯血对病人口腔产生的刺激。

(3)心理护理:耐心向病人介绍有关结核病的用药知识、预防隔离知识,让病人认识到结核病是一种可以治愈的慢性病,使之保持良好的心态,积极配合治疗。

(4)营养护理:高原地区交通不便,缺乏蔬菜水果的补给,饮食结构单一,而肺结核这种慢性消耗性疾病,病人需要充足的营养素和热量来增强机体抵抗力,满足结核病灶的修复。告知病人遵循三高饮食原则,即高热量、高蛋白、高维生素,指导病人及家属采取优良的均衡饮食,多食高蛋白,富含钙、维生素的食物,增强抵抗力,增进机体的修复能力。若有大量盗汗,应监测病人液体摄入量与排出量,给予足够液体,戒烟戒酒,重视补钙等。

(十)护理评价

1. 病人体温是否下降至正常范围。

2. 病人营养是否正常,机体的摄入量是否与需要量平衡。

3. 病人是否掌握肺结核相关预防与治疗知识。

4. 病人活动耐力是否恢复。

5. 病人是否发生并发症或是否及时发现并积极处理并发症。

(十一)健康教育

1. 疾病预防指导

(1)控制传染源:控制传染源的关键是早期发现和彻底治愈肺结核病人。肺结核病程长、易复发和具有传染性,必须长期随访。对确诊的肺结核病人,应及时转至结核病防治机构进行统一管理,并实行全程督导短程化疗(DOTS)。

(2)切断传播途径

1)开窗通风,保持空气新鲜,可有效降低结核病传播。肺结核病人住院治疗时须进行呼吸道隔离,每天紫外线消毒病室。

2)结核分枝杆菌主要通过呼吸道传播,病人咳嗽或打喷嚏时应用双层纸巾遮掩;不随地吐痰,痰液应吐入带盖的容器内,1%含氯消毒剂加入等量痰液内混合浸泡1小时后再弃去,或吐入纸巾中,含有痰液的纸巾应焚烧处理;接触痰液后用流动水清洗双手。

3)餐具煮沸消毒或用消毒液浸泡消毒,同桌共餐时使用公筷,以防传染。衣物、寝具、书籍等污染物可在烈日下暴晒进行杀菌。

(3)保护易感人群

1)卡介苗接种:卡介苗(BCG)是一种无毒的牛分枝杆菌活菌疫苗,接种后可使未受结核分枝杆菌感染者获得对结核病的特异免疫力。其接种对象主要为未受感染的新生儿、儿童及青少年。

2)化学药物预防:对于高危人群,如与涂片阳性肺结核病人有亲密接触且结核菌素试验强阳性者、HIV感染者、长期使用糖皮质激素及免疫抑制剂者、糖尿病者等,可服用异烟肼和/或利福平预防疾病。

2. 疾病知识指导　嘱病人合理安排休息,恢复期逐渐增加活动,以提高机体免疫力,避免劳累;保证营养的摄入,戒烟戒酒;避免情绪波动及呼吸道感染。指导病人及家属保持居室通风、干燥,按要求对痰液及污染物进行消毒处理。与涂片阳性肺结核病人亲密接触的家属必要时应接受预防性化学治疗。

3. 用药指导与病情监测　向病人强调坚持规律、全程、合理用药的重要性,保证全程督导短程化疗(DOTS)顺利完成。督促病人治疗期间定期复查胸片和肝肾功能,指导病人观察药物疗效和不良反应,若出现药物不良反应应及时就诊,定期随访。

二、骨与关节结核

(一) 概述

骨与关节结核(bone and joint tuberculosis)是骨或关节被结核分枝杆菌侵入而引起的一种继发性结核病。原发病灶大多源自肺结核。骨与关节结核的发病率约占总数的5%~10%。本病好发于贫困地区青少年和儿童,30岁以下的病人约占85%。88%的骨与关节结核好发于负重大、活动多、易于发生损伤的部位,如脊柱、膝关节、髋关节等。

骨与关节结核的患病率,中西部地区尤其是西部地区明显高于其他地区,农村高于城市。西藏自治区平均海拔在3 000m以上,地形复杂,肺结核发病率远高于全国平均水平;加之地域辽阔、交通不便、居住分散,结核防治工作困难,肺结核治疗不及时易发生肺外转移。当地居民的劳动方式以背为主,脊柱生理曲度过于屈曲,加重椎体前缘的负荷,椎体容易受到损伤,增加脊柱与关节结核的发病概率。

(二) 病因与病理生理

1. 病因　人体感染结核分枝杆菌后,结核分枝杆菌由原发病灶通过血液循环到达骨与关节部位,但不一定会立刻发病。结核分枝杆菌将在骨关节内潜伏若干年,每当机体抵抗力降低,如有外伤、营养不良、过度劳累等因素时,潜伏的结核分枝杆菌就会活跃起来进而出现临床症状。

2. 病理生理　一般情况下,结核分枝杆菌不会直接侵入骨或关节的滑膜而引起骨与关节结核。骨与关节结核通常由原发胃肠道结核或肺结核经血液循环传播而继发引起。根据病变部位和发展情况将骨与关节结核分为3种类型:单纯性滑膜结核、全关节结核和单纯性骨结核。骨与关节结核的最初病理变化是单纯性骨结核或单纯性滑膜结核。在初期发病时病灶局限于长骨干骺端,关节软骨面完好,如能在此阶段治愈,关节功能将不受影响。如果病变进一步发展,结核病灶侵及关节腔,破坏关节软骨面即为全关节结核。如果全关节结核不能完全控制,便会出现破溃,产生瘘管或窦道,引起继发感染,此时关节已完全毁损,必定会遗留各种关节功能障碍。

(三) 临床表现

1. 症状

(1)局部症状:关节病变大多为单发性,发病起初局部疼痛不明显,偶发关节隐痛,活动后疼痛加重,逐渐转为持续性疼痛,儿童病人有夜啼。单纯性骨结核因髓腔内压力高、脓液积聚过多并破入关节腔,此时疼痛持续且剧烈。由于髋关节与膝关节神经支配有重叠现象,因此髋关节结核病病人亦可主诉膝关节疼痛。浅表关节检查可见关节肿胀和积液,并有压痛。关节常处于半屈曲状态,以缓解疼痛。晚期病人可见肌肉萎缩,关节呈梭形肿胀。病理性脱位与病理性骨折不少见。脊柱结核主要有疼痛、肌肉痉挛、神经功能障碍等。大多数病人有寒性脓肿生成。脓肿可位于病灶局部,也可远离病灶形成流注脓肿。脊柱结核的寒性脓肿会压迫脊髓而产生肢体瘫痪。

(2)全身症状:起病缓慢,病人常有盗汗、疲乏、食欲减退、贫血、低热、消瘦等慢性中毒症状,也可起病急骤。高热及毒血症多见于儿童病人。重度混合感染者,慢性消耗、中毒症状明显,甚至可因肝、肾衰竭而致死。

2. 体征

(1)关节积液与畸形:浅表关节病变可见肿胀与积液并有压痛。因活动时疼痛而有肌肉痉挛,致使关节被动活动和关节主动活动均受限,持久性肌肉痉挛可引起关节变形或关节挛缩,患肢因失用而致肌萎缩,产生不同程度的功能障碍和畸形。

(2)脓肿与窦道:若病灶部位积聚大量脓液、病变关节骨质破坏、结核性肉芽组织、干酪样坏死物质,易形成脓肿和死骨。由于缺乏热、红、压痛等急性炎症表现,被称为寒性脓肿或冷脓肿(cold abscess)。脓肿向体表破溃,变成窦道,流出米汤样脓液分泌物。脓肿与内脏器官相通,可形成内瘘。寒性脓肿破溃后若合并混合感染,则出现急性炎性反应。脊柱结核的寒性脓肿可压迫邻近脊髓引起截瘫。

(四)辅助检查

1. 实验室检查　可有少数病人白细胞计数升高,也可见轻度贫血。红细胞沉降率指标在结核活动期明显增快,是检测病变有无复发和病变是否静止的重要指标。C反应蛋白的高低与疾病的炎症反应程度直接有密切关系,可用于结核活动性及临床治疗疗效的判定。结核菌素试验强阳性对儿童特别是1岁以下幼儿来说,可作为结核诊断的依据,对成年人有助于支持结核病的诊断。脓液结核菌素培养一般阳性率为75%。必要时做活体组织病理学检查。

2. 影像学检查

(1)X线检查:早期X线检查无明显改变,6~8周后可有周围软组织肿胀影和钙化的骨质破坏病灶,区域性骨质疏松。病变进一步发展,可见边界清楚的囊性病变并伴有骨膜反应和明显硬化反应,对诊断骨与关节结核有一定价值(图10-3)。

(2)CT检查:能显示病灶周围的寒性脓肿、死骨病骨(图10-4)。

(3)MRI检查:具有早期诊断价值,将在炎性浸润阶段显示异常信号。脊柱结核的MRI还可观察脊髓有无变形及受压(图10-5)。

(4)B超检查:可检查出深部寒性脓肿的大小和位置。可辅助穿刺定位,抽脓进行涂片和细菌培养。

(5)关节镜检查:对滑膜结核的诊断有重要意义。

(五)临床治疗

骨与关节结核应采取综合治疗方法,抗结核病药物治疗贯穿于整个治疗过程,在治疗中占主导地位。

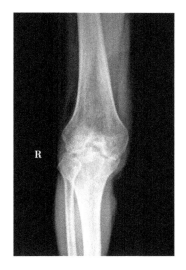

图 10-3　膝关节结核

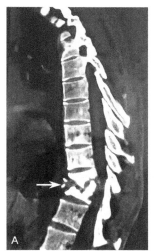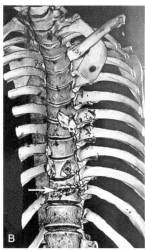

图 10-4　脊柱结核 CT

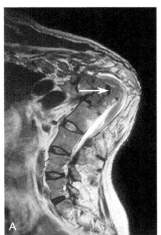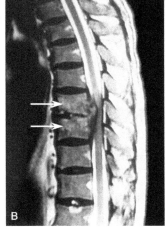

图 10-5　脊柱结核 MRI

1. 非手术治疗

（1）支持疗法：必要时遵医嘱严格卧床休息；增加营养，保证摄入足够的优质蛋白质与维生素。贫血者，纠正贫血。

（2）抗结核病药物治疗：骨与关节结核的药物治疗应严格遵循抗结核病药物的治疗原则并因人而异：早期、适量、联合、规律、全程。按疗程用药是确保疗效的前提，也可以改善和控制病变。

一线抗结核病药物包括异烟肼（INH）、利福平（RFP）、吡嗪酰胺（PZA）、链霉素（SM）、乙胺丁醇（EMB）。主张联合用药，利福平和异烟肼为首选药物。肺外结核的疗程一般为 12 个月，对于骨与关节结核，主张疗程不得少于 12 个月，必要时可延长至 18~24 个月。由于链霉素对脑神经有强烈的毒性作用，现已不将链霉素作为首选药物。在原发耐药率较低的地区，强化期可三药联用;在原发耐药率较高的地区,强化期应四药联用。

抗结核病药物的主要副作用为肝损坏、神经毒性、过敏反应、胃肠道反应、肾损害等,用药期间应定期检查肝肾功能,必要时服用保肝药物。发现异常及时予以对症处理。儿童须慎用乙胺丁醇及链霉素。

经过抗结核病药物治疗后全身症状与局部症状都会逐渐减轻。判断骨与关节结核是否痊愈应当综合病人影像学表现、主诉、临床检查、实验室检查及远期随访进行判断。治愈的标准:①局部症状消失,无疼痛,窦道闭合。②全身情况良好,体温正常,食欲良好。③影像学表现脓肿缩小乃至消失,或已经钙化;无死骨,病灶边缘轮廓清晰。④3 次红细胞沉降率检查结果均正常。⑤起床活动已 1 年,仍能保持上述 4 项指标。符合标准的可以停止抗结核病药物治疗但仍需要定期复查。

（3）局部治疗

1）局部注射:局部注射抗结核病药物具有药量小、局部药物浓度高和全身反应小的优点。最适用于早期单纯性滑膜结核病例。常用药物为异烟肼,剂量为 100~200mg,视关节积液的多少每周注射 1 次或 2 次。每次穿刺时发现积液逐渐减少、颜色清亮,表明药物治疗有效。对于寒性脓肿,避免反复穿刺抽脓和注入抗结核病药物,以免诱发混合性感染和形成窦道。

2）局部制动:①石膏、支架固定目的为保证病变部位的休息和减轻疼痛。固定时间要足够,一般小关节结核固定期为 1 个月,大关节结核延长至 3 个月。②牵引主要用于解除肌肉痉挛,减轻疼痛,防止病理性骨折、脱位,并可纠正关节畸形。骨牵引主要用于纠正成人重度关节畸形。

2. 手术治疗　在全身支持治疗和抗结核病药物的控制下,及时进行手术治疗可以缩短疗程,预防或矫正畸形,减少肢体残疾和复发。手术方法如下:

（1）病灶清除术:采用适当的手术路径进入病灶,将脓液、死骨、结核性肉芽组织与干酪样坏死物质彻底清除。由于手术可能造成结核分枝杆菌的血源性播散,因此术前应规范应用抗结核病药物治疗至少 4 周。术后应继续完成规范药物治疗全疗程。

（2）脓肿切开引流:寒性脓肿有混合感染、体温高、中毒症状明显者,因全身状况差不能耐受病灶清除,可先施行脓肿切开引流。待全身状况改善后再行病灶清除术,但应注意脓肿切开引流后易形成慢性窦道。

（3）其他手术

1）关节融合术:用于关节不稳定者。

2）截骨术:用以矫正畸形。

3）人工关节置换术:可以改善关节功能,但要严格把握适应证。

4）椎管减压术:用于出现脊髓和马尾神经受压迫症状或截瘫的病人。

5）植骨融合内固定术:用于骨质破坏严重,脊柱不稳定的病人等。

（六）护理评估

1. 术前评估

（1）健康史:年龄、饮食、活动和居住环境;此次发病情况、有无诱因;疼痛的部位、性质和持续时间,是否向其他部位放射;有无呼吸系统、消化道结核病史;有无抵抗力下降的因素;有无药物过敏史和手术史;家庭成员中有无结核病史。

（2）身体评估

1）全身表现:有无低热、乏力、盗汗、消瘦、贫血等结核中毒表现。

2）局部表现:疼痛的时间、部位、性质、程度及放射部位;诱发、加重或缓解的因素;肿胀与脓肿发生的时间、部位、程度、范围、性质、有无压痛及波动感;有无伴随症状;有无窦道、窦道有无异物排出;拾物试验是否阳性;浮髌试验是否阳性;"4"字试验和托马斯征是否阳性;是否有驼背、鹤膝等畸形;有无截瘫症状和体征。

3）辅助检查:评估实验室检查及影像学检查结果,如红细胞沉降率是否增快,X线检查、CT、MRI等有无异常。

4）心理社会状况:病人及家属对长期治疗的心理承受程度和期望;家属对病人的态度;病人的家庭及经济承受能力等。

2. 术后评估

（1）手术情况:手术方式、麻醉方法、术中情况。

（2）身体状况:全身症状是否缓解;术后肢体感觉、运动功能是否恢复;能否按计划进行功能锻炼;有无并发症发生;生命体征是否平稳。

（3）心理社会状况:病人及其家属对术后康复、疾病复发和后遗症的认识;手术本身和心理状态;能否复述健康教育内容等。

(七)常用护理诊断/问题

1. 焦虑　与病程缓慢、治疗时间长,担心功能障碍、手术及预后有关。

2. 疼痛　与炎症刺激和手术有关。

3. 营养失调:低于机体需要量　与食欲减退、长期慢性消耗有关。

4. 低效性呼吸型态　与气道分泌物过多有关。

5. 有皮肤完整性受损的危险　与患肢制动、活动受限有关。

6. 有血栓形成的危险　与长期活动受限、疼痛不愿活动等有关。

7. 潜在并发症:病理性骨折、脱位、截瘫。

(八)护理目标

1. 病人主诉焦虑减轻。

2. 病人主诉疼痛减轻或消除。

3. 病人营养状况得到改善。

4. 病人呼吸功能恢复正常,血氧饱和度正常。

5. 病人未发生压力性损伤。

6. 病人未发生下肢深静脉血栓。

7. 病人无并发症发生或能及时发现并积极处理并发症。

(九)护理措施
1. 术前护理

（1）一般护理:保持病房整洁、安静、舒适、空气流通、阳光充足。

（2）卧床休息：防止病理性骨折与脱位，可减轻疼痛、恢复体力、必要时局部制动，固定更有保护作用，并可避免关节畸形、病理性骨折、脊髓损伤和截瘫的发生。为防止局部受压，将石膏床或石膏背心固定，应松紧适宜。

（3）改善营养

1）高原地区饮食以酥油茶、糌粑、土豆、牛肉为主，属于高脂、低维生素饮食，且大部分食物需高压烹饪，导致大量维生素丢失。因此要指导病人改变饮食结构，摄入高蛋白、高热量、高维生素、易消化的食物，每日热量维持在 2 000~3 000kcal，蛋白质 1.5~2g/(kg·d)。注意膳食结构的均衡、多样化。应选择蛋白质含量高的食品，如牛奶、豆制品、鸡蛋、鱼和瘦肉类等，多吃水果、蔬菜。指导家属制作色、香、味俱全的饮食，以促进食欲。

2）如病人食欲差、经口摄入明显不足，遵医嘱给予肠内肠外营养支持。对严重贫血或低蛋白症者，注意补充铁剂、输入新鲜血或人血清白蛋白。

（4）药物治疗：遵医嘱合理应用抗结核病药物，以控制病情发展。

（5）皮肤护理：注意保持床单位整洁，避免皮肤压力性损伤。窦道应及时换药，遵守无菌原则。

2. 术后护理

（1）密切观察病情：监测生命体征、观察有无呼吸困难，测量血压、脉搏等。注意肢端颜色、温度、感觉、运动和毛细血管充血时间。

（2）呼吸道护理

1）保持呼吸道顺畅：指导病人正确咳嗽、咳痰；及时给予雾化吸入并协助拍背，稀释痰液，使分泌物松动，易于咳出。

2）加强术后伤口引流的护理。

3）作好气管插管或气管切开呼吸机辅助呼吸病人的护理。

（3）抗结核病药物治疗：术后继续用药至少 3~6 个月，做好用药护理。

1）注意药物的毒性反应和不良反应：用药过程中如出现眩晕、口周麻木、耳鸣、听力异常、肢端疼痛、麻木、恶心、胃部不适、肝功能受损等改变，应及时通知医师调整用药方案。

2）观察疗效：用药后是否有体重增加、局部疼痛减轻、红细胞沉降率正常、体温下降、食欲增进。

（4）功能锻炼：术后长期卧床者应主动活动，量力而行、循序渐进、持之以恒。合并截瘫或脊柱不稳制动者，鼓励病人作抬头、扩胸、深呼吸和上肢活动。

3. 心理护理　结核治疗是长期的，因此应做好相关宣教工作。耐心倾听病人的不适主诉，关心病人的疾苦，解除焦虑。

（十）护理评价

1. 病人焦虑是否减轻。

2. 病人疼痛是否得到缓解。

3. 病人营养摄入是否充足均衡，满足机体需要量。

4. 病人呼吸功能是否恢复正常，血氧饱和度是否正常。

5. 病人是否发生压力性损伤。

6. 病人是否发生下肢深静脉血栓。

7. 病人是否发生并发症或是否及时发现并积极处理并发症。

(十一)健康教育

1. 向病人及家属讲解疾病的治疗原则及方法 加强用药监护,向病人及家属讲解抗结核病药物的用法、剂量、不良反应及保存方法。持续加强营养,增强抵抗力。

2. 指导病人坚持抗结核病药物治疗 结核有可能会复发,因此必须至少用药 2 年。出院后每 3 个月定期复查,如出现耳鸣、听力异常,立即停药并随诊。

3. 指导康复功能锻炼 椎体手术者,术后继续卧硬板床休息 3 个月,并在 3 个月后开始床上活动,半年后方可离床活动。应注意避免胸腹部屈曲,以防植入骨块松脱与滑动、移动脱位等情况发生。

三、结核性脑膜炎

(一)概述

结核性脑膜炎(tuberculous meningitis,TBM)是由结核分枝杆菌引起的脑膜和脊膜的非化脓性炎性疾病。在肺外结核中有 5%~15% 的病人累及神经系统,其中又以结核性脑膜炎最为常见,约占神经系统结核的 70%。本病多起病隐匿,可缺乏结核接触史。主要临床表现为发热、头痛、呕吐及脑膜刺激征,以及颅内压增高等症状,如未能及时治疗,可出现脑实质损害症状。

结核性脑膜炎的预后与病人年龄、病情、治疗是否及时有关,发热后昏迷是预后不良的重要指标。早期确诊、及时合理的治疗是改善预后和降低病死率的关键。在我国高原地区,高寒缺氧的环境有利于结核分枝杆菌的存活和繁殖,且交通不便、消息闭塞,很多新生儿是在家生产,未能及时正规接种卡介苗,人群普遍易感;另外,结核病发病初期症状不典型,相当一部分农牧民生病后更愿意到当地私人诊所简单治疗,症状缓解后未去正规医院诊治,因此漏诊误诊现象明显,使本病转为重症的现象多见。

(二)病因与病理生理

1. 病因 结核分枝杆菌经血行播散后在软脑膜下种植,形成结核结节。结节破溃,大量结核分枝杆菌进入蛛网膜下腔引起结核性脑膜炎。

2. 病理生理 结核性脑膜炎的病理改变主要累及脑膜、脑血管、脑实质。主要病理改变为脑底脑膜的渗出性炎症,结核性渗出物又可继发一系列病理改变。

(1)脑膜弥漫性渗出性炎症:早期在蛛网膜下腔产生一层较厚的渗出物,多聚集于脑底部,大体病理可见脑底部蛛网膜下腔(脚间池、交叉池、环池等)内有大量灰黄色或淡黄色混浊胶样渗出物,渗出物常沿外侧裂向上蔓延,有时可达大脑凸面,甚至在大脑表面形成散在白色、半透明粟粒状结节(粟粒状结节病灶)。此外,炎性病变不仅限于脑膜,可蔓延至脊髓膜及其下实质,造成神经根脊髓炎,炎性渗出物机化后可形成蛛网膜粘连,而造成椎管梗阻。光镜下渗出物主要由单核细胞、淋巴细胞和纤维蛋白素组成,典型粟粒状结核病灶的中心是干酪样坏死组织,周边由上皮细胞和朗汉斯巨细胞环绕。

（2）血管炎：由结核性渗出物侵犯血管后引起，表现为血管内膜增厚、血管闭塞，以颈内动脉末端及大脑前、中动脉近端最常受累。显微镜下可见血管外膜有大量的渗出物、结核结节、干酪样坏死，有时可见结核分枝杆菌菌落。血管内层也可受到类似的影响，或发生纤维蛋白样透明变性，反应性内皮下细胞增生可以堵塞管腔。

（3）脑积水：是结核性脑膜炎的另一病理特征，是由于结核性渗出物沉积于大脑导水管或孟氏孔，引起脑脊液循环不通畅，继发脑室扩大和阻塞性脑积水。渗出物在颅底引起粘连并累及脑膜，除引起脑脊液循环障碍外，还可牵拉脑神经，特别是展神经、动眼神经、滑车神经、面神经等。

（三）临床表现

起病隐匿，也可急性或亚急性起病，可缺乏结核接触史，病程较长，症状往往轻重不一，其自然病程发展一般表现如下：

1. 结核菌毒血症状　低热、盗汗、食欲减退、全身倦怠无力、精神萎靡不振。

2. 颅内压增高　头痛、恶心、呕吐、视神经盘水肿。

3. 脑膜刺激征　剧烈头痛、颈项强直、Kernig 征和 Brudzinski 征阳性。

4. 脑神经受损　单侧或双侧脑神经受累，展神经最多见，其次是动眼神经、滑车神经、面神经，随病情进展而逐渐加重。

5. 结核性闭塞性动脉炎　血管逐渐狭窄甚至闭塞，会出现相应血管闭塞症状。

6. 脑实质损害　如早期未及时治疗，随着病情进展严重时出现脑实质损害症状，严重时可出现去大脑、去皮层强直表现。

（四）辅助检查

1. 实验室检查　血常规大多正常或白细胞计数轻度增高，部分病人红细胞沉降率可增快。由于结核性脑膜炎可引起抗利尿激素分泌综合征，病人可出现低钠或低氯血症。

2. 结核菌素试验　结核菌素试验阳性提示活动性结核；曾经进行过卡介苗接种或感染过结核、营养不良、严重全身性疾病、严重结核病病人结核菌素试验可为阴性。

3. 影像学检查

（1）胸部 X 线或 CT：临床疑诊结核性脑膜炎病人应行胸部 X 线或 CT 检查。胸部 X 线检查能很好地显示陈旧结核病灶和钙化，但对活动期病灶显示不如胸部 CT。胸部 CT 能很好地显示肺部粟粒性病灶。

（2）脑部的影像学改变：头颅 CT 平扫可以发现脑积水造成的脑室扩张和脑室旁低密度，增强 CT 扫描可显示颅底基底池、外侧裂及脑干周围脑膜强化。颅底结核病变的 MRI 表现有赖于其病理基础，非干酪样结核球往往 T_1 像呈低信号，T_2 像呈高信号，T_1 增强扫描病灶呈均一增强；干酪样坏死结节 T_1 像呈低信号或等信号，T_2 像呈低信号或等信号，边缘强化；液化的干酪样坏死灶中心区 T_1 像呈低信号，T_2 像呈高信号，边缘强化，与脓肿信号一样；结核性脑膜改变 MRI 可显示基底池及外侧裂不同于脑脊液的异常信号，T_1 像呈稍高信号、T_2 像呈高信号。增强扫描可见颅底脑膜及侧裂池呈不规则条状、结节状显著强化，脑神经增粗。MRA 与 CTA 可显示颈内动脉远端及大脑前、中动脉近端血管狭窄，DWI 可显示合并脑梗死的影像学改变。

4. 脑脊液检查

（1）脑脊液常规检查：不同病程阶段有不同的脑脊液表现，典型的脑脊液外观多无色透明或混浊呈毛玻璃状，放置数小时后可有薄膜形成。颅内压常升高，增高可达 400mmH$_2$O 或以上；细胞数增高至（50~500）× 10^6/L，未经治疗的病人脑脊液以中性粒细胞为主，恢复期以淋巴细胞为主。糖和氯化物含量降低，脑脊液葡萄糖与血糖比例通常小于 0.5，氯化物降低比其他性质的脑膜炎明显。蛋白含量中度增高，通常为 1~2g/L。

（2）脑脊液涂片和培养：脑脊液抗酸染色涂片阳性和脑脊液培养出结核分枝杆菌可确诊。但脑脊液镜检到抗酸杆菌阳性率很低，分离培养结核分枝杆菌需要大量脑脊液和数周时间，给临床及时诊断带来不便。近年来，我国学者针对结核分枝杆菌为胞内寄生菌，对传统抗酸染色进行了改良，通过去垢剂 Triton-100 预处理可提高细胞膜通透性，从而显著提高脑脊液细胞内、外结核分枝杆菌的检出率。

（3）核酸检测：用 PCR 检测脑脊液中分枝杆菌的 DNA 片段是目前诊断结核性脑膜炎最快的方法，其缺点是容易出现假阳性。

（4）腺苷脱氨酶（ADA）：是一种与机体细胞免疫活性有重要关系的核酸代谢酶，能催化腺嘌呤核苷生成次黄嘌呤核苷。脑脊液 ADA 增高有助于结核性脑膜炎诊断，但是 ADA 指标的特异性较低。

（五）临床治疗

结核性脑膜炎的治疗是综合性的，包括药物治疗、全身支持、并发症防治以及对症治疗等，抗结核治疗是整体治疗的中心环节。本病的治疗原则是早期给药、合理选药、联合用药及系统治疗，只要病人临床症状、体征及实验室检查高度提示本病，即使抗酸染色阴性亦应立即开始抗结核治疗。

1. 抗结核治疗 抗结核病药物早期应用，会使结核分枝杆菌对药物敏感性增高，药物容易渗入病灶。3 种以上的联合用药可增强药效并防止和延缓细菌产生耐药性，而足量用药能够使血液和病灶中有较高的药物浓度。坚持长期规律用药可保证和巩固抗结核治疗效果。异烟肼（H）、利福平（R）、吡嗪酰胺（Z）、链霉素（S）、乙胺丁醇（E）是一线药物。乙胺丁醇对儿童视神经易产生毒性作用，故儿童尽量不选择乙胺丁醇；链霉素对胎儿的听神经产生不良影响，故孕妇不选用链霉素。

（1）异烟肼：可抑制结核分枝杆菌 DNA 合成，破坏菌体内酶活性，对细胞内外、静止期或生长期的结核分枝杆菌均有杀灭作用。容易通过血脑屏障，结核性脑膜炎病人脑脊液中药物浓度可达血药浓度的 90%。主要不良反应有末梢神经炎、肝损害等。异烟肼治疗时，应同时给予维生素 B$_6$ 以预防该药物导致的周围神经炎。

（2）利福平：与细菌的 RNA 聚合酶结合，干扰 mRNA 的合成，抑制细菌的生长繁殖，导致细菌死亡。对细胞内外结核分枝杆菌均有杀灭作用。利福平不能透过正常的脑膜，只部分透过炎性脑膜。利福平的毒副作用较少，主要不良反应有肝毒性、过敏反应等。

（3）吡嗪酰胺：在酸性环境中对细胞内结核分枝杆菌具有杀灭作用，特别对半休眠状态的菌群更有效，对细胞外细菌无效。吡嗪酰胺能够自由通过正常和炎性脑膜。主要不良反应有肝损害、血尿酸增加、关节酸痛、肿胀、强直、活动受限等。

（4）链霉素：为氨基糖苷类抗生素，仅对吞噬细胞外的结核分枝杆菌有杀灭作用。链霉素能透过部分炎性的血脑屏障。主要不良反应有耳毒性和肾毒性。

（5）乙胺丁醇：通过抑制细菌 RNA 合成而抑制结核分枝杆菌的生长。对生长繁殖状态的结核分枝杆菌有作用，对静止状态的细菌几乎无影响。单独治疗产生耐药速度缓慢，与其他抗结核病药物联合使用能防止耐药菌产生。主要不良反应有视神经损害、末梢神经炎、过敏反应等。

结核性脑膜炎分为初始强化期和巩固期。WHO 的建议初始应至少选择三种药物联合治疗，常用异烟肼、利福平和吡嗪酰胺，轻症病人治疗 3 个月后可停用吡嗪酰胺，再继续使用异烟肼和利福平 7 个月。耐药菌株可加用第四种药，如链霉素或乙胺丁醇，利福平不耐药菌株，总疗程 9 个月已足够；利福平耐药菌株需要连续治疗 18~24 个月。由于中国人对异烟肼为快速代谢型，有人主张对成年病人加大每日剂量至 600~1 200mg。治疗期间应监测转氨酶水平，因为利福平、异烟肼和吡嗪酰胺都有肝毒性，但即使转氨酶轻度升高，只要病人无肝脏受损的临床表现，仍应继续坚持治疗。

2. 糖皮质激素　近来研究认为对于结核性脑膜炎在有效抗结核治疗的基础上使用糖皮质激素可减轻中毒症状、抑制炎性反应及脑水肿、降低颅内压和抑制脑膜纤维化，防止粘连。出现以下指征时，均可给予糖皮质激素治疗：

（1）明显的颅内压增高。

（2）结核性脑膜炎合并脑积水、血管炎。

（3）脑脊液中蛋白浓度较高，有可能形成凝块造成椎管堵塞。激素宜早期、小剂量、短程应用。成人可用泼尼松龙 4mg/（kg·d），地塞米松 0.4mg/（kg·d），静脉使用，2~4 周逐渐减量，后续口服地塞米松，总疗程可达 8 周。

3. 对症治疗　颅内压增高者可选用渗透性利尿剂，如 20% 甘露醇、甘油果糖或甘油盐水等，同时需要及时补充丢失的液体和电解质。出现癫痫发作的病人予以抗癫痫药物。抗结核和激素等治疗无效的脑积水可考虑神经外科治疗。对于交通性脑积水应先予以呋塞米、乙酰唑胺等药物治疗，或反复腰椎穿刺行脑脊液引流，以上效果不佳时可行脑室分流、引流术。对于引流管反复阻塞者，可考虑在有条件的医疗机构行内镜第三脑室底造瘘术。

（六）护理评估

1. 健康史

（1）询问病人有无疫苗接种史、结核接触史、结核感染史。

（2）了解起病时间、病程及病情变化。

（3）了解病人的心理状态，有无紧张、焦虑、抑郁等。了解病人及家属对疾病的认知程度及对治疗的配合程度。

2. 身体评估

（1）全身状况：有无发热、乏力、盗汗、食欲减退、精神萎靡不振、体重下降等。

（2）颅内压增高症状：有无头痛，头痛的部位、性质、持续时间；有无恶心、呕吐，呕吐物的性质、量、频率，是否为喷射状呕吐。

（3）脑膜刺激征：有无剧烈头痛、有无颈项强直、病理征是否阳性。

（4）其他症状：有无意识障碍、精神萎靡、脑神经受累表现、肢体活动障碍等。

（七）常用护理诊断/问题

1. 活动无耐力　与疾病所致乏力有关。

2. 体温过高　与病原菌感染有关。

3. 疼痛　与颅内压增高、脑膜刺激征有关。

4. 有皮肤完整性受损的危险　与病人长期卧床有关。

5. 潜在并发症：下肢深静脉血栓形成。

6. 营养失调：低于机体需要量　与高热导致机体消耗增加有关。

7. 知识缺乏：缺乏疾病相关知识。

（八）护理目标

1. 病人能进行翻身、半坐等床上活动，逐渐增加活动量。

2. 病人体温恢复正常。

3. 病人疼痛有所缓解。

4. 病人皮肤保持完整。

5. 病人无并发症发生或能及时发现并积极处理并发症。

6. 病人营养状态改善，体重增加。

7. 病人了解疾病相关知识。

（九）护理措施

1. 一般护理

（1）环境与休息：保持病室环境安静舒适，病房内空气清新，温湿度适宜。护理诊疗工作尽量在日间集中进行，减少对病人的刺激。避免噪声，降低室内光线等给病人的不适感。

（2）饮食：以清淡为宜，给予细软、易消化、高热量、高维生素、高蛋白、低脂肪饮食。病人病情无禁忌，应鼓励病人多饮水。

2. 专科护理

（1）活动无耐力的护理

1）病人病情危重时应卧床休息，陪护人员帮助病人进行被动活动。

2）病人病情平稳、意识状态良好时，鼓励病人自行床上活动。病情允许的情况下应鼓励病人下床活动，活动时陪护人员应贴身陪护，预防跌倒、坠床等不良事件的发生。

（2）体温过高的护理

1）观察病人发热的热型及相伴的全身症状，定时监测体温，并给予相应的护理措施。

2）寒战期病人，应增加衣服和棉被，注意保暖；高热期应适当减少被服，增加散热。病人衣物以棉制品为宜，不宜过紧，病人大量出汗后应及时更换干净被服。

3）给予病人物理降温，可在额头、颈、腋窝、腹股沟等大血管处放置冰袋，定时监测物理降温后体温，注意观察放置冰袋处皮肤状态，预防冻伤。

4）病人持续高热，物理降温无效，可遵医嘱给予降温药物。给予降温药物30分钟后复测体温,监测降温效果。同时关注病人神志、瞳孔、呼吸、血压的变化,尤其是存在意识障碍的病人,预防休克的发生。

（3）头痛的护理

1）避免突然的声、光刺激给病人造成的不适感。调低室内光线,降低噪声。

2）认真听取病人的主诉,评估病人头痛的性质、部位、程度、持续时间,及时对症处理。给予处理措施后,及时判断病人症状有无缓解。

3）遵医嘱定时使用甘露醇降低颅内压,保证液体快速滴注,保持静脉通畅,严防药物外渗。

4）当病人头痛的性质及程度发生变化、意识障碍等加重时,可能提示病情有变化,应及时通知医生,进一步处理。

（4）皮肤护理

1）充分评估病人的皮肤状态、营养状况、活动能力及有无皮肤完整性受损的危险因素,做好床头交接班,每班检查病人皮肤完整性。

2）病人病情危重卧床期间,应每2小时协助或督促病人更换体位。变换体位时,应避免拖拽病人,减少摩擦力和剪切力的作用。

3）保持病人皮肤清洁干燥,退热后大量出汗或被大小便污染后及时更换被服,保持床单位清洁平整。

4）积极改善病人全身营养状况,保证营养供给。

5）对于存在危险因素的病人应提前给予预防措施,如病人肢体活动障碍应提前准备翻身枕协助更换卧位;病人骨突处可预防性使用减压贴膜;过于肥胖或过于消瘦病人可使用防压力性损伤气垫等。

（5）预防下肢深静脉血栓的护理

1）做好病人评估,查找病人深静脉血栓易形成的危险因素。

2）危重病人卧床期间,对于有肢体活动障碍的病人,陪护人员应帮助病人进行下肢的被动活动。对于可以配合的卧床病人,指导病人踝泵运动及穿戴预防抗血栓袜。病人病情允许情况下,鼓励病人早期下床活动。

（6）营养支持

1）充分评估病人的营养摄取能力。

2）对于清醒病人,应鼓励病人进食,饮食以清淡为宜,给予细软、易消化、高热量、高维生素、高蛋白、低脂肪饮食。病人病情无禁忌情况下,应鼓励病人多饮水,多吃新鲜水果和蔬菜。

3）对于意识障碍、不能经口进食的病人,应遵医嘱及时放置胃管,并根据病人体重、病情等因素,选择合适的鼻饲饮食。

（7）加强心理护理及疾病知识宣教

1）评估病人及家属的心理状态、对宣教知识接受的能力。

2）加强病人及家属的心理护理,在不同的心理阶段,给予不同的心理支持。同时做好疾病知识宣教,为病人制订合理的宣教计划,利用宣传手册、小讲课等形式多样的宣教形式,使病人及家属尽可能全面地了解疾病相关知识。

3）因本病病程较长,护理人员应强调全程、足量服药的重要性,最大程度取得病人及家属在后期康复治疗中的配合。

(十) 护理评价

1. 病人能否进行翻身、半坐等床上活动,逐渐增加活动量。

2. 病人体温是否恢复正常。

3. 病人疼痛是否有所缓解。

4. 病人皮肤是否保持完整。

5. 病人是否发生并发症或是否及时发现并积极处理并发症。

6. 病人营养状态是否改善,体重是否增加。

7. 病人是否了解疾病相关知识。

(十一) 健康教育

1. 强调全程、足量、正确用药的重要性,指导病人按时服药,勿擅自停药、加药、减药。

2. 教会病人及家属做好药物副作用、不良反应的观察,定期门诊复诊。如有不适,及时就诊。

3. 嘱病人保持健康、规律的生活方式,戒烟戒酒,适当锻炼,避免劳累,均衡饮食,保证充足睡眠,保持情绪积极乐观。

4. 教会病人预防感染,增强抵抗力,避免交叉感染。

5. 加强对卡介苗接种重要性和必要性的宣传教育,提高新生儿、幼儿卡介苗预防接种率。

6. 加强对公众的疾病知识宣讲,提高人们对本病的危害、早期疾病特点、传播形式、防治要点等内容的普遍认知,增强防范意识,生病后及时到医院就诊。

四、盆腔结核

(一) 概述

女性生殖器结核(female genital tuberculosis,FGTB)是由结核分枝杆菌侵袭、感染女性生殖系统所致,多见于 20~40 岁妇女,占肺外结核的 8%~10%。生殖器结核潜伏期很长,可达 1~10 年,多数病人在发现生殖器结核时,其原发病灶多已痊愈。FGTB 临床症状多不典型,病人常因腹痛、腹胀或发现腹部包块就诊,且缺乏特异的实验室检查依据,造成该病早期临床诊断较为困难。

(二) 病因与病理生理

1. **病因**　生殖器结核是全身结核的表现之一,常继发于身体其他部位结核,如肺结核、肾结核、腹膜结核、肠系膜淋巴结的结核病灶,也可继发于淋巴结核、骨结核或泌尿系统结核。

(1) 血行传播:主要的传播途径。结核分枝杆菌感染肺部后,大约 1 年内可感染内生殖器官,由于输卵管黏膜有利于结核分枝杆菌的潜伏感染,结核分枝杆菌首先侵犯输卵管,然后依次扩散到子宫内膜及卵巢,侵犯宫颈、阴道或外阴者较少。

(2) 直接蔓延:腹膜结核、肠结核可直接蔓延到内生殖器官。

(3) 淋巴传播:较少见,消化道结核可通过淋巴管逆行传播感染内生殖器官。

(4) 性交传播:极罕见,男性患泌尿系统结核,通过性交传播,上行感染。

2. 病理生理

（1）输卵管结核：为女性生殖器结核的主要类型，双侧居多。输卵管增粗肥大，其伞端外翻如烟斗嘴状是输卵管结核的特有表现；也可表现为伞端封闭，管腔内充满干酪样物质。在输卵管管腔内见到干酪样物质，有助于同非结核性炎症相鉴别。

（2）子宫内膜结核：常由输卵管结核蔓延而来，约半数输卵管结核病人同时有子宫内膜结核。早期病变出现在宫腔两侧角，不影响子宫大小及形状。随着病情进展，子宫内膜受到不同程度结核病变破坏，最后代以瘢痕组织，可使宫腔粘连变形、缩小。

（3）卵巢结核：由输卵管结核蔓延而来。因有卵巢白膜包围，蔓延而来的结核分枝杆菌侵犯卵巢深层较少，通常仅形成卵巢周围炎，但由血行传播的感染，可在卵巢深部形成结节及干酪样坏死性脓肿。

（4）宫颈结核：常由子宫内膜结核蔓延而来或经淋巴或血液循环传播，较少见。病变可表现为乳头状增生或溃疡，外观易与宫颈癌混淆。

（5）盆腔腹膜结核：输卵管结核多合并盆腔腹膜结核。根据病变特征不同分渗出型及粘连型。渗出型以渗出为主，特点为腹膜及盆腔脏器浆膜面布满无数大小不等的散在灰黄色结节，渗出物为浆液性草黄色澄清液体，积聚于盆腔；粘连型以粘连为主，特点为腹膜增厚，与邻近脏器之间发生紧密粘连，粘连的组织间常发生干酪样坏死，易形成瘘管。

（三）临床表现

因病情轻重、病程长短而异。有些病人无任何症状，有些病人则症状较重。

1. 不孕　多数生殖器结核因不孕而就诊。在原发性不孕病人中生殖器结核为常见原因之一。由于输卵管黏膜破坏与粘连，常使管腔阻塞；或因输卵管周围粘连，有时管腔尚保持部分通畅，但黏膜纤毛被破坏，输卵管僵硬、蠕动受限，丧失运输功能；子宫内膜结核妨碍受精卵的着床与发育，也可致不孕。

2. 月经失调　早期可有经量过多；晚期表现为月经稀少或闭经。

3. 下腹坠痛　由于盆腔炎症和粘连，可有不同程度的下腹坠痛，经期时加重。

4. 全身症状　若为活动期，可有结核病的一般症状。轻者全身症状不明显，仅有经期发热，经期发热是生殖器结核典型临床表现之一。症状重者可有全身中毒症状。

5. 全身及妇科检查　由于病变程度与范围不同而有较大差异。妇科检查可发现子宫一般发育较差，周围有粘连使活动受限。双侧输卵管增粗、变硬如条索状。较严重病例，在子宫两侧可触及大小不等、不规则、边界不清的囊性肿物，或呈质硬肿块，表面不平、呈结节或乳头状突起，或可触及钙化结节。宫颈结核可见乳头状增生及小溃疡。

（四）辅助检查

1. 子宫内膜病理学检查　是诊断子宫内膜结核最可靠的依据。选择在经前1周或月经来潮6小时内行刮宫术。需要注意的是，应在术前3天及术后4天给予抗结核病药物，以预防刮宫引起结核病灶扩散。由于子宫内膜结核多由输卵管蔓延而来，故刮宫时应注意刮取子宫角部内膜，并将刮出物送病理学检查。病理切片上找到典型结核结节，诊断即可成立，但阴性结果并不能排除结核的可能。

2. X 线检查

（1）胸部 X 线检查,必要时行消化道或泌尿系统 X 线检查,以便发现原发病灶。

（2）盆腔 X 线发现孤立钙化点,提示曾有盆腔淋巴结结核病灶。

（3）子宫输卵管碘油造影,可能见到下列征象:

1）宫腔呈不同形态和不同程度狭窄或变形,边缘呈锯齿状。

2）输卵管管腔有多个狭窄部分,呈典型串珠状或显示管腔细小而僵直。

3）盆腔淋巴结、输卵管、卵巢部位有钙化灶。

4）若碘油进入子宫一侧或两侧静脉丛,应考虑有子宫内膜结核的可能。子宫输卵管造影对生殖器结核的诊断帮助较大,但也有可能将输卵管管腔中的干酪样物质及结核分枝杆菌带到腹腔,故造影前后应给予抗结核病药物。

3. 腹腔镜检查　能直接观察子宫、输卵管浆膜面有无粟粒样结节,并可在病变处做活组织检查。

4. 结核分枝杆菌检查　取月经血或宫腔刮出物做结核分枝杆菌检查,常用方法如下:

（1）涂片抗酸染色查找结核分枝杆菌。

（2）结核分枝杆菌培养。

（3）分子生物学方法,如 PCR 技术。

5. 结核菌素试验　核菌素试验阳性说明体内曾有结核分枝杆菌感染,若为强阳性说明目前仍有活动性结核病灶,但不能说明病灶部位;若为阴性,一般情况下表示未有过结核分枝杆菌感染。

6. 其他　白细胞数不高,淋巴细胞增多;活动期红细胞沉降率增快,但正常不能除外结核病变,这些化验检查均为非特异性,只能作为诊断参考。

（五）临床治疗

1. 抗结核病药物治疗　对 90% 的女性生殖器结核有效。药物治疗应遵循早期、联合、规律、适量、全程的原则。常用抗结核病药物有异烟肼、利福平、链霉素、乙胺丁醇和吡嗪酰胺。目前推行两阶段短疗程药物治疗方案,前 2~3 个月为强化期,后 4~6 个月为巩固期或继续期。实施各种治疗方案时,均需根据病情酌情选用。

2. 支持疗法　急性病人至少应休息 3 个月,慢性病人可以从事部分工作和学习,但要注意劳逸结合,加强营养,适当参加体育锻炼,增强体质。

3. 手术治疗　出现以下情况应考虑手术治疗:

（1）盆腔结核包块经药物治疗后缩小,但不能完全消退者。

（2）盆腔结核包块治疗无效或治疗后又反复发作者。

（3）已形成较大的包裹性积液者。

（4）子宫内膜结核内膜广泛破坏,药物治疗无效者。

为避免手术时感染扩散,以及减轻粘连对手术有利,术前应用抗结核病药物 1~2 个月。手术范围根据年龄及病变范围而定,对年轻妇女应尽量保留卵巢功能;对病变局限于输卵管,又迫切希望生育者,可行输卵管切除术,保留卵巢及子宫;若病变范围广,病人年龄较大,可行全子宫及双侧附件切除术。术后根据结核活动情况及病灶是否取净,继续用抗结核病药物治疗,以达到彻底治愈。

(六)护理评估

1. 健康史

(1)病因及诱因:询问与本病有关的病因及诱因,了解病人既往有无结核病。同时应详细了解病人婚育情况,是否有月经稀少或闭经。

(2)病情变化:了解起病时间、病程及病情变化的情况。询问病人有无发热、乏力、体重下降、月经不调、腹痛及腹泻等全身症状。

2. 身体评估　病人的神志、生命体征有无改变;行妇科检查时须注意子宫发育情况及活动度。双侧输卵管形状走行,有无可触及大小不等、不规则、边界不清的囊性肿物或异常凸起及硬结等。若考虑宫颈结核,应检查是否可见乳头状增生及小溃疡等。

3. 心理社会状况　评估病人的心理状态,有无紧张、焦虑、抑郁,甚至恐惧等。同时应了解病人及其家属对疾病的认识程度、态度以及家庭经济状况,医疗保险情况等。

(七)常用护理诊断/问题

1. 舒适的改变　与下腹坠痛及盗汗、乏力、发热等症状有关。

2. 焦虑　与不孕有关。

3. 知识缺乏:缺乏生殖器结核相关知识。

4. 潜在并发症:不孕、腹腔内瘘管形成。

(八)护理目标

1. 病人下腹坠痛及结核感染相关症状减轻,舒适感增强。

2. 病人焦虑减轻,情绪稳定。

3. 病人了解生殖器结核相关知识。

4. 病人无并发症发生或能及时发现并积极处理并发症。

(九)护理措施

1. 一般护理　急性期应卧床休息 3 个月以上,每日保证充足睡眠。慢性期可以从事较轻的工作和学习任务,注意劳逸结合,适当参加锻炼。

2. 专科护理　抗结核病药物治疗虽已缩短疗程,但仍需要 6~9 个月的治疗。同时其应用的药物种类多、方法各异,护理人员应根据病人用药的种类,详细讲解用药的名称、服用方法及时间、服药期间的注意事项。告知病人应严格按医嘱服药,不能擅自停药,同时注意药物副作用,如应用链霉素的病人应注意有无眩晕、口麻、四肢麻木感、耳鸣等症状出现,如有及时到医院就诊。

3. 心理护理　生殖器结核的治疗是相对漫长的过程,尤其是合并不孕的病人,在治疗过程中往往表现出烦躁、失望、焦虑等多种负面情绪,特别是由于不孕而失去爱人关心和支持的女性,会出现重度的消极、悲观情绪。护理人员一方面要鼓励病人倾诉自己的不良情绪,另一方面要积极向病人讲解与疾病及治疗相关的知识,帮助其树立治疗信心。同时做好家属的工作,指导其关心和帮助病人的方法,共同争取早日痊愈。

(十) 护理评价

1. 病人下腹坠痛及结核感染相关症状是否减轻,舒适感是否增强。

2. 病人焦虑情绪是否缓解,情绪是否稳定。

3. 病人是否了解生殖器结核相关知识。

4. 病人是否发生在并发症或是否及时发现并积极处理并发症。

(十一) 健康教育

1. 用药指导　认真向病人讲解所用药物的服药方法、时间、剂量及注意事项。病人出现用药不适时,给予相关指导及关心,增强其药物治疗依从性。

2. 饮食指导　宜食用营养丰富的高蛋白、高热量、含维生素饮食。结核病人膳食中还应特别注意钙和铁的补充。应多吃含蛋白质丰富的食物,如瘦肉、鱼、虾、蛋类及豆制品等。同时补充新鲜的蔬菜、水果等富含维生素和膳食纤维的食物。总之,提倡食物多样,荤素搭配,做到色、香、味俱全,营养全面。

3. 预防措施　指导病人注意锻炼身体,增强体质。积极防治肺结核、淋巴结结核和肠结核等。

五、肾上腺结核

(一) 概述

肾上腺结核是临床中较为少见的泌尿系统结核,主要通过肺结核血行播散而来,多为双侧发病,皮质、髓质同时受累,多有肾上腺皮质功能减退表现。高原地区是结核高发地区,肾上腺结核比例较高。

(二) 病因与病理生理

肾上腺结核通过血行播散所致,常伴有胸腹腔、盆腔淋巴结或泌尿系统结核。双侧肾上腺组织包括皮质和髓质破坏严重,常超过90%。肾上腺皮质结构消失,代以大片的干酪样坏死、结核性肉芽肿和结核结节,残存的肾上腺皮质细胞呈簇状分布。50%的病人有肾上腺钙化,肾上腺体积明显大于正常。

(三) 临床表现

发病隐匿,病情缓慢加重。常见临床表现包括色素沉着、虚弱和疲乏、厌食、恶心、腹泻、肌肉、关节痛和腹痛、直立性眩晕等。

1. 色素沉着　皮肤、黏膜色素沉着为最具特征性的临床表现,系垂体促肾上腺皮质激素(ACTH)、促黑素细胞激素(MSH)分泌增多所致。皮肤色素沉着表现为全身皮肤色素加深,呈棕褐色且有光泽,不高出皮面,以暴露处及易摩擦部位更为显著,如手、脸、掌纹、乳晕、足背、瘢痕、束腰带等部位。黏膜色素沉着见于牙龈、舌表面、颊黏膜等处(文末彩图10-6)。

2. 低钠血症　由于肾脏排泄水负荷的能力减弱,大量饮水后可出现稀释性低钠血症。糖皮质激素缺乏及血容量不足时,抗利尿激素释放增多,也是造成低钠血症的原因。

3. 消化系统　食欲减退、胃酸减少、消化不良。少数病人嗜咸食,可能与失钠有关。有恶心、呕吐、腹泻者,提示病情加重。

4. 神经精神系统   乏力、淡漠、疲劳,重者嗜睡、意识模糊,可出现精神失常。

5. 心血管系统   血压偏低及直立性低血压,心音低钝,可出现头晕、直立性晕厥。

6. 生殖系统   女性阴毛、腋毛脱落、稀疏,月经失调或闭经;男性性欲减退、阳痿等。

7. 代谢障碍   糖异生作用减弱,肝糖原耗损,可发生低血糖。

8. 其他   常有低热、盗汗等症状,体质虚弱、消瘦。如与其他自身免疫疾病并存,则伴有相应疾病的临床表现,如甲状腺功能减退表现等。

9. 肾上腺危象   若本病急骤加重可出现肾上腺危象的表现,主要由机体对各种应激的耐受性降低所致。当病人在感染、创伤、手术、过度劳累、分娩、大量出汗、呕吐、腹泻等应激状态下或突然中断肾上腺皮质激素替代治疗时,均可诱发危象,表现为高热(可达 40℃以上,同时可能合并感染)、恶心、呕吐、腹痛或腹泻、脱水、血压降低、心动过速、虚脱、极度虚弱无力、反应淡漠或嗜睡,也可表现为烦躁不安、谵妄、惊厥、精神失常,出现低血糖、低钠血症、血钾可高可低。如不及时抢救,可发展至休克、昏迷,甚至死亡。

(四)辅助检查

1. 血常规检查   常有正细胞正色素性贫血,少数合并恶性贫血。白细胞分类计数示中性粒细胞减少,淋巴细胞相对增多,嗜酸性粒细胞明显增多。

2. 血液生化检查   血钠降低,血钾升高,空腹血糖降低,少数病人有轻度或中度血钙升高。

3. 肾上腺皮质功能检查

(1)血浆皮质醇:常为低下,晨间血皮质醇≤30μg/L 可确诊为本病,≥200μg/L 可排除本病。

(2)ACTH 兴奋试验:目前已成为筛查的标准方法,不受饮食或药物的干预,可应用于任何年龄病人,结果可靠,无明显副作用。ACTH 刺激肾上腺皮质分泌激素,可反应肾上腺皮质储备功能。用于鉴别原发性与继发性肾上腺皮质功能不全。

(3)血浆 ACTH 测定:对本病的诊断及鉴别诊断有重要意义。原发性肾上腺皮质功能减退症者血浆 ACTH 值明显增高,常超过 22pmol/L(1 000pg/ml);但继发性肾上腺皮质功能减退症者,ACTH 水平明显降低或在正常低限。

4. 影像学检查   结核病病人肾上腺区 X 线、CT 或 MRI 检查可示肾上腺增大及钙化影。

(五)临床治疗

1. 基础治疗

(1)糖皮质激素替代治疗:应尽早给予,一般需要终身补充。根据病人身高、体重、性别、年龄、体力劳动强度等,确定合适的基础量,以小剂量开始逐步递增。宜模拟激素昼夜节律给予,在清晨起床后服全天量的 2/3,下午 2 至 3 点服余下 1/3。依据症状改善程度、尿 24 小时皮质醇值、血压、工作量和活动量等情况做适当调整。如一般成人,开始时每天给予氢化可的松 20~30mg(或可的松 25~37.5mg),以后可逐渐减量,至氢化可的松每天 15~20mg 或相应量的可的松。

(2)食盐及盐皮质激素:食盐摄入量应充分,每天至少 8~10g,如有腹泻、大量出汗等情况应酌情增加。如病人仍有头晕、乏力、血压偏低等,必要时须加服盐皮质激素,如 9α-氟氢可的松 0.05~0.1mg/d,每天口服 1 次。如有水肿、高血压、低血钾则减量。

2. 病因治疗   有活动性结核者在替代治疗的同时积极给予抗结核治疗。

3. 肾上腺危象治疗　此危象为内科急症,应积极抢救。主要措施如下:

(1)糖皮质激素的治疗

1)当病人处于肾上腺危象和应激状况时,糖皮质激素的剂量要大,小剂量补充糖皮质激素无效。在采集标本送检皮质醇和 ACTH 后立即开始治疗。

2)先静脉滴注磷酸氢化可的松或琥珀酸氢化可的松 100~200mg,以后每 6 小时静脉滴注 50~100mg,第 1 天总量 400mg。第 2~3 天将氢化可的松减量至 300mg,分次静脉滴注。如病情好转,继续减量至 200mg,继而 100mg。呕吐停止、可以进食者,氢化可的松片口服 20~40mg 或泼尼松 5~10mg,3~4 次/d,注意病情反弹。

(2)纠正脱水和电解质紊乱:补液量应根据失水程度、病人的心功能、年龄而定。开始 24 小时内补充葡萄糖生理盐水 2 000~3 000ml。

(3)病因及诱因的治疗:应积极控制感染,去除诱因。同时给予支持疗法。

4. 外科手术或其他应激时的治疗　正常人处在较严重的应激状态时,每天皮质醇分泌量可达 100~300mg,因而肾上腺结核病人在发生严重应激时,每天给予氢化可的松总量不应少于 300mg。多数外科手术为短暂应激,可根据手术种类,在数日内每天递减用量,直到维持量。较轻的短暂应激,每天给予氢化可的松 100mg 以后按情况递减。

(六)护理评估

1. 健康史

(1)询问与本病有关的病因及诱因:如有无结核病史。

(2)了解起病时间、病程及病情变化:是否有不明原因的反复低热、乏力、盗汗等,有无乏力休息得不到缓解;评估病人的生命体征、意识、瞳孔的变化及精神障碍;询问病人的月经史、妊娠史、家族史。

(3)其他:本病反复发作,迁延不愈,病人正常生活、工作和社会生活受到影响,加之长时期治疗所造成的经济负担,可能使病人出现各种心理问题。注意评估病人的心理状态,有无紧张、焦虑、抑郁,甚至恐惧等;了解病人及其家属对疾病的认识程度、态度,以及家庭经济状况、医疗保险情况等。

2. 身体评估　肾上腺结核的临床表现多种多样,评估时需要特别关注有无前文所述症状和体征。

(七)常用护理诊断/问题

1. 体液不足　与醛固酮分泌不足引起的水钠排泄增加,胃肠功能紊乱引起恶心、呕吐、腹泻有关。

2. 潜在并发症:水、电解质紊乱,肾上腺危象。

3. 营养失调:低于机体需要量　与糖皮质激素缺乏导致食欲减退,消化功能不良有关。

4. 活动无耐力　与皮质醇缺乏导致的肌无力、疲乏有关。

5. 知识缺乏:缺乏服药方法、预防肾上腺危象的知识。

(八)护理目标

1. 病人能维持体液平衡。

2. 病人无并发症发生或能及时发现并积极处理并发症。

3. 病人营养供给充足。

4. 病人活动耐力增加,可完成日常活动。

5. 病人能够说出药物的服用方法,知晓危象发生的诱因。

(九) 护理措施

1. 饮食治疗　肾上腺结核病人由于肾上腺皮质激素分泌不足,常有食欲减退、嗜咸食、体重减轻、恶心、呕吐、胃酸过多、消化不良、腹泻、腹胀及腹痛等症状,影响病人进食,加之结核导致的慢性消耗,应进食高碳水化合物、高蛋白饮食。在病情许可的情况下,鼓励病人多摄取水分,一般摄入 3 000ml/d 以上;注意避免进食含钾丰富的食物,防止高血钾的发生,以免诱发心律失常。摄入足够的食盐(8~10g/d)以补充失钠量,如出现大量出汗、呕吐、腹泻等应增加食盐的摄入量。

2. 活动指导　肾上腺结核病人常感乏力,易疲劳、反应减弱,常因血压低而出现头晕、眼花或直立性低血压。首先保证病人充分休息,病情许可的情况下选择适当的活动方式,注意安全,以不感疲倦为宜。疾病缓解后适当活动。指导病人在起床、下床活动或改变体位时动作宜慢,防止发生直立性低血压。

3. 病情观察　记录每天出入量,观察病人皮肤颜色、湿度和弹性,注意有无脱水表现。监测血糖、电解质及血钙水平。监测心脏功能,注意有无心律失常。观察病人有无恶心、呕吐、腹泻情况并记录。监测血压水平,肢体有无水肿。

4. 肾上腺危象护理

(1)急救配合:迅速建立两条静脉通道并保持静脉通畅,按医嘱补充生理盐水、葡萄糖和糖皮质激素。注意观察药物疗效。

(2)病情监测:严密观察病人意识、体温、脉搏、呼吸、血压变化,定时监测电解质及酸碱平衡情况。

(3)积极控制感染,避免创伤、过度劳累和突然中断治疗。应激情况如手术、分娩时应做好充分准备。当病人出现恶心、呕吐、腹泻、大量出汗等应立即进行处理。

(十) 护理评价

1. 病人是否维持体液平衡。

2. 病人是否发生并发症或是否及时发现并积极处理并发症。

3. 病人营养供给是否充足。

4. 病人活动耐力是否逐渐恢复。

5. 病人是否知晓药物的服用方法及危象发生的诱因。

(十一) 健康教育

1. 预防宣教

(1)加强营养及体育锻炼:增强机体抵抗力,避免结核、感染等。

(2)早期发现:若病人皮肤色素沉着、全身虚弱、乏力、消瘦、头晕眼花、直立性晕厥,应尽早检查。确诊本病后,立即给予激素替代治疗。

(3)去除病因:积极预防应激(如感染、外伤),避免危象发生。

2. 饮食指导 指导病人均衡饮食,鼓励病人多摄取水分,注意钠盐摄入量。避免进食含钾丰富的食物,防止高血钾的发生,以免发生心律失常。

3. 用药指导

(1)教会病人认识所服用药物的名称、剂量、用法及不良反应。

(2)指导病人认识到随意停药的危险性,必须严格按医嘱服用药物,不得随意减量或停药。

4. 观察与随访 指导病人定期随访。出现肾上腺危象征象时立即就医。外出时携带识别卡片,以便发生意外时及时得到救助。

（尼玛德吉　龙　珍　边巴琼吉　佘晓莉　潘瑞丽　张　燕）

第十一章

高原常见中毒的护理

第一节 高原蘑菇中毒

一、概述

高原蘑菇中毒是指在高原地区误采误食了有毒菌类,或者是条件可食野生菌(指一类经过一定条件的处理后可以食用的野生菌)在加工储存过程中,未能按照规范完成无害化处理,食用后导致的中毒。毒蘑菇含有植物性的生物碱,毒性很强,这是一类严重威胁人类健康、有高致死率的食物中毒。

二、病因与病理生理

(一)病因

误食有毒野生菌是该病常见的病因。条件可食野生菌没有经过严格的无毒化处理,食用后也会造成中毒。食用可食的发生变质的野生菌后也有可能造成中毒。

1. 误食有毒野生菌 目前西藏地区野生食用菌已知 415 种,毒菌已知 135 种,占全国已知食用菌数的 60% 以上,最常见的野生菌种有丝盖伞菌属、杯伞菌属、盔孢伞菌属、黄盖鹅膏菌。

2. 食用不当 有些蘑菇本身无毒,但食用不当可引起不良反应。高原地区由于环境因素,海拔高度越高,水的沸点越低,加工食物时,如果未使用高压锅等器具,容易造成食品加工后不熟,食用后导致食物中毒的发生。另外,生食易中毒的野生菌,如卷边牛肝菌、褐黄牛肝菌、褐疣柄牛肝菌、尖顶羊肚菌、硫黄菌、蜜环菌等,容易中毒。双孢蘑菇是世界性食用菇类,但开伞后含有大量孢子,如果食用,孢子中大量胆碱与氧结合后会变成有毒的化合物。

3. 存储不当 在高海拔的高原地区,道路交通不畅通,尤其是冬季,大雪封山,食物运输困难,食材存储存在一定难度,可食野生菌如存储不当,变质后食用也可引起中毒。

4. 诱发因素 一些野生菌虽无毒,但某些成分可与酒精(乙醇)发生化学反应,引起毒性反应。

(二)病理生理

1. 毒蕈碱 是一种类似乙酰胆碱的生物碱,为 M 胆碱受体激动剂,其效应与节后胆碱能神经兴奋症状相似,毒蕈碱不易通过血脑屏障。在丝盖伞菌属和杯伞菌属中含有较高的毒蕈碱成分,食用这些菌后,30~60分钟内可出现症状,毒蕈碱中毒通常不会危及生命,且持续时间常常较短,除非摄入了大量蕈类。

2. 类阿托品样毒素　类阿托品样毒素的毒性作用与毒蕈碱相反,临床表现与阿托品过量相似。

3. 溶血毒素　溶血毒素的主要作用部位是敏感细胞的细胞膜脂质部分,可引起溶血,不耐热。

4. 肝毒素　这类毒素主要包括毒伞肽和毒肽。两类毒素均可造成肝、肾、神经系统的损害,尤其对肝的损害最大。两者的区别:毒伞肽的毒性比毒肽大10~20倍,主要作用于肝细胞的内质网;毒肽性质稳定,耐高温,耐干燥,一般加热不易破坏,主要作用于肝细胞核,毒肽中毒速度快。

5. 神经毒素　神经毒素主要侵害神经系统,产生头痛、谵妄、意识障碍,还可有精神失常等。

三、临床表现

野生菌通常含有多种毒素,误食后中毒症状复杂多样,多为混合症状。目前将中毒类型分为六大类。

(一) 胃肠炎症状

急性症状发作(摄入蕈类后<6小时),仅引起急性中毒的蕈类很少危及生命。急性胃肠炎,多数蕈类在摄入后不久引起急性胃肠炎,但没有任何进一步的毒性。摄入蕈类后1~3小时内会出现症状,主要表现为恶心、呕吐、腹痛、腹泻。严重者出现剧烈腹痛,水样便可伴黏液及出血;全身中毒症状严重,可伴有休克、谵妄及昏迷,有人称此为假霍乱型,愈后不良,病死率高。应密切关注蕈类摄入史和症状发作时间,如出现迟发性胃肠炎可能提示摄入了更致命的蕈类毒素。

(二) 神经精神症状

除胃肠道症状外,尚有多汗、流涎、缓脉、瞳孔缩小等症状,多为精神错乱以及幻觉、神经兴奋或神经抑制等。本型轻者病死率低,但严重者愈后不良,具体表现如下:

1. 毒蝇碱中毒　表现为心跳减慢、减弱,血压降低,视物模糊,瞳孔缩小,流泪,流口水等症状。

2. 异噁唑衍生物中毒　表现为视物模糊或幻视、精神异常、肌肉痉挛等症状。

3. 色胺类化合物中毒　表现为幻视、幻听、幻想,还可能导致色彩幻视等症状。

4. 致幻素中毒　表现为头昏眼花、幻视、幻听,还会伴有手舞足蹈等症状。

(三) 血液系统症状

潜伏期较长,一般为6~12小时,除胃肠炎症状外,还有明显溶血性中毒的症状,表现为腰腹疼痛、溶血性黄疸、血红蛋白尿、肝大、脾大、溶血性贫血,大量溶血可引发急性肾衰竭;若能及时治疗,愈后尚佳,病死率较低。

(四) 肝损害性

潜伏期较长,可达15~30小时,此型肝损害是最为突出的临床表现。在初期1~2天轻度胃肠炎表现后,有一假愈期,期间除食欲缺乏和轻微乏力外,似乎已病愈,但是实际上已发生肝损伤,进食少、病情轻者无肝损伤的症状即转入恢复期。但大多数病例接着出现肝、脑、心、肾等内脏损害,也有少数病例在肝损伤表现不严重时即因中毒性心肌病变或中毒性脑病猝死。此型病情最为凶险,病死率较高。经急救治疗存活者,须度过 2~3 周的危险期,方可逐步康复。

(五) 呼吸系统

表现为呼吸急促及呼吸困难。

(六) 光敏性皮炎

表现为对日光敏感性增加,阳光照射部位出现皮炎,如嘴唇肿胀外翻、面部和手臂红肿等,同时有针刺样和火烧般疼痛的表现。

四、辅助检查

(一) 一般检查

1. 进食史　对怀疑中毒或以恶心呕吐、急性肝功能异常为主要表现的病人,应询问发病前 3 天详细进食情况,特别是蘑菇进食史,包括鲜蘑菇、干蘑菇和含蘑菇的加工品。

2. 蘑菇特征描述　对有明确蘑菇进食史的病人,应了解蘑菇来源、具体采摘(或购买)地点、食用的蘑菇种类(或俗称),进食单一种类还是多个种类,以及每一种蘑菇的形态特征和采集的数量等。

3. 进食量估算　通过实物比对等方式尽可能准确估算蘑菇进食量,此信息对评估中毒发生风险及病情严重程度有重要意义。

4. 初始表现和潜伏期　发病时间和最初表现及变化对判断是否为含毒伞肽蘑菇中毒及病情评估具有重要意义。要尽量准确估算初始症状出现时间,潜伏期长短与蘑菇种类有关,含毒伞肽蘑菇引起中毒的首发症状多在进食 6 小时以后出现,以恶心、呕吐、上腹疼痛和腹泻为初始表现,易被误认为其他疾病。

5. 共同进食者情况　有多人同时进食时,要了解其他人有无相近的表现,必要时应联系与病人一起食用者,了解相关情况,并进行医学评估。此工作对确定蘑菇中毒诊断、评估危害风险及发现潜在中毒病人具有重要意义。

6. 进食蘑菇的图形资料实物照片　可为判断是否为含毒伞肽蘑菇中毒提供重要依据。

(二) 实验室检查

1. 血常规检查　明确病人是否因为脱水导致血液浓缩,或因为溶血而导致贫血。

2. 尿常规检查　可反映机体的代谢状况,观察肾脏是否出现损伤。

3. 肝功能检查　观察病人胆红素、尿素氮、转氨酶、肌酐等指标是否出现异常。

4. 电解质检查　溶血时可能出现血钾浓度高,腹泻严重可能导致病人血钾、血钠浓度过低,进行该检查便于医生及时调整血液电解质浓度。

5. 明确中毒的野生菌种类　提取胃内容物、呕吐物或残留毒物进行毒物鉴定或动物实验,以提供更具针对性的治疗。

五、临床治疗

准确评估病史(毒蕈的种类、进食时间及食用量)、病人的意识及生命体征,及时清除毒物,尽早应用解毒剂,积极防治并发症,做好对症护理。

(一)清除毒物

1. 尽早催吐、洗胃 中毒早期,神志清醒的病人可行口服催吐。洗胃液可选用1:(5 000~10 000)的高锰酸钾溶液、浓茶或含碘溶液(每200ml水加碘酊30滴),如不清楚毒物的酸碱性质,宜选用温清水洗胃,最佳洗胃时间为进食毒蕈6小时以内,可根据病情状况延长至24小时。当洗胃液转为清亮颜色时可终止洗胃,洗胃结束后立即向胃管内注入30g活性炭吸附毒素。

2. 导泻或灌肠 洗胃半小时后予以50%硫酸镁20g或20%甘露醇导泻。

(二)抗胆碱药

常用药物有阿托品、盐酸戊乙奎醚等。

(三)巯基络合剂

此类药物有二巯基丙磺酸钠、二巯丁二钠,对肝肾损害型毒蕈中毒有一定疗效。双环类毒蕈中毒的病人可使用此类药物,其作用机制为与双环类毒素结合,使其毒力减弱。用法:5%二巯基丙磺酸钠5ml肌内注射,每天2次,连用5~7天。二巯丁二钠,首剂量为1~2g,以10~20ml注射用水稀释后静脉注射,然后每小时注射1g,总共4~5次。

(四)糖皮质激素

糖皮质激素适用于溶血型毒蕈中毒或其他重症中毒病例,特别是有中毒性心肌病、中毒性脑炎、严重肝损害、脑神经病变及出血倾向的病例。原则是早期、短程、大剂量。常用药物有甲泼尼龙、地塞米松和氢化可的松。

(五)连续性肾脏替代治疗

临床应用目标是清除体内过多水分、体内代谢废物、毒物,纠正水电解质紊乱,确保营养支持,促进功能恢复及清除各种细胞因子、炎症介质。可用于各种心血管功能不稳定的、高分解代谢或伴脑水肿的急慢性肾衰竭,以及多器官功能障碍综合征、急性呼吸窘迫综合征、挤压综合征、急性坏死性胰腺炎、慢性心力衰竭、肝性脑病,药物及毒物中毒等的救治(图11-1)。

血液灌流是指血液借助体外循环通过具有广谱解毒效应或固定特异配体的吸附装置,清除血液中的内源性或外源性致病物质以达到血液净化的目的。血液灌流目前主要限于吸附作用,故也被称为血液吸附(图11-2)。

(六)支持及对症治疗

各型毒蕈中毒的胃肠炎期均应积极输液,纠正脱水、酸中

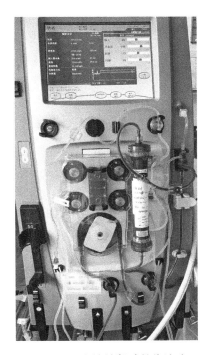

图 11-1 连续性肾脏替代治疗

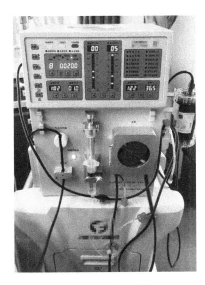

图 11-2 血液灌流

毒及电解质紊乱。

六、护理评估

1. **进食史**　询问病人是否存在进食野生菌史,同食的病人是否有相似的症状或相继发病。
2. **症状**　询问病人或陪同就诊者病人是否有恶心、呕吐、腹痛、腹泻、黏液便、乏力、食欲减退、多汗、流涎、头晕等表现。

七、常用护理诊断/问题

1. **清理呼吸道无效**　与昏迷有关。
2. **有皮肤完整性受损的危险**　与早期昏迷及血液透析时体位限制、中毒致光敏性皮炎有关。
3. **有出血的危险**　与中毒及抗凝剂的使用有关。
4. **有感染的危险**　与导管相关性血流感染、尿路感染、昏迷有关。

八、护理目标

1. 病人未发生误吸。
2. 病人无压力性损伤及皮肤破损发生。
3. 病人未发生出血。
4. 病人未发生感染。

九、护理措施

1. 一般护理

（1）预防肺部感染,保持呼吸道通畅

1）机械通气病人按需吸痰:吸痰操作时严格采取无菌技术,用密闭式吸痰装置,痰液黏稠者,最好由两人操作,一人吸痰一人注射湿化水,行气道冲洗,使痰液稀释,便于吸出。吸痰前后调节呼吸机参数,保证病人 100% 氧气吸入 2 分钟后,调回呼吸机参数中的给氧浓度。每次进行气道内吸痰前,需要先经病人的口鼻腔吸痰后,再经气管插管或气管切开套管吸痰。

2）清除口鼻腔分泌物,防止误吸:假牙应取出,如有舌后坠,应置入口咽通气道,再吸痰;如无法保证气道通畅,应及时进行气管插管或气管切开,以保证呼吸道通畅。

3）肺部物理治疗:每 2 小时给予翻身、拍背。拍背时,手掌成弓形,在背部由上至下、由外到内有节奏地进行;或者使用排痰机进行拍背排痰。

4）口腔护理:每日 2~3 次,张口呼吸者,用湿纱布覆盖口腔,保持呼吸道湿润。

（2）皮肤护理

1）保持床单位清洁平整、干净。

2）保持病人的皮肤清洁干燥,观察受压部位皮肤颜色,协助病人每 2 小时翻身,变换体位。

3）对于重症病人,有条件时使用气垫床或骨突处皮肤使用减压敷料,每 2 小时翻身一次,减轻局部皮肤受压。

4）变换体位时,严密观察皮肤有无变红、破溃等问题,及时对症处理。

5）皮炎病人应嘱其避免抓挠,减少碱性皂液清洁皮肤,穿棉质衣服,必要时遵医嘱使用外用药物。

（3）预防感染

1）吸痰或其他有创操作时严格执行无菌操作,做好手卫生。

2）尿管固定低于耻骨联合以下,及时倾倒尿液。保持管路的密闭性。

3）避免尿管被污染,每天进行 2 次会阴擦洗,观察尿液颜色,有无异常分泌物。

4）尽量减少尿管留置时间。

5）每日开窗通风,减少人员流动。

（4）加强营养,保证病人摄入足够的营养和水分

1）禁食病人:通过肠内或肠外营养的方式,补充各种营养物质（氨基酸、维生素、电解质等）。

2）可进食病人:遵医嘱合理给予高热量、易消化的食物,如牛奶、菜汤、鱼汤等,保证营养物质的摄入。

（5）眼睑闭合不全者,每日涂眼药膏 2~4 次,并覆盖生理盐水纱布,预防角膜炎。

（6）谵妄、烦躁不安的病人,可使用约束带予以约束或加用床挡,以防意外拔管、坠床等不良事件的发生。

（7）严密观察病情,观察病人生命体征、神志、瞳孔等变化,记录病人神志清醒时间,24 小时出入量。血液净化时体外循环血量较多,易出现血压一过性下降,一旦发生立即减慢血流速度,给予去枕、平卧、头低位,快速输入 0.9% 氯化钠溶液 500ml,以维持一定的血流量,也可以持续静脉滴注白蛋白、血浆等,或使用升压药。

2. 专科护理

（1）中心静脉导管护理:血液净化时需要置入中心静脉导管,增加了病人导管相关性血流感染的风险。相关研究显示,血液透析病人因导管感染而意外死亡的发生率为 25.9%,属于血液净化中高危并发症。因此预防导管相关性血流感染是护理的重点。

1）治疗前检查导管是否固定妥当,缝针有无脱落,局部有无渗血、渗液、红肿。

2）治疗过程中注意无菌操作。

3）注意导管口尽量不要敞开,避免与空气长时间接触。

4）消毒导管,再用无菌纱布包扎妥善固定。保持穿刺处清洁干燥,定时更换敷料,并检查局部皮肤颜色、有无出血、导管固定情况、导管外露长度等。

5）不做血液净化治疗时,禁止打开导管进行留取血样及输液等治疗。

6）每日监测病人的体温,出现不明原因的体温增高时,考虑是否有导管感染的发生。

（2）进行血液净化治疗时,防止体外循环凝血。凝血发生的常见原因是血量不足或抗凝剂用量不足。

1）充分预冲透析器和管路,彻底排出透析器和管路内部的空气,以免因空气附着透析器的纤维膜壁,增加透析器的凝血风险。

2）遵医嘱抽血,监测病人出凝血功能,准确选择合适的抗凝方式和抗凝剂用量。

3）对于凝血功能差需要进行无肝素透析的病人,使用肝素盐水预冲透析器及管路后,需要用生理盐水将肝素盐水全部排掉,再将血液净化机上的管路与病人的中心静脉导管连接,避免抗凝剂进入病人体内。

4）无肝素透析技术透析过程中每 30~60 分钟用 100~200ml 生理盐水快速冲洗透析器及管路一次。

5）应用输液泵持续泵入枸橼酸钠抗凝治疗时,彻底排尽输液器管壁的气泡,透析过程中保持输液通畅,避免输液器扭曲、反折,防止空气进入输液器,引起输液泵报警,影响抗凝效果。

6）保证血液净化过程中血流量充足,血流量要维持在 200~300ml/min;特别是临时静脉置管,血流量要维持在 200~250ml/min。

7）观察灌流器端盖上血液分布是否均匀,动静脉壶壁滤网有无凝血块和颜色变深,并根据循环情况及病人全身情况调节血泵转速和增加抗凝剂的用量,保证血液灌流器和透析器不凝血。

8）治疗过程中,严密监测动静脉压、跨膜压值,及时分析异常数值的原因并积极处理。出现体外循环凝血征兆时,及时用生理盐水冲洗,若凝血严重立即更换管路或透析器,必要时提前下机。

（3）预防出血:血液灌流通过吸附剂吸附毒物及其代谢物,可吸附少量血小板和纤维蛋白,同时抗凝剂肝素的使用会诱发出血,严重者可致 DIC。

1）治疗过程中,严密监测出血时间、血小板及出血情况,观察皮肤、口腔黏膜等是否有出血的现象,并及时调整抗凝剂用量或局部压迫止血。

2）有出血倾向者,应用等量的鱼精蛋白中和肝素。根据病人凝血检查报告给予个体化抗凝。

3）注意穿刺部位有无渗血,治疗结束后常规肝素盐水封管,局部皮肤碘伏消毒,无菌敷料贴覆盖裸露的导管。

4）封管时先脉冲式推注生理盐水 10ml 冲净导管内残留血液,再将肝素盐水从双腔导管两端按导管长度缓慢推入封管,严禁快速推入血管引起出血。

3. 心理护理　病人通常有恐慌、紧张情绪,担心预后,医护人员应给予充分理解,向病人耐心做好解释工作,减轻病人的恐惧和思想负担,使其安心接受治疗。

十、护理评价

1. 病人呼吸道是否通畅,有无误吸发生。

2. 病人皮肤黏膜是否保持完整。

3. 病人是否发生出血。

4. 病人是否发生感染。

十一、健康教育

1. 疾病知识指导　做好病人和家属的宣教工作,使其正确看待蘑菇中毒,对疾病的治疗树立信心,安心接受治疗。让病人及家属了解血液净化治疗的目的、操作方法、治疗效果,从而取得支持配合。同时,加强有毒蘑菇相关知识的宣传工作,让病人正确认识有毒蘑菇的特点,掌握正确分辨的方法,以便预防误食有毒蘑菇中毒的再次发生。

2. 用药指导　向病人介绍所用药物的名称、剂量、给药时间和方法等,嘱其严格遵医嘱治疗,按时按量服药,不可擅自停药、增药、减药。

3. 皮肤护理指导　有毒蘑菇中毒病人要保持口腔卫生,注意个人卫生及保持皮肤完整清洁,避免抓伤皮肤,预防皮损加重或发生感染。

4. 饮食指导　病人宜进食高维生素、高热量的流质饮食,少食多餐。应坚持长期服用保肝药,注意休息和合理饮食。

第二节　肉 毒 中 毒

一、概述

肉毒中毒又叫神经型食物中毒,通常由发酵食物、腌制食物中的肉毒杆菌产生的肉毒杆菌毒素引起,发病突然,主要通过食物传播,多见于腌肉。部分地区曾因使用豆豉、豆瓣酱、臭豆腐及不新鲜的鱼、猪肝而大量发病。

肉毒杆菌毒素是已知毒性最剧烈的神经毒素之一,至少比沙林毒气的毒性高 5 000 倍。在不治疗的情况下病死率高达 50%~60%,是一种具有神经和细胞毒性质的外毒素。根据其抗原结构可分为 A、B、C、D、E、F、G 等 7 型。每一菌株仅能产生单一型毒素,其中 A、B 及 E 三型是引起人类发病的主要毒素,毒性极强,口服 0.01mg 即可致死。肉毒杆菌毒素除自肠道吸收外,也通过呼吸道、眼结膜和破损的皮肤进入,婴儿肉毒中毒的传播途径尚不清楚,有报道蜜蜂可能为传播媒介。在高海拔地区,由于食物运输和存贮困难,经常出现一些病人因误食变质的罐头,导致肉毒中毒。本病在我国主要分布在西部地区,以 B 型菌株为主,其次为 A 型。

二、病因与病理生理

中毒原因以食用自制发酵制品居首位,其他原因有食用牛肉、腊肉、腊肠及豆腐干等。

肉毒杆菌,又称肉毒梭状芽孢杆菌(*Clostridium botulinum*,*C. botulinum*),是 G⁺ 厌氧芽孢杆菌,广泛分布于自然界,如土壤、海洋、湖泊沉积物以及人畜粪便中。在自然界中生命力顽强,在干燥环境中可存活数十年之久。在有氧状态下,一般没有致病性。在厌氧环境下,可分泌一种毒力作用强烈的神经外毒素,即肉毒杆菌毒素(botulinus toxin,BTX),也称肉毒神经毒素(botulinum neurotoxin,BoNT)、肉毒梭菌毒素(clostridium botulinum toxin)。肉毒中毒(botulism)是由 BoNT 引起的罕见但潜在危及生命的疾病。食源性肉毒中毒是肉毒中毒最常见的形式。需要引起注意的是,长期慢性腹泻,造成肠道菌群失调,进食 *C. botulinum* 芽孢污染的食物,芽孢进入肠道,在肠道定殖和随后原位释放 BoNT 引起中毒,这也是婴儿肉毒中毒的原因。

三、临床表现

肉毒中毒的潜伏期一般为 12~36 小时,有些病人突然出现神经肌肉麻痹等神经系统症状,给临床诊断带来困难。早期主要表现为复视、构音困难和吞咽困难,可以引起急性四肢对称性弛缓性瘫痪伴有显著的延髓麻痹,严重者发生呼吸衰竭,直至死亡。临床上,肉毒中毒分为食源性、创伤性、婴儿肉毒中毒、成人肠毒症。特异性症状可分为四组。

(一)眼部症状

眼睑下垂,视物模糊,复视,斜视。A 型肉毒杆菌毒素中毒远视差、近视正常,B 型则相反。

(二)口舌咽部症状

张口困难,咀嚼无力,伸舌困难,言语不清,构音不良。

(三)吞咽困难

咽部紧缩感,呛咳,流涎。

(四)肢体及呼吸肌麻痹

抬头困难,四肢软瘫,尿潴留,呼吸困难,呼吸衰竭。

四、辅助检查

临床罕见,但对急性脑神经和四肢瘫痪的病人应考虑肉毒中毒的可能。

(一)毒素检验

病人的食物、呕吐物、排泄物和血清标本中检出肉毒杆菌毒素可以明确诊断。摄入毒素后 3 天内可以从 40%~44% 的血清和粪便标本中检出毒素;3 天后 15%~23% 的血清标本和 37% 的粪便标本中可检出毒素。

(二)神经电生理检查

有助于鉴别引起急性迟缓性瘫痪的病因,肌电图的神经传导速度检查均提示四肢运动神经纤维部分损害。

(三)鉴别诊断

肉毒中毒易造成误诊,常被误诊为重症肌无力、急性吉兰-巴雷综合征和消化道感染。误诊的可能原因:病例为散发,给流行病学调查带来一定的困难;有些病例潜伏期长,消化道症状不明显;以神经系统症状为突出表现,与重症肌无力、急性吉兰-巴雷综合征、进行性延髓麻痹等有很多相似之处;本病少见,临床医生对此认识不足。详细询问病史,积极进行病因和流行病学调查,对诊断非常重要。

五、临床治疗

对短期内出现以头晕、无力、视物模糊、眼睑下垂、吞咽、呼吸困难等神经系统症状为主的病人,如无其他原因可解释应考虑本病的可能。一旦诊断本病,应在 24 小时内尽早、足量注射肉毒抗毒素,并且加强呼吸道管理,保证氧供,以降低病死率。

(一)一般治疗

对于已经临床确诊的肉毒中毒病人,早期可采取催吐、洗胃、导泻等处理,最大限度清除消化道残留的 BoNT,在一定程度上可减少 BoNT 逐渐吸收入血,即使超过 24 小时,有条件的仍然可以进行全肠灌洗。

（二）肉毒抗毒素治疗

20 世纪 60 年代,肉毒抗毒素开始应用于肉毒中毒的治疗,特异性抗毒素中和、阻断循环中 BoNT,从而防止 BoNT 的不可逆内化进入神经元,发病 24 小时内给予抗毒素是治疗的最佳时机。

（三）呼吸道管理

肉毒中毒病人呼吸肌功能的损害是致命性的,因此呼吸道的管理非常关键。对于呼吸困难病人可尽早给予气管插管或气管切开连接机械通气,以保证病人的呼吸道通畅。在病人撤机前给予呼吸肌功能锻炼,有助于病人缩短撤机时间。

（四）血浆置换

肉毒杆菌毒素属于超大分子蛋白质毒素,血浆置换作为一种主要针对大分子毒素的血液净化方式,在中毒性疾病和自身免疫性疾病中发挥着重要的作用。

六、护理评估

1. **健康史** 询问病人近期是否食用自制发酵制品,是否食用牛肉、腊肉、腊肠及豆腐干等,共同进餐的病人是否有相似症状。

2. **身体评估** 询问病人及陪同者,是否有特异性症状,如眼睑下垂,视物模糊,复视,斜视;张口困难,咀嚼无力,伸舌困难,言语不清,构音不良;咽部紧缩感,呛咳,流涎;抬头困难,四肢软瘫,尿潴留,呼吸困难,呼吸衰竭等表现。

七、常用护理诊断/问题

1. **清理呼吸道无效** 与呼吸困难有关。
2. **有皮肤完整性受损的危险** 与昏迷及机械通气时体位限制有关。
3. **潜在并发症:感染。**

八、护理目标

1. 病人呼吸道保持通畅。
2. 病人皮肤黏膜保持完整。
3. 病人无并发症发生或能及时发现并积极处理并发症。

九、护理措施

1. **一般护理**

（1）卧床休息,禁食,保持呼吸道通畅,呼吸困难者应尽早气管插管或气管切开,使用机械通气来保持病人呼吸道通畅,按需密闭吸痰,出现心搏骤停者,应立即进行心肺复苏技术。

（2）保护病人皮肤完整不受损,床单位保持清洁、整齐;定时为病人翻身;气管插管或气管切开者定时进行换药和口腔护理。

（3）遵医嘱应用多价肉毒抗毒血清（A、B 及 E 型）5 万~10 万单位肌内注射或静脉注射,必要时 6 小时后重复一次,对肉毒杆菌食物中毒有特效。为消灭肠道内的毒素杆菌,以防继续产生肠毒素,可给予大剂量青霉素。应用盐酸胍,15~30mg/(kg·d),分2次口服,对神经症状效果良好。

（4）在高原地区发病的病人的监测过程中,血氧饱和度和心率的变化要参考当地海拔高度引起的低氧状态,要以当地居民的平均水平作为参考;同时需要对病人病情、生命体征情况做出全面评估,避免因某一数值与平原地区的差异造成病情评估的不准确。

（5）心理护理:因出现复视、构音困难和吞咽困难、抬头困难,四肢软瘫,甚至严重呼吸困难等症状,病人易出现焦虑、恐慌、紧张的心理状态,医护人员应向病人耐心做好解释工作,详细告知治疗的目的和效果,以缓解病人的焦虑、恐惧心理,使其积极配合治疗。

2. 专科护理

（1）洗胃的护理:病人食后4小时内可用5%的碳酸氢钠或1∶10 000~1∶5 000的高锰酸钾溶液洗胃。如不明中毒物质的酸碱性,可使用大量温清水进行洗胃。洗胃后注入50%的硫酸镁或33%的硫酸钠进行导泻,高位灌肠或服用泻剂可以促进排泄,破坏胃肠内尚未吸收的毒素。洗胃过程中,如发现病人的洗胃液出现血色,立即停止洗胃;如果病人严重呼吸困难,需要先进行气管插管,在保护好气道的前提下给予洗胃;首次从胃内抽出的液体,要送检,便于更好地明确诊断。在洗胃的过程中,严密观察病人的生命体征及神志变化,出现问题,及时给予对症处理。

（2）中心静脉导管护理:具体可见本章第一节高原蘑菇中毒的专科护理内容。

（3）血浆置换的护理

1）治疗前:①根据不同的机型,安装管路。②安装血浆分离器。干膜可直接与主管路连接,湿膜须排尽主管路动脉端空气后再连接血浆分离器。血浆成分分离器的安装须排尽滤出液管路中的空气后再连接。③预冲时须排尽耗材中的空气,保证预充充分性(尽可能保证1 000ml以上的生理盐水对每个分离器进行预充)。

2）治疗中:①参数设置。置换液速度(初级分浆速度1 200~2 000ml/h),根据血浆分离器的膜面积选择,膜面积越大,可允许的分浆量越大。血流速度80~150ml/min,根据分浆量调整血流速度。次级血浆分离速度一般为置换液速度(初级分浆速度)的10%~20%。②常见报警处理。动脉出血不畅时,先调整病人的血管通路或体位,监测病人血压,解除受压或扭曲的管路。静脉压高报警时,如发生凝血及时更换管路;调整病人的血管通路或体位;解除受压或扭曲的管路。跨膜压高报警时,如发生凝血及时更换管路,降低血流量。漏血报警时,判断是否破膜,如发生破膜及时更换血浆分离器。③密切观察并发症。低血压时,密切监测生命体征,减慢血流速度和血浆置换量,补充胶体,使用升压药。过敏时,出现皮肤瘙痒、皮疹,严格执行输血制度,静脉注射地塞米松5~10mg或10%葡萄糖酸钙或氯化钙10~20ml。低钙时,出现面部、口唇、舌尖发麻,应严密观察,减慢血浆置换速度,静脉注射10%葡萄糖酸钙或氯化钙10~20ml。出血时出现穿刺处皮下血肿,及时按压,监测凝血功能、减少抗凝剂的用量。

3）治疗后:①按院感要求进行用物的处理。②做好中心静脉导管的维护,特别注意导管穿刺处有无渗血、渗液及感染等情况。③观察后期并发症,如血压下降、寒战、高热、口唇发麻、皮肤瘙痒等。

十、护理评价

1. 病人呼吸道是否通畅,有无呼吸困难。

2. 病人皮肤黏膜是否保持完整。

3. 病人是否发生并发症或是否及时发现并积极处理并发症。

十一、健康教育

1. 休息与活动 病人出院后,要注意休息,出院后 10~15 天内应避免体力劳动。

2. 饮食指导

(1)注意食品贮存的方式或者自制的方法是否正确,是否可以保证食品能够长时间保持新鲜不变质。原料应清洁,腌制前充分冷却,盐量充足,提高发酵温度。

(2)食用自制的发酵豆制品、发酵面制剂、动物性腌制食品、腌豇豆等时,要注意制作的时间,检查食材是否有发酵或腐败的迹象。一旦出现这些问题,其可能被肉毒杆菌污染,严禁食用。

(3)食用罐头类食物,注意检查食品有效期,如果罐头的两端有膨隆现象,或内容物有色香味改变,应禁止食用,即使煮沸也不宜食用。

(4)肉毒杆菌毒素不耐热,80℃加热 30 分钟或 100℃加热 10~20 分钟即可破坏。

(5)1 岁以下儿童避免喂食蜂蜜。

(6)如果误食上述食品,出现复视、构音困难和吞咽困难、抬头困难,四肢软瘫等症状,一定要立即到医院就医。

(拉 片 崔丽霞 周文华)

第十二章

高原相关其他疾病的护理

第一节 高原冻伤

一、概述

冻伤（cold injury），是机体遭受低温侵袭引起的局部或全身性损伤。冻伤可分为两类：一类是非冻结性冻伤，是由10℃以下至冰点以上的低温，多兼有潮湿条件所造成，如冻疮、战壕足、水浸足（手）等；另一类是冻结性冻伤，由冰点以下的低温所致，分局部冻伤（冷伤）和全身性冻伤（冻僵）。

青藏高原全年平均气温在10℃以下，最低气温达-30℃以下。冻伤为高原地区发病率较高、危害性较大的疾病，轻则影响居民的健康及其工作能力，重则导致其伤残，甚至危及生命。高原气候寒冷、潮湿和较高的风速都可加速身体的散热。身体较长时间处于低温和潮湿条件下，会使体表的血管发生痉挛，血液流量因此而减少，造成组织缺血缺氧，细胞受到损伤，尤其是肢体远端血液循环较差的部位，如脚趾。鞋袜过紧、长时间站立不动或长时间浸在冷水中均可使局部血液循环发生障碍，导致冻伤。疲劳、虚弱、紧张、饥饿、失血及创伤等均可减弱人体对外界温度变化的调节和适应能力，易导致冻伤。

冻伤是在一定条件下由寒冷引起的组织损伤，在寒区较为常见。由于高原自然条件复杂，一般认为高原比平原更易发生冻伤，更容易发生冻伤-融化-再冻伤的严重情况，高原发生的冻伤比平原更重，高原冻伤的救治比平原更困难。

（一）高原冻伤的特点

1. 海拔越高，冻伤发病率越高。

2. 四季均可发病，以1月份、2月份、12月份居多。

3. 因地形复杂、交通不便、救治较困难，易发生冻伤-融化-再冻伤。

4. 重度冻伤截肢率较高。

5. 多发生在海拔4 000~5 000m及以上，空气稀薄、缺氧、干燥、风大地区，发病地气温多在-20℃。

（二）早期治疗的重要性

对于高原地区冻伤，应做到早发现、迅速脱离寒冷环境、快速复温，缩短冻伤时间。严禁火烤，以免导致局部皮肤及软组织坏死。同时也要防止冻伤-融化-再冻伤。

（三）改善微循环的重要性

高原条件下血细胞比容及血液黏稠度较高,血小板聚集性加强,血液有高凝倾向,微循环内易形成血栓。缺氧可增高微血管通透性,外周血管阻力增强,血流量下降。使用右旋糖酐对改善红细胞凝聚、疏通毛细血管血流、降低血液黏稠度、增加组织灌注量和防止血栓形成具有重要的临床意义。

二、病因与病理生理

（一）非冻结性冻伤

最常见的是冻疮,在我国常发生在冬季与早春,长江流域比北方多见。好发部位是肢体末端和暴露部位,如耳郭、面部、手背、足趾等处。主要是因冷刺激引起血管长时间收缩或痉挛,导致血管功能障碍,继而发生血管持续扩张、血流淤滞体液渗出,重者形成水疱,皮肤坏死。

（二）冻结性冻伤

局部接触冰点以下低温时,发生强烈的血管收缩反应。严重者可在细胞内外液形成冰晶。组织内冰晶不仅可使细胞外液渗透压增高,导致细胞脱水、蛋白变性、酶活性降低以致坏死,还可机械性破坏组织细胞结构。冻融后发生坏死及炎症反应。全身受低温侵袭时,外周血管发生强烈收缩和寒战反应,体温由表及里降低,使心血管、脑和其他器官均受损伤。如不及时抢救,可直接致死。

冻伤的整个过程可以分为4个相互重叠的病理生理阶段,即预冻期、冻融期、血液停滞期和缺血期。高原冻伤主要累及四肢和其他暴露部位,诊断主要依据冷暴露史与临床表现,可根据症状初步判断冻伤程度。

三、临床表现

（一）非冻结性冻伤

冻疮初起时,主要表现为紫红色斑、变凉、肿胀,可出现结痂。局部有麻木、痒感或胀痛,在暖环境中更明显。随病情进展,可出现水疱、糜烂或溃疡,如无继发感染可自愈,但易复发。

（二）冻结性冻伤

1. 局部冻伤 先有局部皮肤苍白发凉、针刺样痛,继而出现麻木、知觉丧失,肿胀一般不明显。复温解冻后,局部变化开始明显。按其损伤的程度不同分为4度。

（1）Ⅰ度冻伤:又称红斑性冻伤,伤及表皮层。局部红肿、充血。自觉热、痒、刺痛,症状于数日后消失,愈合后表皮脱落,不留瘢痕(文末彩图12-1)。

（2）Ⅱ度冻伤:又称水疱性冻伤,伤及真皮层,局部明显充血、水肿,伴有水疱形成,疱液呈血清样。若无继发感染,2~3周后痂皮脱落,可有轻度瘢痕形成(文末彩图12-2)。

（3）Ⅲ度冻伤:又称坏死性冻伤,伤及皮肤全层或皮下组织,创面为黑褐色。感觉消失,创面周围红、肿、痛并有水疱形成。若无感染,坏死组织于4~6周后脱落,形成肉芽创面,愈合甚慢,留有瘢痕。

（4）Ⅳ度冻伤：又称深部坏死性冻伤，损伤深达肌肉、骨髓，甚至肢体坏死，表面呈暗灰色、无水疱；坏死组织与健康组织的分界较明显，常呈干性坏死。若并发感染则为湿性坏疽。治愈后多留有功能障碍或伤残。

2. 全身性冻伤　首先表现为冷应激反应，如心搏、呼吸加快，血压升高，外周血管收缩，寒战等，随着体核温度下降，逐渐出现寒战停止、意识模糊或丧失、脉搏及呼吸减缓、心律失常，最终因多器官功能衰竭死亡。冻僵为严重的全身性冻伤，是寒冷环境引起体温过低所导致的以神经系统和心血管损伤为主的严重全身性疾病，表现为皮肤苍白、冰凉，有时面部和周围组织水肿，意识模糊或昏迷，肌强直，瞳孔对光反射迟钝或消失，呼吸浅慢，心动过缓，心律不齐，血压降低，可出现心房和心室颤动，严重时心搏停止。

四、辅助检查

（一）皮肤弹性检查

皮肤的液体含量（血液、淋巴液）、弹力纤维和肌纤维的特性及神经组织的紧张度是决定皮肤弹性高低的重要因素。营养良好身体状况佳，其皮肤均有一定的弹性。临床上，把皮肤弹性减退作为判定脱水的指标之一。

（二）皮肤颜色

人类的皮肤颜色有六种，即红色、黄色、棕色、蓝色、黑色和白色，如黄色和白色的皮肤、红色的嘴唇。这主要是因为皮肤内黑色素的量及分布情况不同。黑色素是种蛋白质衍生物，呈褐色或黑色，是由黑素细胞产生的。黑色素的数量、大小、类型及分布情况不同，从而决定了不同的肤色。

（三）组织病理

表皮和真皮水肿。血管充血，可见红色血栓形成，继之血管内膜增生，管腔变窄。皮肤附件萎缩或变性。脂肪组织呈现结晶及坏死，血管内有时有游离的和细胞内的脂肪滴（为冻伤独有特征）。随着冻伤程度的加重，组织细胞变性坏死的程度也更重，可表现为干、湿性坏疽的组织病理变化。

五、临床治疗

冻伤的基本治疗目标是迅速复温，防止进一步的冷暴露，以及恢复血液循环。

（一）急救及治疗原则

1. 迅速脱离寒冷环境，防止继续受冻。

2. 尽早快速复温　冻伤的早期治疗包括用衣物或用温热的手覆盖受冻部位或其他身体表面使之保持适当温度，以维持足够的血供。需要快速水浴复温，水浴温度应为37~43℃，时间一般为20~30分钟。如无复温条件，可将伤肢放在救护者怀中复温，切忌用火烤、雪搓或拍打。对心搏骤停者施行胸外心脏按压和人工呼吸、吸氧等急救措施。除非有禁忌，止痛剂应在快速解冻时服用，以便止痛。当皮肤红润柔滑时，表明完全解冻。禁忌用冰块擦拭冻僵的肢体、干热或缓慢复温，这可进一步损伤组织；对受伤部位的任何摩擦都是禁止的。

3. 局部涂敷冻伤膏。

4. 改善局部微循环。

5. 抗休克、抗感染和保暖　伴有冻伤的低体温病人,最重要的是肢体复温以前先完成体液复苏和恢复核心体温,以预防突然出现的低血压和休克。建议使用抗凝剂以预防血栓形成和坏疽。应用抗生素预防感染,并及时注射破伤风抗毒素血清。予以支持疗法,如卧床休息,高蛋白、高热量饮食,保护伤口以及避免创伤等。

6. 应用内服的活血化瘀药物。

7. Ⅱ度、Ⅲ度冻伤未能分清者,按Ⅲ度冻伤治疗。

8. 冻伤的手术处理,应尽量减少伤残,最大限度地保留尚有存活能力的肢体功能。

(二)局部冻伤的治疗

局部创面处理根据冻伤程度而异,Ⅰ度、Ⅱ度冻伤以保护与预防感染为主;Ⅲ度、Ⅳ度冻伤的早期,坏死界限一般不清楚,实际范围和深度往往比早期的小、浅,所以多数专家主张不宜过早进行手术切除(发生湿性坏疽者例外)。深度冻伤的坏死组织分离后,如肉芽组织健康,应及早植皮。经久不愈的溃疡,多由血管栓塞或功能障碍所致,可行交感神经阻滞术。

(三)全身治疗

冻伤较重者,可置于30℃左右的暖室中。温液胃管内灌洗或者灌肠有助于复温,静脉输注的液体应加温至37℃;纠正脱水,给予高蛋白、高热量、高维生素(尤其是维生素C)饮食,必要时少量输血;应用抗生素预防感染,严重冻伤应使用破伤风抗毒素血清和气性坏疽抗毒血清;采取抗凝、扩血管、改善微循环等治疗。

(四)暴露治疗

高原地区气候寒冷、干燥,紫外线较强,不适宜细菌生长,故空气中细菌数量较少,为预防和控制创面感染、抑制结痂溶化和糜烂、加速创面愈合提供了良好环境,因而在高原地区宜采用暴露疗法。

六、护理评估

1. 健康史

(1)病因及诱因:如醉酒、癔症、智能障碍以及脑血管疾病,容易使人体失去自身保护的能力,引起冻伤。

(2)环境因素:低温、潮湿、冷风以及天气骤变等都可加速身体的散热。温度越低,人体热量消耗也越多,越易造成冻伤;身体局部潮湿,导热良好,加速了热量的消耗,也易致冻伤。

(3)接触特殊物质:当人体局部与极冷的金属、石块等导热性能极强的物体直接接触时,机体局部温度骤然下降会导致冻伤。干冰、液氮等可瞬间汽化蒸发,降温迅速,快速导致组织损伤。接触时间越长,冻伤越严重。

(4)长期处于特定环境中:长时间站立在寒冷环境中,或由于意外长时间暴露在此种环境中,均可使局部血液循环发生障碍,导致冻伤。

(5)个体因素:保暖防寒措施不佳。

(6)生理异常:如疲劳、虚弱、紧张、饥饿、年老或年幼等,均可减弱人体对外界温度变化调节和适应的能力,使局部热量减少导致冻伤。

2. 身体评估　高原冻伤会出现局部和全身症状,评估时需注意以下症状和体征:

(1)局部:皮肤会不同程度地出现苍白、皮温低、红肿、充血、水疱、坏死。自觉热、痒、刺痛,甚至出现麻木、知觉丧失。

(2)全身:出现冷应激反应,如心搏、呼吸加快,血压升高,外周血管收缩,寒战等,并逐渐出现寒战停止,意识模糊或丧失,多器官功能衰竭。

七、常用护理诊断/问题

1. 体温过低　与低温侵袭有关。

2. 组织完整性受损　与低温所致组织坏死有关。

3. 疼痛　与组织冻伤有关。

4. 潜在并发症:感染、休克、多器官功能衰竭。

八、护理目标

1. 病人体温恢复正常,感到舒适。

2. 病人组织完整性未被破坏。

3. 病人主诉疼痛减轻或消失。

4. 病人无并发症发生或能及时发现并发症并积极处理。

九、护理措施

1. 复温护理　尽快使病人脱离寒冷环境,去除潮湿的衣服、鞋袜,尽早进行全身和局部复温。轻度冻伤者置于一般室温下,加盖被服保暖;全身性冻僵复温至肛温 32℃时即可停止。能进食者可给予热牛奶、热豆浆、热菜汤等,但不可饮酒,以免增加散热。

2. 妥善处理创面　复温后的创面开始起水疱或血疱,不能剪破疱皮。在伤后 48 小时,将疱皮低位剪破并复位,对于已分离的污染疱皮应剪除,用无菌纱布将创面的渗出液、分泌物等吸净。创面清洁后行半暴露疗法,或外加敷料包扎,并抬高患肢。

3. 减轻疼痛　在复温过程中及复温后,冻伤肢体会出现剧烈的疼痛,可口服或肌内注射镇痛剂等。

4. 心理护理　对病人态度和蔼,耐心倾听重度冻伤病人对预后的担忧等不良感受,给予真诚的安慰和劝导,取得病人的信任,耐心解释病情,以消除其顾虑,利用社会支持系统的力量,鼓励病人树立战胜疾病的信心。

5. 防治并发症　冻伤病人常见并发症有休克、多器官功能衰竭等,在护理中应注意:

(1)保持呼吸道通畅,必要时吸氧。

(2)维持水电解质、酸碱平衡。

(3)改善局部血液循环,遵医嘱予以低分子右旋糖酐、肝素钠等,避免血细胞凝聚和血栓形成。

(4)补充维生素 C、人血清白蛋白等,减少水肿,促进损伤细胞修复。

(5)必要时予以抗生素、破伤风抗毒素血清或气性坏疽抗毒血清防治感染,并注意观察药物的不良反应。

十、护理评价

1. 病人体温是否恢复正常。

2. 病人皮肤是否保持完整。

3. 病人是否主诉疼痛减轻或消失。

4. 病人是否发生并发症或是否及时发现并积极处理并发症。

十一、健康教育

宣传预防冻伤的知识,在寒冷环境中要注意防寒、防湿,避免发生冻伤。平时锻炼身体,增强耐寒能力,补充营养,提高机体抵抗力。一旦发生冻伤,首先要脱离危险环境,积极采取复温措施,避免冻伤进一步加重。

第二节　雪　盲　症

一、概述

雪盲症是紫外线对眼角膜和结膜上皮造成损害引起的炎症,主要症状为畏光、流泪、疼痛、眼睑水肿、结膜充血水肿、有剧烈的异物感等,发病期间可能会有视物模糊的情况出现。雪盲症一般发生于眼部暴露于紫外线辐射强烈环境的 6~48 小时,是暂时性眼部炎症类疾病。若病人病情较轻,可逐渐自行缓解,若病人病情较重,一般需要进行药物治疗,经积极治疗后,通常预后良好。

雪盲症分为急性雪盲症和慢性雪盲症。急性雪盲症的主要发病原因为高强度的紫外线辐射与长时间暴露于紫外线强烈环境,对眼角结膜细胞造成短暂性的光化学损害;主要症状为眼部疼痛,症状持续时间为 24~48 小时,愈合时间较快,一般无须特殊治疗,可自行康复,也有少数病人因此而造成永久性眼角膜内皮细胞损伤而致失明。慢性雪盲症与长期暴露在紫外线环境有关,也可与白内障、眼干燥症等眼部疾病有关。

二、病因与病理生理

雪盲症与病人的生活环境和工作职业有极大关系,如高原工作者患此病的概率较大。

(一) 没做好眼部防护

病人进行一些户外活动,如登山、滑雪或在海滩玩耍时间过久且未做好眼部防护,紫外线易对眼角膜细胞造成伤害。

(二) 强光照射

职业暴露,如从事电焊工作或长期接触光线较强烈的台灯等,眼睛易遭受紫外线辐射而导致损伤。

(三) 高原因素

高原常有积雪,积雪对太阳光有很高的反射率,纯洁新雪面的反射率高达 95%,极易对眼睛造成损伤。

三、临床表现

(一)畏光

紫外线引起的角膜、结膜、虹膜睫状体的炎症,可造成畏光,病人常表现出眼睛怕光、睁不开眼。

(二)视物模糊

由于眼角膜细胞受损,屈光状态改变,造成眼睛暂时性分辨细小的或遥远的物体及细微部分的能力下降。随着角膜修复,症状好转。

(三)流泪

由于眼睛受到强烈紫外线辐射造成眼角膜细胞损伤,刺激眼部,导致反射性泪液分泌异常增多或流泪异常。

(四)双眼疼痛

病人可出现双眼剧烈疼痛,大部分病人在夜间发作,疼痛难以忍受。

(五)眼睑水肿

部分病人可出现眼睑水肿。

(六)结膜充血水肿

结膜充血水肿可为弥漫性、局限性。

四、辅助检查

(一)询问病史

详细询问有无紫外线暴露史,包括暴露时间、暴露环境、光源特征等。

(二)眼部检查

详细检查视力、眼压、眼底等;如病人眼部刺激症状重,无法配合检查,可滴表面麻醉药后行相关检查。

五、临床治疗

雪盲症病情较轻的病人,一般无须特殊治疗,只需做日常抗菌护理即可,可自愈,并且在24~72 小时内自行缓解。对于病情较重的病人,要隔绝紫外线辐射,并对其进行冷敷,以促进眼部组织快速运转,也可使用抗生素改善相关症状。

(一)一般治疗

进行冷敷以促进眼部组织快速运转,但注意不要用手揉眼。

(二)药物治疗

1. 抗生素　可使用妥布霉素滴眼液、氧氟沙星滴眼液、左氧氟沙星滴眼液等预防继发感染。

2. 促角膜修复药　如玻璃酸钠滴眼液、小牛血去蛋白眼用凝胶等,加快角膜上皮再生,促进角膜组织修复。

3. 镇痛药　如盐酸丙美卡因滴眼液,可较快缓解病人的眼部疼痛。

六、护理评估

1. 健康史

（1）询问与本病有关的病因,详细询问发病过程。

（2）了解起病时间、病程及病情变化,评估全身情况。

2. 身体评估　关注有无畏光、视物模糊、流泪、双眼疼痛、眼睑水肿、结膜充血水肿等。

七、常用护理诊断/问题

1. 疼痛　与紫外线引起的炎症有关。

2. 焦虑　与病人对疾病认识不足、病区环境陌生、视力改变导致适应能力下降有关。

3. 有受伤的危险　与视力受损有关。

八、护理目标

1. 病人主诉疼痛程度减轻或消失。

2. 病人了解疾病知识,积极适应并熟悉环境,焦虑情绪缓解。

3. 病人未出现受伤等情况。

九、护理措施

1. 疼痛护理　做好疼痛评估,遵医嘱给予镇痛处理,密切观察生命体征,指导病人采用放松技术,如深呼吸、转移注意力等。

2. 心理护理　耐心解释病情,消除病人紧张不安的情绪,使病人积极配合治疗,提供安全舒适的环境,提供其表达情感的机会,消除不良刺激,树立信心。

3. 安全护理　床头警示标牌,予以床挡保护,保证病人活动时有人陪伴,严格交接班,按时巡视病房。

4. 加强光化性损伤的预防,如穿长衣长裤、戴帽子、眼镜、防晒等措施。如出现皮肤损伤,根据具体情况酌情治疗。

十、护理评价

1. 病人疼痛是否减轻或消失。

2. 病人是否了解疾病相关知识,焦虑情绪是否缓解。

3. 病人住院期间是否受伤。

十一、健康教育

1. 做好紫外线防护,外出时应戴好防紫外线的墨镜和帽子。

2. 家中经常开窗通风换气,多进行锻炼,提高自身机体免疫力。

3. 眼部受伤期间,应避免户外活动,防止眼睛再度受到伤害。

4. 服用含有激素的药物会对眼部形成刺激,不利于恢复,故禁用。

5. 遵医嘱按时复诊,如有突然视物不清、视力下降或其他不适,及时复诊。

（刘　翔　吴艳芳　余梦清）

参考文献

[1]格日力.高原医学[M].2版.北京:北京大学医学出版社,2020.

[2]高钰琪.高原医学防护知识[M].北京:科学出版社,2017.

[3]刘晓琴,吴云华.高原病护理学[M].拉萨:西藏人民出版社,2010.

[4]王国忠,邱传亚.高原人群的健康管理[M].北京:中国中医药出版社,2017.

[5]崔建华.高原医学研究与临床[M].郑州:河南科学技术出版社,2016.

[6]马四清,吴天一,张雪峰.急性重症高原病与多器官功能障碍综合征[M].北京:人民卫生出版社,2014.

[7]李素芝,高钰琪.高原疾病学[M].北京:人民卫生出版社,2006.

[8]尹文,黄杨.急诊与战伤医学[M].北京:人民卫生出版社,2017.

[9]尤黎明,吴瑛.内科护理学[M].7版.北京:人民卫生出版社,2022.

[10]曹伟新.外科护理学[M].4版.北京:人民卫生出版社,2018.

[11]安力彬,陆虹.妇产科护理学[M].7版.北京:人民卫生出版社,2022.

[12]谢幸,孔北华,段涛.妇产科学[M].9版.北京:人民卫生出版社,2018.

[13]余艳红,陈叙.助产学[M].北京:人民卫生出版社,2017.

[14]范玲,张大华.新生儿专科护理[M].北京:人民卫生出版社,2020.

[15]中华医学会.重症医学:2017[M].北京:人民卫生出版社,2017.

[16]吴江,贾建平.神经病学[M].3版.北京:人民卫生出版社,2015.

[17]赵继宗.神经外科学[M].4版.北京:人民卫生出版社,2019.

[18]王卫平,孙锟,常立文.儿科学[M].9版.北京:人民卫生出版社,2018.

[19]陶子荣,唐云红,范艳竹,等.神经外科专科护理[M].北京:化学工业出版社,2021.

[20]席淑新,赵佛容.眼耳鼻咽喉口腔护理学[M].4版.北京:人民卫生出版社,2017.

[21]库启录.青藏高原常见结核诊疗常规[M].北京:人民卫生出版社,2018.

[22]滕敬华,夏俊琳,李小力.实用中毒护理技术[M].武汉:华中科技大学出版社,2017.

[23]张春燕.北京协和医院风湿免疫科护理工作指南[M].北京:人民卫生出版社,2016.

[24]杨培增,范先群.眼科学[M].9版.北京:人民卫生出版社,2018.

[25]段俊国,毕宏生.中西医结合眼科学[M].北京:中国中医药出版社,2016.

[26]侯云鹏,董红梅,陈郁,等.慢性高原病诊治研究进展[J].人民军医,2017,60(12):1238-1242.

[27]刘蕾,马壮.肺动脉高压诊治指南解读[J].中国实用内科杂志,2020,40(05):377-381.

[28]陈亚红.2021年GOLD慢性阻塞性肺疾病诊断、治疗及预防全球策略解读[J].中国医学前沿杂志(电子版),2021,13(01):16-37.

［29］中华医学会呼吸病学分会慢性阻塞性肺疾病学组,中国医师协会呼吸医师分会慢性阻塞性肺疾病工作委员会.慢性阻塞性肺疾病诊治指南(2021年修订版)［J］.中华结核和呼吸杂志,2021,44(03):170-205.

［30］杨连营.胆囊结石的外科治疗进展［J］.医疗装备,2021,34(05):186-187.

［31］中华医学会消化内镜学分会ERCP学组,中国医师协会消化医师分会胆胰学组,国家消化系统疾病临床医学研究中心.中国ERCP指南(2018版)［J］.中国医刊,2018,53(11):1185-1215.

［32］中华医学会神经外科学分会,中国医师协会急诊医师分会,中华医学会神经病学分会脑血管病学组,等.高血压性脑出血中国多学科诊治指南［J］.中华神经外科杂志,2020,36(08):757-770.

［33］潘洪帅,叶成杰,徐正光,等.西宁地区胆总管结石并发胰腺炎的临床特点分析［J］.肝胆膜外科杂志,2018,30(5):495-497.

［34］中华医学会风湿病学分会,国家皮肤与免疫疾病临床医学研究中心,中国系统性红斑狼疮研究协作组.2020中国系统性红斑狼疮诊疗指南［J］.中华内科杂志,2020,59(3):172-185.

［35］杨娇,姚海红,莫晓冬,等.我国西藏地区(高原)系统性红斑狼疮病人临床及免疫学特征分析［J］.北京大学学报(医学版),2018,50(06):62-66.

［36］林胜军,蔡素清.无痛病房护理在膝骨关节炎护理中的应用及对病人疼痛症状的影响［J］.中外医学研究,2020,18(20):100-102.

［37］岳莉,李佳樾,黄蕾,等.高原地区儿童缺铁性贫血及相关因素研究［J］.中国学校卫生,2019,40(11):1697-1699.

［38］熊英,金涛.整体护理在缺铁性贫血护理中的效果观察［J］.中国医药指南,2019,17(2):280-281.

［39］申锋,孙湛,锁涛,等.西藏超高海拔地区外科住院患者疾病特征分析［J］.中国临床医学,2020,27(2):285-288.

［40］任宝娣,张俊莉,于勇,等.西藏阿里地区97例膝骨关节炎患者发病形式及临床特点调查［J］.实用临床医药杂志,2020,24(10):99-101.

［41］李华斌.王向东.王洪田,等.鼻炎分类和诊断及鼻腔用药方案的专家共识［J］.中国耳鼻喉颅底外科杂志,2019,25(6):573-577.

［42］胡瑜霞,杨绪娟,农祥.多形性日光疹发病机制的研究［J］.临床皮肤科杂志,2017,46(2):139-141.

［43］尼玛·其美卓嘎.2010—2019年西藏肺结核患者人群分布特征［J］.智慧健康,2021,7(11):193-196.

［44］杨国锋,王健,张宝莹,等.2008—2017年西藏自治区肺结核流行特征［J］.中华疾病控制杂志,2020,24(09):1106-1109.

［45］胡襄军,景红霞,胡培,等.女性盆腔结核超声表现与鉴别［J］.湖北医药学院学报,2020,39(1):68-70.

［46］刘伟.肺结核大咯血的先兆观察及急救护理［J］.中国医药指南,2020,18(09):278-279.

［47］Gutt C, SCHLÄFER S, LAMMERT F. The treatment of gallstone disease［J］. Dtsch arztebl int, 2020,117(9):148-158.

［48］WU T Y. Chronic mountain sickness on the Qinghai-Tibetan plateau［J］. Chin Med(Eng1),2005,118(2):161-168.

［49］HUANG K W, YANG T, XU J Y,et al. Prevalence, risk factors, and management of asthma in China: a national cross-sectional study［J］. Lancet, 2019, 394(10196):407-418.

［50］WANG C,XU J Y,YANG L,et al. Prevalence and risk factors of chronic obstructive pulmonary disease in China(the China Pulmonary Health［CPH］study): a national cross-sectional study［J］. Lancet, 2018, 391(10131): 1706-1717.

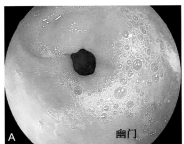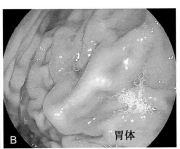

彩图 2-2　正常胃镜

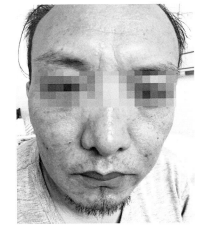

彩图 2-1　多血质外貌

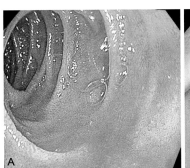

彩图 2-3　高山胃食管炎病人胃镜检查结果

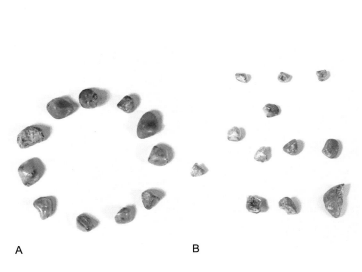

彩图 4-2　取出结石

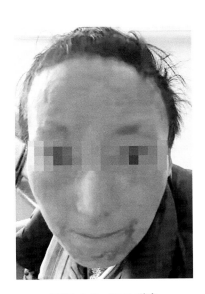

彩图 4-3　SLE 脱发

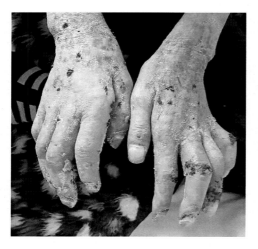

彩图 4-4　SLE 病人关节、皮肤受累

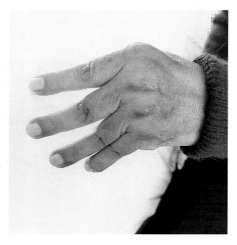

彩图 4-5　手指"天鹅颈"样畸形

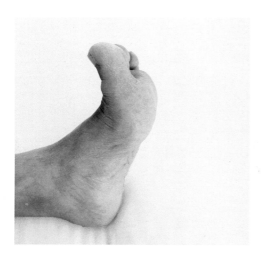

彩图 4-6　踇外翻畸形

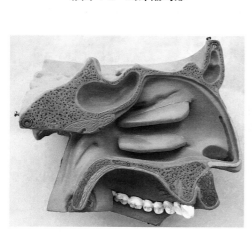

彩图 5-6　鼻咽结构图

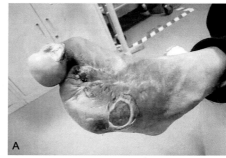

A

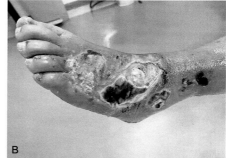

B

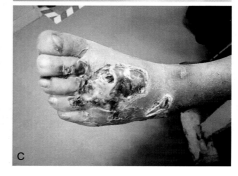

C

彩图 6-1　糖尿病足

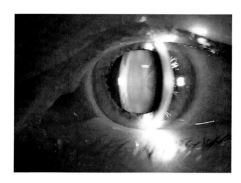

彩图 8-1 初发期白内障晶状
体周边出现楔形混浊

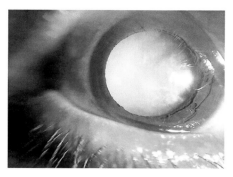

彩图 8-2 膨胀期白内障出
现新月形虹膜阴影

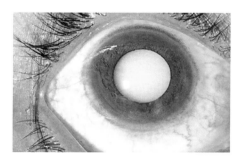

彩图 8-3 成熟期白内障晶状
体完全混浊呈乳白色

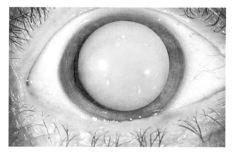

彩图 8-4 过熟期白内
障晶状体核下沉

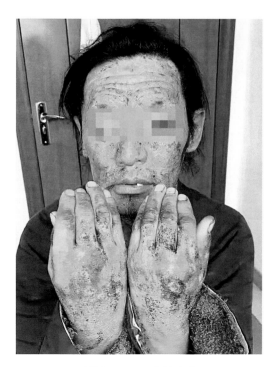

彩图 8-5 日光性皮炎

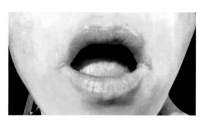

彩图 8-6 光线性唇炎

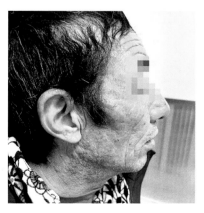

彩图 8-7 多形性日光疹

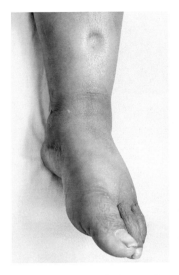

彩图 9-1　妊娠期高血压疾
　　病水肿表现

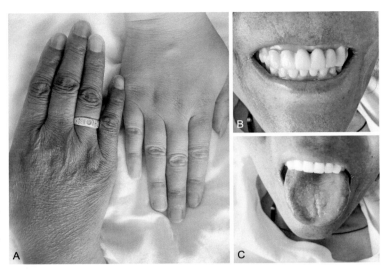

彩图 10-6　皮肤黏膜色素沉着

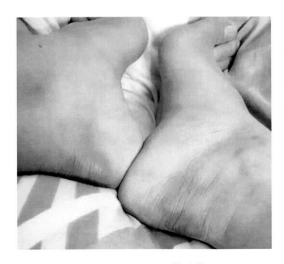

彩图 12-1　红斑性冻伤

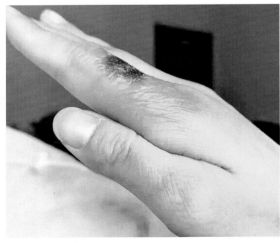

彩图 12-2　水疱性冻伤